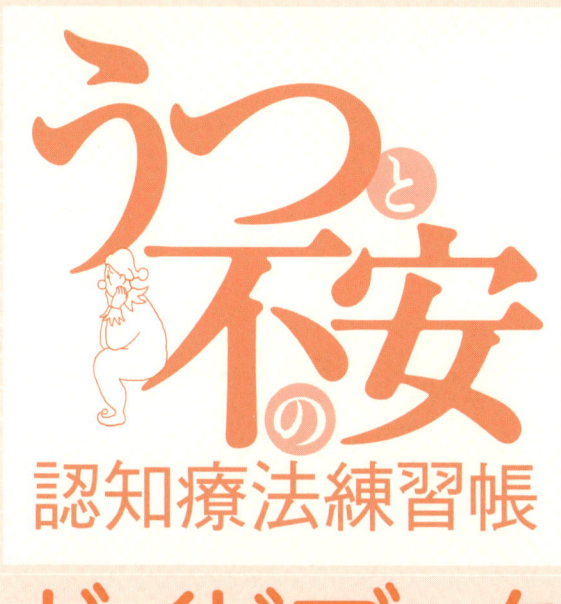

うつと不安の認知療法練習帳 ガイドブック

クリスティーン・A・パデスキー
Christine A. Padesky, PhD
デニス・グリーンバーガー 著
Dennis Greenberger, PhD
大野　裕 監訳
Yutaka Ono
岩坂　彰 訳
Akira Iwasaka

創元社

序

　写真家は、広角レンズと望遠レンズを携えて撮影旅行に出る。広角レンズは風景全体をとらえ、望遠レンズは遠くのものを引き寄せたり、近くの対象物を詳細に写し取ったりする。われわれ精神療法の治療者も、クライエントの一人ひとりを広角と望遠の両方の視野で見る。

　現場の治療者は今日も、さまざまなクライエントと出会う。うつのクライエント、不安のクライエント、人間関係に苦しむクライエント、深刻なトラウマを受けたクライエント、物質乱用のクライエント、変化に適応しようと努力しているクライエント。これらの人々に効果的に対処するには、人間が抱える多様な問題を理解し、概念化し、治療計画をうまく適用する術をわきまえている必要がある。しかも、治療に許される時間はますます短くなってきている。

　問題の多様性を考慮するには広角レンズ的な視野を、個々の治療目的を引き寄せるには望遠レンズ的な能力を身につけていなければならない。本書は、こうした治療課題を達成するために『うつと不安の認知療法練習帳』をいかに活用すればよいかを解説するガイドブックである。具体的には、治療にどのように『練習帳』を組み込むか、クライエントにどのように治療目標を立てさせるか、多様な治療環境の中でクライエントが抱える多様な問題にどのように『練習帳』を適合させるかを詳述する。

　認知療法というアプローチは、精神療法の分野ですでに市民権を得ている。精神療法としては異例のペースで普及してきたこの人気の理由としては、その理論の明晰さ、実証された効果、そして、ここ数十年来の「情報処理という時代精神」に合致しているという点があげられよう。また、クライエントや健康保険機関側からの、より短期間でより効果的な治療をという要求が高まってきていることもある。認知療法はこうした要求に応えうるものである。『練習帳』は、このような認知療法の利点をより多くのクライエントにもたらすために書かれた。本書では、その『練習帳』を個々のクライエントに合わせ、最大限の治療効果を引き出すには、どのように適用したらよいかを解説していく。

謝　辞

　『うつと不安の認知療法練習帳』を書き上げたあと、この治療マニュアルの使い方を治療者向けに解説する本を書いてほしいと編集者に求められた。認知療法の治療者向け訓練コースをもう10年以上にわたって指導してきている私はこの求めに応じ、『練習帳』を認知療法の治療プロトコルに組み込む方法を解説するために本書を執筆することにした。集団療法と入院時治療について臨床経験豊富なデニス・グリーンバーガーが、専門分野の章を担当してくれることになった。

　本書の内容は、1978年以来私が行なっているワークショップの中から生まれたものである。その当初から、アーロン・T・ベックは私にとって寛大なる師であり、友人でもあった。ベックは私が駆け出しだった頃、多くのワークショップに招いてくれた。現在私が、思いどおりにほぼフルタイムの認知療法指導者として活動できているのも、そのおかげである。キャスリーン・ムーニーは、1981年以来、私のパートナーとして認知療法訓練プログラムの開発に力を貸してくれている。彼女の臨床面での鋭い指摘、思慮深い助言、創造的な洞察が、私のプロジェクトのすべてに活力を与えてくれている。本書の場合も、全体を通じて彼女の考えが織り込まれていると言ってよい。

　本書で引用し、言及した研究者や治療者の多くは、私の同僚であるとともに個人的な友人でもある。彼らの調査研究や理論的、臨床的才能がなければ、認知療法はこれほど効果的なものにはなりえず、したがって本書の執筆も不可能だったはずである。本書の一部の章は、その分野の専門的知識をもつ人々の検討を経ている。ポール・サルコフスキスは不安の章を検討してくれた。ジャン・スコットはうつと入院患者の章に有益な助言と参考文献を提供してくれた。ナンシー・ウェイト＝オブライエンは物質乱用の治療上の問題解決に『練習帳』を活用する方法について具体的に提案してくれた。パトリース・ヤスダは多様な文化的背景をもつクライエントに認知療法を施す際の問題についてフィードバックと参考文献を提供してくれた。認知療法センターの同僚であるキャスリーン・ムーニー、マリリン・オズボーン、カレン・サイモン、ゲイル・シンプソンは、多くの章の

仕上げに力を貸してくれた。短期療法の章は、「認知療法キャンプ3」の参加者が目を通してくれた。出版スケジュールの都合上、全体を通して通読したのは、編集者とグリーンバーガーと私の3人だけである。万一ミスがあったとしたら、それはわれわれの責任である。

　編集者のキティ・ムーアは、本書に私に劣らないほどの情熱を注いでいる。執筆中、彼女は私を支え、前向きに批判し、創造的にこの仕事に携わってくれた。彼女が示しつづけてくれたユーモアと忍耐とアドバイスに深く感謝する。6カ月という短期間での執筆を求められたため、私はほかの仕事の大半を一時的に中止しなければならなかった。そんな私のために、ニューポート・ビーチの認知療法センターでの管理業務と責任とを肩代わりしてくれた臨床業務責任者カレン・シンプソンにも特別の感謝を捧げたい。

　執筆中、疲れた私が生活をおろそかにし、こまごまと専門的な話をもちだすのに堪えてくれた友人や家族にも感謝する。彼らは楽しい話で私を力づけ、挫けそうになる気持ちを奮い立たせてくれた。友人の2人はノートパソコンをプレゼントしてくれた。おかげで場所を選ばず執筆に専念できた。アン、ブライアン、バーバラ、ビル、ボブ、ディック、ドネラ、ジリアン、ヘレン、マーク、マット、ローズ、ローザン、シャロン、スー、ティム、そして両親に感謝する。とくに、この異常な状況のあいだずっと変わらぬ愛情と確かな支えとユーモアとを与えてくれたキャスリーン・ムーニーには、あらためて感謝の念を表しておく。

　最後に、読者のみなさまにも感謝したい。みなさまがこれを必要とし、質問を寄せてくださるはずだという思いに支えられ、私はこの企画に熱意を失うことなく深夜まで執筆に取り組むことができた。本書が、『練習帳』を臨床の仕事にどう活用するかという皆様の理解の一助となれば幸いである。

1995年6月

クリスティーン・A・パデスキー

多くの人が私を本書に向かわせてくれた。認知療法に対する私の興味をかき立ててくれたアート・フリーマンは、特別な感謝に値する。その興味をさらに燃え上がらせ、本書の執筆中もずっと励ましつづけてくれたのは、ジュディ・ベックとアーロン・T・ベックである。

卓越した編集技術を有するキティ・ムーアは、担当部分の執筆全体にわたって私を導き、助言を与えてくれた。彼女の寄与には、いくら感謝しても足りないほどである。

原稿の執筆中ずっと、ディーダー・グリーンバーガーの愛情が私を支えてくれた。また私の人生に、中心と広がりと意味とを与えてくれているのは、イリーサとアラナの心とエネルギーである。

1995年6月

デニス・グリーンバーガー

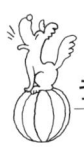

うつと不安の認知療法練習帳ガイドブック　目次

序　1
謝辞　2

第1章　『うつと不安の認知療法練習帳』の使い方 ……… 9
認知療法概説　12
『練習帳』をクライエントに勧める　22
『練習帳』で治療を促進する　26
クライエントにきちんと課題をやってもらう方法　33
クライエントの症状が改善しないとき　37
トラブルシューティング　43

第2章　『練習帳』をクライエントに合わせる ……… 47
内容を相手にわかりやすい形で伝える　48
内容を絞り込む　49
クライエントの文化に合わせる　50
トラブルシューティング　65

第3章　治療目標を決める ……… 69
情動を変化させる目標を設定する　73
治療目標に優先順位をつけること、回復の歩みを追うこと　74
トラブルシューティング　76

第4章　うつのクライエントに『練習帳』を使う ……… 81
トラブルシューティング　87

第5章　不安障害のクライエントに『練習帳』を使う ……… 95
全般性不安障害　96
パニック障害　98
恐怖症　102
強迫性障害　105
PTSDと急性ストレス障害　107
トラブルシューティング　108

第6章　その他の問題に苦しむクライエントに『練習帳』を使う ……… 123
治療の一般原則　124
物質乱用　125

摂食障害　129
　　　人間関係の問題　132
　　　適応障害　136

第7章　人格障害のクライエントに『練習帳』を使う　137
　　　治療マニュアルは人格障害のクライエントの役に立つか　140
　　　人格障害のクライエントに『練習帳』を勧める　141
　　　第2軸の診断を伴うクライエントについて第1軸の問題を治療する　149
　　　第2軸の障害の治療　155
　　　トラブルシューティング　173

第8章　短期療法で『練習帳』を使う　187
　　　短期療法における目標設定　189
　　　『練習帳』を中心に短期療法を行なう　196
　　　『練習帳』をセッション間のつなぎとして使う　198
　　　『練習帳』を治療の補足として使う　200
　　　治療終了後の手引きとする　200
　　　その他の治療の併用　202

第9章　集団療法で『練習帳』を使う　205
　　　集団認知療法の原則　207
　　　集団認知療法における『練習帳』　209
　　　トラブルシューティング　238

第10章　入院患者に『練習帳』を使う　245
　　　入院患者に個人療法を行なう　246
　　　入院患者に対する治療プログラムのスタッフ用マニュアルとして『練習帳』を使う　264
　　　トラブルシューティング　276

第11章　認知療法の訓練に『練習帳』を使う　279
　　　ワークショップ　281
　　　連続講座と集中訓練プログラム　284
　　　スーパービジョン　287
　　　専門セラピスト以外による『練習帳』の利用　292
　　　トラブルシューティング　295

　　　文献一覧　299
　　　監訳者あとがき　307
　　　付録　309

うつと不安の認知療法練習帳
ガイドブック

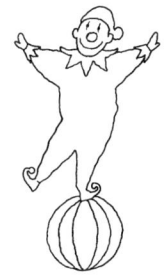

CLINICIAN'S GUIDE TO MIND OVER MOOD
by Christine A. Padesky with Dennis Greenberger

Copyright © 1995 by The Guilford Press
Japanese translation rights arranged with Mark Paterson and Associates
through Japan UNI Agency, Inc., Tokyo.

本書の日本語版翻訳権は株式会社創元社がこれを保有する。
本書の一部あるいは全部について、
いかなる形においても出版社の許可なく、これを転載することを禁止する。

第1章　『うつと不安の認知療法練習帳』の使い方

●●●

　事前面接の予約をとってやってき来たジョーンは、自分がうつ状態にあること、5年前からコカインを乱用していること、最近仕事をなくしたこと、10代の息子が学校に行かないので心配していることを訴えた。以前の勤め先での健康保険はまだ効いていて、8回分の通院治療が保険でカバーできるが、家族と一緒の治療は保険が効かないという。ジョーンには人生を変えていこうという気持ちが見え、もっとセッションの回数をかければ治療効果がさらに上がるように思われた。

　ピーターは6カ月前に父親を亡くし、そのときから治療を続けている。ピーターは現在36歳だが、10代の頃から全般性不安障害に苦しんでおり、治療の効果というものをあまり信用していない。それでもピーターは、治療者が自分のつらい生活を何とかしてくれると思い、依存的な態度をとる。毎週違う悩みをもち込んできては、アドバイスを求める。治療者がピーターに前回のセッションで学んだことを尋ね、それが新しい問題にも適用できるかもしれないと示唆しても、彼はこう答えるばかりだった。「何でしたっけ。不安でしかたがなくなっているときには、ここで話したことなんて覚えていられませんよ」。

●●●

　臨床の現場にいる読者にはおなじみのパターンだろう。本当はもっと長く治療したいジョーンのようなクライエント。セッション中に話したことを自力で生かすことができないピーターのようなクライエント。『うつと不安の認知療法練習帳』(以下『練習帳』) は、こうしたクライエントにも、またその治療者にも有用なマニュアルである。

　クライエント向けのマニュアルは、治療時間外に、構造化された治療介入の機会を提供する。たとえばジョーンの治療にあたる治療者ならば、彼女が直面している危機的問題を解決するための計画づくりにセッションの時間を使って、彼女が薬物依存の治療を受けるように援助することができる。同時に治療者は、次のセッションまでのホームワークとして『練習帳』の一部を読ませて、うつを和らげる練習や、コカインに手を出させる思考や感情への対処法を学習していく手助けもできる。『練習帳』をこのように使えば、終わりのほうのセッションは何週間か間をあけても、その間にせっかくの進歩がすっかりだめになるというような結果を招かずにすむ。

また、最後のセッションが終わったあとも、クライエントが回復への努力を続けていく支えになる。

　治療中に学んだことをまとめ、整理しておくのにも『練習帳』が役に立つ。そうすれば、学んだことを忘れずに、生活の中に生かしていける。ピ

図❶-1　『練習帳』が役に立つかどうかを判断するチャート

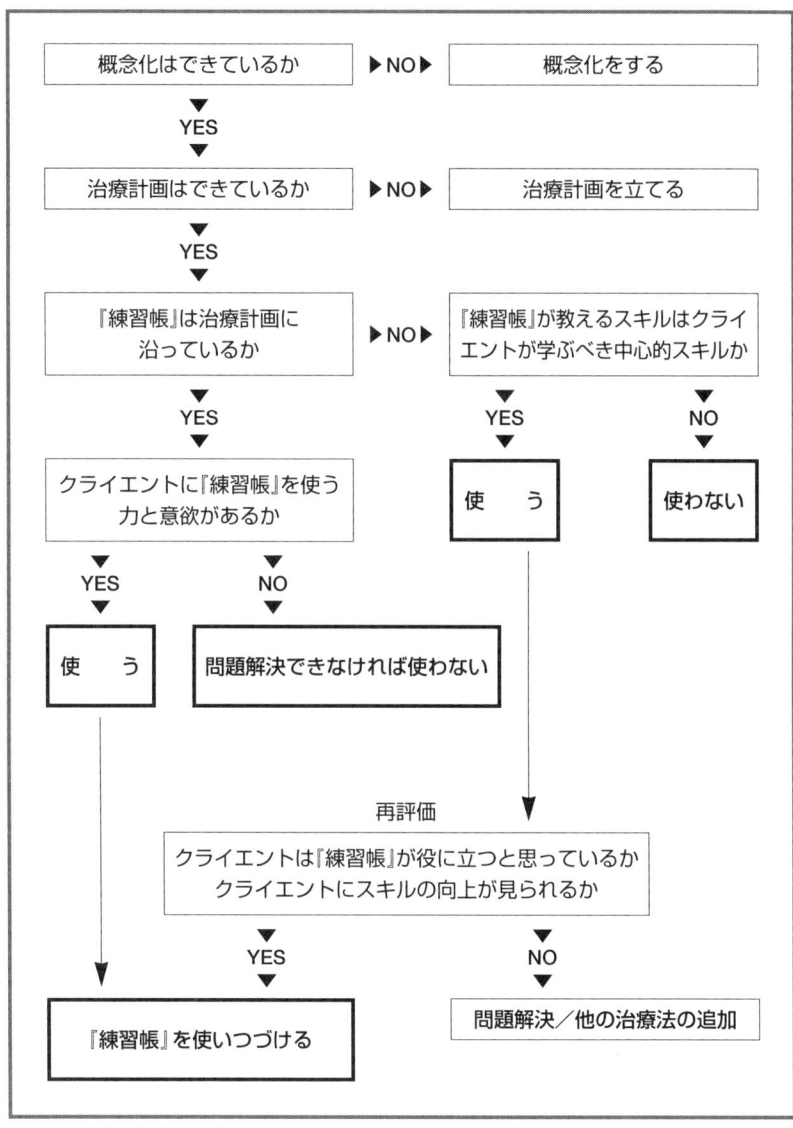

ーターの治療者が『練習帳』を知っていれば、独力で問題を解決する力を育むツールとして『練習帳』の利用を勧めることだろう。書かれている練習を行なうことで、ピーターは自らの不安を克服するスキルを学習していくはずだ。『練習帳』は、治療者への依存から自立への移行の橋渡しとして機能する。ピーターが、自分が自立していくと感じ、そう考えるようになっていくことは間違いのないところで、そうした感情や思考についてセッション中に話し合いをしたり、『練習帳』の中のワークシートでピーター自身が探求したり、といった展開が考えられる。

　このようなマニュアルを治療の中に組み込んで使ったことのある治療者はあまり多くないだろう。そこでまず、『練習帳』が役に立つかどうかを判断するチャート（前ページ図❶-1）を掲げる。以下、本章では治療計画に『練習帳』を組み込むための注意点を、以降の章ではクライエントの抱えるさまざまな問題、さまざまな状況に応じた個別の治療計画を提示する。

　『練習帳』は、書名どおり認知療法の練習帳である。まずは、認知療法の骨組みについて説明し、認知療法において『練習帳』がどう利用できるかを見ておこう。

認知療法概説

　認知療法を余すところなく説明しようとするなら、認知理論（Beck et al., 1990: Beck, Rush, Shaw, & Emery, 1979など）と、症例の概念化のための認知モデル（Beck et al., 1990; Persons, 1989参照）、そしてクライエントの個々の問題に対する個々の治療計画それぞれすべてに言及しなければならない。認知療法について十分に解説している諸文献を本書の巻末に紹介してあるので、理論や治療アプローチの詳細についてはそちらを参照してほしい。

　認知療法の治療者はまず、クライエントが抱える問題の根元を理解するため、クライエントの思考、気分、行動、身体、環境の５つの側面を評価する。これら諸側面は相互に影響し合う関係にある。治療においてはどの側面に介入してもよいが、認知療法においては、とくに「思考の同定、評価」と「行動変容」に力点を置く。

　だからといって、認知療法では思考がすべての原因であると考えるわけ

ではない。とはいえ、問題の起源が何であれ、問題が継続している状況に思考が大きな役割を果たしていることは間違いない。親しい人を亡くし、その喪失体験と、もともともっているうつ的気質によりうつになった人がいるとしよう。このうつは、環境要因と生物学的要因によるものと概念化できるが、それでも治療に際しては認知的な側面に注意を向ける必要があるだろう。ベック（Beck, 1967）が報告しているとおり、うつになってからは、この人はうつに特徴的な後ろ向きな「考え方」をしているのである。

　何に起因するものであっても、情動的状態には、それに伴う特徴的な思考が存在する。たとえば不安感情には危険と脆弱性に関する思考が伴う。怒りには暴力と不公平感に関する思考が伴う。このような思考をきちんと同定し、評価しておかないと治療の効果は十分に上がらない。たとえば、親しい人を亡くしたばかりのうつのクライエントの治療に際しては、その大変な時期を支える人間関係を築いていかなければならないが、うつのときに起こりがちな考え方――「そんなことをしてもどうにもならない」（絶望）、「私なんかが一緒にいると楽しくないだろう」（自己批判）、「何をしてもしょせん楽しめない」（全般的否定）――のせいで人との接触を拒絶することが考えられる。

　認知療法の治療者は、クライエントに、自身の考え方のパターンを同定し、評価し、それを変えていく方法を教える。こうすることで、クライエント自身の気分や行動が改善する可能性が出てくる。思考の変化はまた、クライエント自らが環境を変えていくことにもつながる（「私に価値があるのなら、もっと人と親しい関係を築いてもいいのかもしれない」）し、身体的な変化をも伴うことだろう。認知療法では、3つのレベルの思考を扱う。自動思考（automatic thought）と、その底に潜む仮定（assumption）、そしてスキーマ（schema）だ（原注：『練習帳』では、スキーマという専門用語を避け、コアビリーフ［core belief］という表現を用いた）。［訳注：日本版『練習帳』では、assumptionは「思いこみ」、core beliefは「絶対的信念」としてある］。

　自動思考とは、状況ごとにそのつど自然に浮かんでくる思考で、言葉であったりイメージであったり記憶であったりする。それは日々の生活の中で意識の中を流れていく思いである。その底にある仮定とは、いろいろな場面に共通して出てくる信念で、その場の判断を導くものである。仮定は「すべし表現」の形をとったり（「女性は子どものことを第一に考えるべきだ」）、「もし……なら」という条件を伴う形をとったりする（「もし私と親しくなっ

たなら、誰でも私のことが嫌いになるだろう」)。このように行動や予想を生み出す仮定だが、ふつうそれ自体は意識の上にのぼってこない。

スキーマは、刺激を処理し、コーディングする際のフィルターであると言われている (Beck et al., 1979)。この『ガイドブック』では、スキーマという言葉は、自己や他者や世界についての「絶対的中核的信念」を指すものとして用いる。スキーマは、条件付きではなく絶対的な命題であり(「私は強い」)、かつ二分法的である(「私は強い」または「私は弱い」)。本書第7章で見るように、人格障害など長期にわたる障害を抱えるクライエントでは、このスキーマが治療の焦点となる。

以上の思考の3つのレベルは互いに関連し合う。スキーマ(「私はいやな人間だ」)から、仮定(「人は私に会ったら、私を嫌うだろう」)が生まれ、この両者から自動思考のタイプが決まる(「私はいやな人間だ」というスキーマをもっているなら、「パーティーに出て友だちを作ろう」という自動思考ではなく、「パーティーに行ってもつまらない」という自動思考が出てくるだろう)。認知療法のテキストでは、思考のレベルとして自動思考とスキーマの2段階だけをあげているものも多いが、3つのレベルを考えたほうが有用と思われる。扱う思考のレベルによって、治療に際して用いる方法を変えることができる。自動思考を評価するには『思考記録表』(『練習帳』パート4〜7)が最適だし、仮定を検証するには、行動実験(『練習帳』パート8)を行なうのがふつうだ。また、スキーマを変えていくには、経験を二分法的にでなく、程度で評価する態度を身につけ、コアビリーフの各種記録(『練習帳』パート9)を利用するのが有効となる。

このように、思考の各レベルとその他の側面(気分、行動、身体機能、環境)との相互作用を理解することが認知理論と治療の核心であるが、臨床治療自体には、それを支える基礎的手段が2つある。1つは治療における協力的関係、もう1つは誘導による発見 (guided discovery) である。『練習帳』を利用するにあたっては、この2点がきわめて重要になる。以下に、この2つの要素が実際にどう展開されるのかを説明しよう。

● クライエントとの協力関係を築く

精神療法の成否は、クライエントとよい関係を築けるかどうかにかかっている。クライエントに安心して問題を打ち明けてもらうには、何よりもまずクライエントの信頼を得なければならない。優れた認知療法の治療者

はクライエントを温かく迎え、親身になって真剣に話を聞くが、これがよい関係を築く土台となる資質である。そしてこの資質が、クライエントの経験や思考や感情に対する率直な関心や、迅速な回復につながる効果的な治療計画へと反映される。このように治療者とクライエントとの関係がカギを握るため、『練習帳』のようなマニュアルのもちだし方には注意がいる。治療者は、手抜きをするつもりではなく、細心の注意を払ってクライエントの回復を支えるよう考えられた本だということを、まず伝える必要がある。

認知療法では、クライエントとの良好な関係の一要素として、治療者とクライエントとの「協力」が必要となる。つまり双方が積極的な姿勢で治療に臨むことが求められる。ところがたいていのクライエントは受身の姿勢でやって来る（「治してください」）。そのためまず最初に、治療は治療者と自分とが力を合わせて行なっていくのだという考え方に慣れてもらう必要がある。

協力関係を築こうとする治療者ならクライエントに次のように言うだろう——「あなたはとても重要な情報を手にしているのです。問題を解決するには、その情報を私にも知らせていただかなければなりません」。治療者は一般的手法や治療モデルを知っている。一方、クライエントは自分の経験にまつわることすべてを知り、思考や気分を説明できるただ1人の人間である。クライエントの話す経験が、治療者の知っている一般原理を個々の問題にどうあてはめるのかを決める。共同作業のもと、クライエントは治療への感想や質問を好きなだけぶつけられるようでなければならない。そうしたほうが、納得のうえで治療方針を決められる。認知療法の治療者は、このような協力関係を尊重し、前向きにクライエントと話し合う。

しかしいくらよい関係にあっても、かんじんの問題解決が進まなければ、クライエントの苦しみはさらに募っていくかもしれない。『練習帳』は治療者とクライエントの協力関係確立を促し、3つの面からクライエントの回復を進める。第1に、問題を解決する治療的手法を学習してもらい、治療者からの自立を促す。自分の力で解決する術を身につければ、この先どんな問題にぶつかっても正しく対処できるようになるだろう。第2に、ワークシートによって、治療で学習したことを日常生活で実践してもらう。ワークシートはクライエントのものの見方や考え方を浮き彫りにする。ワークシートは治療の中で見直して、クライエントの学習と実践の検討に使

う。第3に、ワークシートを見れば、クライエントが学習内容を理解しているかどうか、そのスキルが問題解決に有効かどうかをそのつど判断することができる。

　クライエントと治療者のあいだの信頼や心地よさや互いへの尊敬が損なわれると、あるいは損なわれたと思うだけでも、回復が遅れる。そうならないためには、日頃から治療への感想や疑問を聞いておくことである。セッションのたびに聞くようにしておけば、クライエントのほうも気がかりなことができたときに言い出しやすい。クライエントとの関係に入ったひびはできるだけ早く見つけて、協力して修復しなければならない。

　次の例でロイは、毎回セッションの終わりになると急き立てられると苦情を言う。治療者がロイの主張を真摯に受け止め、話し合いによって解決する様子を見てほしい。

治療者：あと5分で終わりです。さて、これまでのところ治療はどうですか。私と話していてどんな気分ですか。
ロ　イ：ええ、はい、けっこういいです。
治療者：少しためらわれましたね。ここをこうしてほしいというところがありますか。
ロ　イ：実は終わり方がちょっと……先生が時計を気にする様子がいやな感じです。僕にさっさと出ていってほしがってるみたいで。
治療者：具体的に私のどの行動からそう思うのですか。
ロ　イ：先生は毎回あと数分と言いますよね。だけど実際にはまだ10分近く早い。たしか1時間診てもらえるんですよね。
治療者：それで、私が時計を気にするのは、あなたに早く出ていってほしいからだと考えたのですね。
ロ　イ：ええ。
治療者：そう考えるとどんな気持ちになりますか。
ロ　イ：先生は僕のことなんか気にも留めていないんだな、と。
治療者：それでどんな気分ですか。悲しいですか、腹が立ちますか、それとも……。
ロ　イ：少し腹立たしいですね。1時間なら1時間きっちり診てほしいと。
治療者：何よりもまず、今日この話題を出していただいてとてもよかったと思います。この件についてまだおっしゃりたいことはありますか。そ

れとも私の話を聞いてもらえますか。
ロ イ：先生の話を聞かせてもらいましょう。
治療者：まず最初に、私自身は、あなたに早く出ていってほしいという気持ちをもっているとは思っていません。でも知らず知らずのうちに急かしているということは可能性としてはありえます。あなたに対する個人的感情が原因ではないと思いますが、急いている感情が自分の中にあるかどうか、これから気をつけてみるようにします。そしてもしそういう感情が見つかったら、なぜそんな気持ちになるのか、よい関係を築くにはどうすればよいのかを一緒に考えるつもりです。
ロ イ：でもかなり時間を気にしていますよね。
治療者：話している間じゅうずっとそう見えますか。それとも最後だけですか。
ロ イ：途中まではそんなことはないです。僕を追い出そうとするのは最後だけです。
治療者：それはちゃんと伝えておかなかった私のミスです。まず、私はどなたとのセッションも10分前には終わるようにしています。というのは、次の方が来られるまでの間に、今日のセッションの内容をまとめなくてはいけませんから。次回にお話ししたいことも一緒に書いておいて、次にお会いする前にそのメモを読み返し、みなさんと話をする準備をします。ですから向かい合って話しているのは50分でも、実際には1時間使っているんです。
ロ イ：ああ、だからあんなにいろんなことを覚えているんですか。
治療者：家であったことを記録しておいてください、とお願いしていますよね。それと同じことを私もしているのです。このことを私が最初にきちんと説明しておけばよかったんです。そうすれば実際に話をするのは50分だということがわかってもらえたでしょう。申し訳ありませんでした。
ロ イ：なるほど。ほかの人も同じなんですね。ちょっとすっきりしました。
治療者：さっきのお話からすると、あと何分で終わりですと言われることにも抵抗を感じてらっしゃるようでしたが。
ロ イ：そのとおりですが、そうなる理由は先生の説明でよくわかりました。でも突然言われるとびっくりしますよ。そんなに早く時間が過ぎて

いるとは思わなくて。
治療者：「あと5分です」と言うのをやめたらどうでしょうか。
ロ　イ：（少し考えて）予告もなしに、いきなり終わりにされるほうがいやでしょうね。
治療者：あと何分ですと言うのは、大切なことを話し忘れてないか確かめるためなんです。でも、もっとうまい伝え方があるかもしれません。
ロ　イ：僕の腕時計をセットして、45分になったらアラームが鳴るようにしましょうか。そうすれば時間が来たことがわかる。
治療者：それはとてもいい考えですね。そうしてもらえますか。
ロ　イ：はい。それにそのほうが、自分で時間をコントロールしているようで気分がいいですし。
治療者：では来週はそれでいきましょう。この件についてほかにおっしゃりたいことがないか考えておいてください。私も考えておきますから。ところで、1つ注意をひかれたのですが、今あなたは、自分が時間をコントロールしているほうが気分がいいとおっしゃいましたね。コントロールをどう感じるかについてもう少し探ってみましょう。もしかしたら、今話し合っている対人関係の問題と何かつながりがあるかもしれません。
ロ　イ：わかりました。
治療者：お帰りになる前に1つだけ。今はどう感じていますか。さっき話し合ったことについて。
ロ　イ：楽になりました。言おうかどうか迷ったけれど、思い切って言ってよかったです。
治療者：私もです。ほかにも気になることがあれば、いつでもおっしゃってください。そうすれば力を合わせて解決できますから。
ロ　イ：ええ、そうしたいと思いますよ。

　治療者はロイと協力して、ロイのわだかまりを探っていく。まず治療者は、セッションの終わり方について感じていることや考えていることをロイにしゃべってもらい、次に自分の考えや感情について語った。そして何もかもロイのものの見方のせいにするのではなく、説明不足だったと自分の責任を認めた。こうしてお互いに状況を理解したうえで、双方にとって納得のいく解決方法を探しはじめるのである。ロイが自分の時計をセット

すると言い出さなければ、よく見える場所に時計を置こうと治療者から提案したかもしれない。あるいは2人で話し合って、これまでどおり治療者がセッションの終わりを告げることになったかもしれない。共同作業をするということは、どちらか一方が決定権をもつのではなく、2人で協力して問題を解決するということである。もし仮にロイが、自分がいいと言うまでセッションを続けるんだと言い張ったとしても、治療者がそれを受け入れることはありえない。

これまで、『練習帳』の原型となったマニュアルを使ってきたクライエントにはほとんど問題がなかったが、このようなマニュアルの使用がクライエントとの関係にひびを入れることは考えられる。本書に示したガイドラインに従ってもらえばそのような事態にはならないはずだが、それでもうまくいかないクライエントがいるかもしれない。マニュアルの利用に否定的なクライエントの例と対処法については、本書第7章で説明する。

●患者を発見へと導く

認知療法の第2の重要な特徴は、クライエントを発見へと導くことである。うつ状態にあるクライエントが「僕はまるきりダメな人間なんです」と言ったとしよう。これに対してあなたは何と言うだろうか。「ちょっと待ってください。あなたは立派なお仕事をなさっているし、すばらしいお子さんが3人もいらっしゃる。生活面でも問題がない。それでどうしてダメな人間なんですか」。あなたの言葉を聞いたクライエントはたぶんこう言うだろう。「どうせわかってもらえないんです」あるいは「ええそうですよ、でも……」と。別の見方をあからさまに示して見せても、クライエントにとって何の助けにもならないのである。

認知療法の治療者は、「誘導による発見（guided discovery）」（Beck, Rush, Shaw, & Emery, 1979）という手法を用いて、クライエントが経験の過度の一般化をやめて、よりバランスの取れた見方ができるように手助けする。治療者の役目はクライエントの否定的な信念に矛盾する証拠を指し示すことではなく、質問を重ねてクライエント自身にそれを発見してもらうことにある。次の対話は、治療者がクライエントを発見へと導く様子を示している。

クライエント：僕はまるきりダメな人間なんです。

治療者：いつ頃からそんなふうに感じていますか。

クライエント：ほんの数カ月前からです。でも今思うと、生まれてからずっとダメ人間だったんです。

治療者：どのようなことからそう思われるのですか。

クライエント：価値のあることを成し遂げたためしがないんです。

治療者：ううん、それはつらいことですね。でもちょっとわからないことがあるんですが。

クライエント：何でしょう。

治療者：この10年の間にされたことで何か価値があると考えていらっしゃることはないんでしょうか。自分のためでも、他人のためでもかまわないんですが。

クライエント：それは……よくわかりません。でも、私の勤める役所に来た人の中には喜んでいる人がいるかもしれないですね。

治療者：あなたのお仕事が人の役に立っていると。

クライエント：ええ。大勢の人のために何年も働いてきましたからね。役に立てなかったこともあるけれど。

治療者：つまり役に立ったこともあれば、立たなかったこともあるということですね。

クライエント：そうです。

治療者：おうちではいかがですか。自分のための、あるいはご家族のために、何か価値あることをしたということは？

クライエント：子どもたちは私といて楽しそうですね。自分ではよい父親だと思っています。でもいたらないところがたくさんあるんです。

治療者：それについては、よろしければのちほどお話しをすることにして……その前にちょっとわからないことがあるんですが。仕事で多くの人の役に立ってきて、家庭ではいいお父さんなのに、どうして「価値あることを成し遂げたことがない」と考えられたのでしょうか。

クライエント：そうですね、なりませんね。私だって、自分がよいこともしていると思います。でも落ち込んでいるときは、ダメなところしか見えないんです。

治療者：なるほど、よくわかりました。それでは、悩んでおられる「ダメなところ」についてお話ししましょう。でも今ご自分で発見された「よいこともしている」という事実を忘れないでください。気分が滅入って

いるときには、なかなか目に入らないかもしれませんけれど。

　この例からもわかるように、ほんのいくつかの質問をするだけで、クライエントは自分で納得のいく別の見方をもつことができる。クライエントが納得できるのは、その根拠が治療者から与えられたものではなく、自分自身が見つけたものだからである。練習を重ねれば、クライエントをよりうまく発見へと導けるようになる。

誘導による発見（Padesky, 1993a）
誘導による発見は一般に次の4つの要素からなる。
①質問を重ねて、クライエントが気づいていない関連情報を発見してもらう。
②クライエントの話を正確に聞き取り、念を押して確認する。
③発見された情報をまとめる。
④新しく得た情報から、これまでの信念を見直すことができるような質問をする。

　『練習帳』はクライエントの発見を導くスタイルで書かれている。各パートには学習する基本的原理の発見を促す質問リストがあり、加えてワークシートを使えば、発見したことがらをまとめて、その原理を実際に自分の信念や直面する問題に適用できるようになっている。またリストにある質問をもとに、実際のセッションで使う質問を工夫することもできる。たとえばパート5の質問は自動思考の発見に、パート6の質問は非適応的な信念に矛盾する事実の発見に使える。

　しかし質問法の工夫だけでは誘導による発見は成り立たない。もう1つの重要な要素は治療者とクライエントが力を合わせて、信念、行動、気分、行動計画を実際に評価してみることである。『練習帳』ではこれらの作業をクライエントに行なってもらう仕組みになっている。クライエントは、自分の信念を見直し、新しい行動を実験し、出来事に対する別の解釈を考え、アクションプランの効果を検証する実験を行なう。4人のクライエントが、これらの実例を示している。Aさんは認知療法への不信感と向き合い（パート1）、Bさんは受け入れがたい事実と格闘し（パート6）、CさんとDさんは情動的反応や行動を変えようとしてさまざまな実験を行なう

（パート8）。このようにして『練習帳』は、認知療法で必要な治療者とクライエントによる共同の検証作業を支える。

　『練習帳』を使うかどうかを決めること自体も、誘導による発見の機会になるだろう。マニュアル利用のよい点と悪い点を話し合い、治療にプラスになるかマイナスになるか、数週間試験的に使ってみてもよい。また、さまざまな使い方を実験してみるのもよい。これについて詳しくはあとで述べるが、たとえばまず2回のセッションでクライエントと一緒にワークシートを作成し、そのあとの2回ではホームワークとしてクライエントに1人でワークシートをやってきてもらう。その結果を見て、クライエントが『練習帳』を使いこなすにはどの程度の説明や指導が必要か、お互いの意見を交換する。

　以下のセクションでは、クライエントへの『練習帳』利用の勧め方、セッションへの組み込み方、クライエントにきちんと課題をやってきてもらう方法、発生するかもしれない問題とその対処法を取り上げる。その中で、認知療法の二大原理、協力関係と誘導による発見をどのように生かせばよいかを具体例で示す。

『練習帳』をクライエントに勧める

　まだ読んでいない精神療法の本を何冊持っていらっしゃるだろうか。本棚いっぱいとは言わないまでも、何冊かはお持ちなのではないだろうか。買うときにはどの本も、面白そうだなとか、役に立ちそうだなと思われたことだろう。では読む本と読まない本、使う本と使わない本、その違いはどこにあるのだろうか。

　クライエントに『練習帳』を紹介するときの第1の目標は、読んで使ってもらうことである。もちろんその可能性が高ければ高いほどいい。そのためにはセッション中に時間を取って『練習帳』の説明をするか、実際に見てもらったうえで、使いたい理由をきちんと説明することが大切である。そしてお互いにどんな成果を期待するかを話し合い、当面の使い方をはっきりと具体的に指示する。以下の例は、治療者がクライエントと協力しながら誘導による発見の手法を利用して、クライエントの『練習帳』に対す

る関心を深めていく様子を示している。

治療者：今日は不安の説明がずいぶん具体的ですね。もしかしたらずっと不安を感じてらっしゃるのではありませんか。
クライエント：ええそうです。がまんできないくらいなんです。
治療者：不安に悩んでいる方は、一刻も早くその状態から抜け出したいと思われることが多いんですが、あなたもそうですか。
クライエント：もちろんです。
治療者：私はこれまで多くの方が不安を乗り越えるお手伝いをしてきましたが、そのなかで１つ学んだことがあります。それは不安を解消しようとする前に、まず、不安についてできるだけ多くの情報を集めるということ。そのほうが、成果が早く現れるということです。たとえば精神安定剤を飲んだり、不安を引き起こす状況を避けたりしていれば、少しばかり安心できるかもしれません。けれどもそれでは不安の背後にあるものの正体はつかめないままです。薬をやめたり、いやな状況から逃れようがなくなったりしたら、元の木阿弥です。申し上げたいこと、おわかりでしょうか。
クライエント：不安について知るには、不安を抱えている必要があるということですね。
治療者：そうです。ご理解いただけますか。
クライエント：おっしゃることはわかるんですが、楽しい話ではありませんね。
治療者：不安を感じるのは楽しいことではありませんものね。ですから何か治療の役に立つことを、確実に学べるようにしておきましょう。
クライエント：何を学ぶんでしょう。
治療者：まず最初に、自分の不安について観察していただきたいんです。不安はいつ強くなり、いつ弱くなるのか。不安を感じているときどんなことが頭に浮かぶか。体にどんな変化が現れるか。こうした情報を集めれば、あなたの不安が何に関するもので、それを和らげるにはどうするのがいちばんよいのかを、一緒に考えていく助けになります。
クライエント：わかりました。でもそれをどういうふうにすればいいんですか。
治療者：治療は始まったばかりですから、勉強してもらうことはたくさんあります。おうちで自分の不安について学んでもらうのによい本があるんですが。今話した内容や、不安を観察する方法について書いたものが

あれば便利だと思われますか。

クライエント：もちろんです。

治療者：これなんですが、『うつと不安の認知療法練習帳』と言います。この本を使って、あなたの頭の中の考えと不安とがどのように結びついているか、考えを変えることで不安が和らぐかどうかを確かめていこうと思います。この本のパート１には、人間の不安が、思考や行動や身体機能、そして日常生活におけるさまざまな出来事に結びついていることが説明してあります。これがあなたにもあてはまるかどうか、観察してほしいのです。

クライエント：１冊全部読むんですか。

治療者：いえ、そういうふうに使う本ではありません。少し読んでみてよさそうだったら、これから治療で使っていくことにしましょう。次回までにパート１だけを読んでおいてもらえばいいですから。それから本の指示に従って、自分の問題についてワークシート1-1が埋められるかやってみてください。来週その本を持ってきてもらって、一緒に見ることにしましょう。わからないところはお手伝いしますから、あけておいてもらってかまいません。

クライエント：わかりました。

治療者：もの足りなければ、パート11を読んでもらってもけっこうです。不安について説明があります。今日話したようなことも書いてありますし、まだ知らないことも書いてあると思います。読み終えたら、201ページの「不安評価表」に記入してください。今どれぐらい不安を感じていらっしゃるかがわかりますし、それをもとに、数週間でどれぐらい不安を和らげるかという目標も立てられます。パート11を読む時間はありそうですか。それともパート１だけにしておきますか。

クライエント：両方とも読めると思います。

治療者：パート１を読んでどんな具合か見てもらってから、パート11を読むかどうか決めてもかまいませんよ。目次で今週読むと決めたところに丸をつけておいたらどうですか。忘れないように。

（クライエントはパート１に丸をつけ、パート11には「時間があれば」と書いた。）

治療者：今週パート１を読めなくなりそうな事情はありませんか。

クライエント：大丈夫です。そんなに大変そうじゃありませんから。

治療者：わかりにくいところがあれば、次回お手伝いします。でも面白い

と思いますよ。私自身も、あなたの不安に何が関係しているのかもっと知りたいと思っています。それでは来週その本を持ってきてください。申し上げたことが全部できていなくてもかまいませんから。いいですか。
クライエント：はい。

　治療者は『練習帳』をもちだすのを急いでいない。クライエントが、『練習帳』が役立ちそうな要求（「不安を観察するにはどういうふうにすればいいか」）を口にしたときはじめてもちだしてきている。また『練習帳』を使用する理由（家で学ぶのに役に立つ、治療で話し合ったことが書いてある、不安の観察方法が指示されている）を説明し、次回までにどこをどれだけ学習すればよいかをはっきりと指示している。
　またクライエントとの協力関係を崩すことなく、指示を出すときには必ずクライエントの意志を確認し、課題の分量も本人に決めてもらっている。さらに、課題の妨げになりそうなことがないか尋ね、わからなければ自分が手を貸すと声をかける。このようなやりとりを通じて、『練習帳』は負担になる義務ではなく、回復を助けてくれるツールだということをクライエントに伝えているのである。最後に「来週その本を持ってきてください」と言って次回のセッションで『練習帳』を使うことを告げ、クライエントが発見してくることに対する関心を示す。
　この例のように、治療目標や学習過程と結びつけて『練習帳』を取り上げれば、ほんの数分話し合うだけで治療の中にしっかりと組み込むことができる。クライエントに、より積極的な姿勢をもってもらうには、家でホームワークをしてもらい、その結果をセッション中に検討することである。試験的に『練習帳』を使ってもらったクライエントの場合、『練習帳』のほか、家で書いているメモや日記などをセッションに持ってきてもらい、そのときどきの学習テーマに沿って、ホームワークの内容を一緒に検討している。
　一言付け加えれば、治療で『練習帳』を使う前に、まず治療者自身が内容になじんでおいてほしい。詳しく知るほど、個々のクライエントに合った使い方ができるようになる。詳しくはまたのちに述べるが、各パートやワークシートをセッション中に使うこともできる。セッションに織り込めば家でも使う気になるし、学んだスキルを1人で実践できるようにする地固めにもなる。最後に、治療が行き詰まったときには『練習帳』の各パー

トにあげた「ヒント」や「トラブルシューティング」を見てほしい。こうして『練習帳』を注意深く読めば、クライエントを発見に導く手法や道筋が新たに見つかり、治療の質の向上につながるはずである。

MEMO

『練習帳』をクライエントに勧めるコツ
- 時間を取って話し合う。
- 使用理由を明確にする。
- 治療目標と結びつける。
- 治療でどんな使い方をするか話し合って決める。
- 具体的な使用法を指示する。
- セッションに持ってくるように伝える。
- 作成したワークシートをセッション中に検討する。
- わからないところがあれば手助けすると言う。
- クライエントが何を発見してくるのか、自分も関心があると言う。

『練習帳』で治療を促進する

　治療における『練習帳』の使い方はいくつもあるが、ここではそのうち3つを取り上げる。❶治療のひな形として使う。❷治療の補助として使う。❸特定のスキルを伸ばすために使う。

❶『練習帳』を治療のひな形として使う

　多くのクライエントの場合、『練習帳』をほとんどそのまま、段階的治療計画として適用できる。『練習帳』で取り上げたスキルに的を絞った認知療法計画は、うつ病にも、全般性不安障害にも、あるいは人格障害（回避性人格障害、依存性人格障害、強迫性人格障害、境界性人格障害）にも効果を発揮するだろう（これらのクライエントに対する『練習帳』の使い方は本書第4章から第7章に詳述する）。またスキルの向上をめざす集団療法（第9章）や、短期療法（第4、5、8章）にも、治療計画のひな形として使うことができる。

　『練習帳』を治療の軸として使うときには、クライエントが『練習帳』

に興味をもち、使いこなせるかどうかを確かめなければならない。自分のペースで学習できるため、ほとんどのクライエントは『練習帳』の使用を歓迎する。もちろん治療費も安く上がる。まずはクライエントへの介入の程度とセッションの頻度を話し合って決める必要がある。理想のペースとしては、最初の2、3週間は毎週セッションを行ない、クライエントの問題を探って『練習帳』の利用が適当かどうかを確かめたい。また最初の1、2回で、第3章で述べるガイドラインに従って適正な治療目標をクライエントに設定してもらい、『練習帳』の最初の部分への反応もチェックしておくとよい。

　クライエントが『練習帳』に関心を示し、最初のほうのパートの学習をうまく終えたなら、そのあとはセッションの間隔を少しあけてもかまわないだろう。

　以下は、治療のひな形として『練習帳』を使う例である。

　パムはうつに苦しんでいる。アルコール依存症の夫をもち、子どもたちとの関係も含めて家庭的にも危機的状況にあった。パムは「もう少しうまくやる」ための助力を求めて治療者のもとを訪れた。最初の面接の結果、うつの治療に認知療法を用いるのがいいだろうということになった。夫にアルコール依存症の治療を受けさせるためには「アラノン（アルコール依存症患者の家族の会）」が、また、家族の理不尽な要求にノーと言えるようになるには自己主張訓練が適当だと判断された。金銭的にあまり余裕がなく、健康保険では8回のセッションしかカバーできない。治療の軸として『練習帳』を紹介すると、ぜひ試してみたいという返事だった。

　1回目のセッション後のホームワークとして、パート1「あなたの問題を理解しよう」とパート2「回復へのカギは考え方にある」を読んで、ワークシートを完成させるという課題を出した。2回目のセッションでワークシートを確認すると、とくに問題なく埋められていた。そこで残りの時間は、家族にノーと言いたくても言えない苦しい状況について知ることにあてた。治療者とパムは協力してそのときどきの感情を明らかにし、それにつながる思考や出来事を同定した。次回までのホームワークは、パート3「自分の気分をつかまえよう」を読んで、自分が家族にいいように扱われていると思ったときの感情（気分）を書いてくることとした。

　3回目のセッションでは、ノーと言うための方法のリストアップを助け

るとともに、実際に自己主張を行なってもらい、それを妨げる思考を同定できるよう援助した。パムの報告によれば、相手の期待にそえなくても前ほど罪の意識を感じなくなり、気分があまり滅入らなくなったとのこと。またアラノンの会合に出て、そこで出会った人たちと仲よくなったという話もあった。ホームワークは、週に1回はノーと言うことと、パート4「思考記録をつけてみよう」とパート5「自分の自動思考を意識しよう」を読んで自動思考の同定についてさらに勉強してくること、そして夫の会社のカウンセラーに電話をして、希望すればどんな治療が受けられるのかを確認することになった。

　4回目のセッションではパムはかなり明るい様子だった。『練習帳』がものの見方を直すのに役立っているという。そして自分は『練習帳』のBさんそっくりで、同じようにうつに苦しみ、同じように性的虐待を受けた経験があると打ち明けた。思考と感情との区別がややこしいという話だったが、ワークシートを見るかぎりでは2つの取り違えはごくまれであった。パムが書いてきたシートを例にして思考と感情の違いについて話し合った。

　ノーと言いたいのに言えない状況で繰り返し現れてくる思考が見つかった。「他人は私を相手にしないか、傷つけるかのどちらかだ」。この信念をセッション中に検証することにした。まずパムの過去をざっと見直していくと、子どもの頃に自己主張しようとして身体的性的虐待を受けたという話が出た。これはパムが自分の信念が何に由来するのか理解する助けとなった。次に現在の家族（夫と成人した子どもたち）を取り上げて、パムがときたま行なう自己主張への家族の反応を話してもらった。すると、家族はそのときは腹は立てても、2、3時間もすればたいてい謝り、最近では拒絶するパムのほうが正しいとまで言うようになったとのこと。自分の信念と過去の出来事と現在の経験を結びつけて概念化することは、パムにとって新しい発見だった。パムは自己主張の機会を増やす計画を立てた。ホームワークはパート6「そう考える根拠はどこに？」を読むこと。5回目のセッションは治療者の休暇の関係で2週間後に決まった。

　残りの3回のセッションは3週間おきと決まった。前回2週間あいたときに、セッションの間隔があいているほうが練習時間が取れて、学習がはかどることにパムが気づいたためである。アルコール依存症の治療としてどれがよいか夫とともに検討したり、自己主張訓練を行なったり、1人で問題解決できるかどうか行動実験をしたり、時間はいくらあっても足りな

かった。パムは多くの問題を抱えていたが、『練習帳』でさまざまなスキルを学習し、それを目の前の問題に的を絞って使っていくことで、少ない回数で大きな進歩を見せた。治療が終わるまでにパムは、家族の要求に対して適切な線引きができるようになり、アラノンの会合にも毎回出席して、夫の飲酒のことで自分を責めるようなことはなくなった。夫は一度治療を始めたが途中で脱落してしまった。パムの生活はよくなったり悪くなったりだが、うつは治まった。数ヵ月後、パムから手紙が届いた。手紙には、まだまだ問題はあるけれど、少しずつ進歩しており、現在も『練習帳』を使っていると書かれていた。

●●●

　治療のひな形として『練習帳』を用いる場合のポイントは、上の例で示したように、学習したスキルを、治療目標に直結した問題に適用させることである。パムのようにほとんど1人で『練習帳』を使いこなせるクライエントならばセッションの時間を別の作業にあてられるが、独習が難しければ、セッションの時間を割いて一緒に『練習帳』を読んだり、クライエントが作成したワークシートを確認したり、スキルの練習を行なったりすることになる。

　大切なことは、『練習帳』を使う学習のペースをクライエントに決めてもらうことである。『練習帳』のスキルの学習には順番があって、ある段階の作業が自信をもってスムーズにできるようになるまでは次に進むことはできない。そこで、クライエントが作成したワークシートはそのつど確認する必要がある。これはクライエントにとっては今自分が学習していることや、家で直面している問題について話をするチャンスになる。治療者にとっては、各スキルに対するクライエントの理解度や実践能力を知る手がかりになる。クライエントにスキルが欠けている場合の対処法については、のちに説明する（39ページ）。

❷『練習帳』を治療の補助として使う

　別の治療法に拠っているときでも、『練習帳』のスキルがクライエントにとって役に立つと思われるケースはあるだろう。精神療法を行なうだけの時間がなく、治療は投薬のみという状況もあるだろう。あるいは急を要する問題を抱えたクライエントに危険回避を目的とした短期的介入しかできず、十分な治療が施せないケースもあるかもしれない。このような場合、

『練習帳』を治療の補助として使うことができる。

　『練習帳』は治療の柱として使わなくともクライエントにとって十分な価値をもつ。ただしそのためには以下の手順に従う必要がある。

1. 時間を取ってクライエントに『練習帳』を紹介する。『練習帳』はどういう点でクライエントの助けになるのか、またなぜ助けになるのかを説明する。そしてクライエントの問題にとって役に立つと思われるパートと、読むべき順番を伝える。
2. なかには簡単には適用できないスキルがあり、マスターするまで辛抱して練習する必要があるとあらかじめ告げておく。また困難にぶつかったときに、治療者やほかの人からどんな助力が得られるかを知らせておく。

　カーロスは保健センターの医師である。うつや不安に苦しむ大勢のクライエントたちに薬を処方しているが、その補助として『練習帳』を使ってみたらどうかと勧めることにしている。クライエントが興味を示したら、本書第4章、第5章のプロトコルを参考にして読むべきパートを指示する。

　カーロスのクライエントへの説明を聞いてみよう。「どのパートにもワークシートがありますからやってみてください。そうすれば自分のうつ（不安）についてよくわかるようになりますし、気分を和らげる方法を身につける練習もできます。ただ、その方法をマスターするにはふつう数カ月かかります。ですからしっかり身につくまで、1つの方法を何度も練習することが大切です。なかには1回で身につく方法もあるでしょうし、5回、10回と練習が必要なものもあります。あわてないで、無理のないペースで学習を進めていってください。

　何度か練習しても、やり方がよくつかめないときは、そのパートと、そこに書かれている例をもう一度読み直してください。それでもわかりにくければ、次回の来院のときに5分ほど時間を取って私から説明してみます。それでも足りなければ、力になれるセラピストを紹介しましょう」。

3. 無理のない見通しを設定する。たとえば次のようなことを検討する必要がある。『練習帳』を使えばこのクライエントのうつは完全に解消されるのか、それとも半分くらいに軽減されるのか。このクライエン

トは数週間で『練習帳』を読み終えるのか、それとも1つのパートを読み終えるのに何週間もかかりそうか。

●●●

　パットは救急クリニックで働いている。気分面での問題を抱えていたり境界性人格障害だったりして、治療が必要な状態にありながら経済的に治療を受けられずにいるためここに来るしかない人々が大勢やってくる。パットはそのようなクライエントに『練習帳』を見せ、長く使いつづけるよう積極的に勧めているが、効果については無理のない見通しを示すようにしている。

　「この本は人生で問題にぶつかったときに、あなたの力になってくれるでしょう。でも即効薬ではありません。即効薬は効果が長つづきしません。この本は何日も、何カ月も、何年も使いつづけるためのものです。すぐに少し気分が楽になるかもしれませんし、あまり効果がないように思われるかもしれません。けれども使いつづければ、自分の気分についてよくわかるようになりますし、気分を和らげる方法も身につきます。1週間に1パートくらいのスピードで読み進めて、どのパートが自分の役に立つか探してみてください。役に立つパートが見つかったらそこを2、3週間勉強して、また次のよさそうなパートを探してください。

　最後まで読み終えたら、とくに役に立った部分に戻って読み返します。ワークシートのほとんどは、本の最後にもまとめて載っていますから、コピーして、これから先、必要なだけ何度も繰り返し練習することができます。どのパート、どのワークシートがとくに有用かを自分なりに1つひとつ確認しながら、ゆっくり読んでいってください」。

●●●

4．クライエントの学習に関心を示す。次回顔を合わせたら『練習帳』が気に入ったかどうか尋ねる。クライエントに直接会うことが難しければ、数週間後電話で学習の進み具合を教えてもらうようにする。

5．できればその場で、『練習帳』がクライエントの生活にどのようにあてはまるかを伝える。パート1を開いて、今受けている治療が『練習帳』5ページの問題理解モデル（図1.1）のどこにあてはまるかを示す。『練習帳』について話をしておけば、クライエントに使っている治療と『練習帳』との間につながりができる。つまりクライエントは、これまでの治療で学んだことと、『練習帳』のアプローチとを結びつけ

て考えられるようになるのである。

●●●

　ボブはうつに苦しむメラニーを精神力動的アプローチによって治療してきた。最近『練習帳』のことを知り、治療に使ってみようと考えた。メラニーの回復がはかばかしくないからである。メラニーは現在抗うつ薬の投与も受けている。
　ボブはメラニーにこう切り出した。
　「あなたに読んでいただきたい本があります。セッションの最中にではなく、家で使ってもらいたいのですが、この本には、うつを和らげるためにどんなことができるかが書いてあります。薬を飲むのと同じようなものだと考えてください。これまでの治療と薬、それにこの本がどう関係しているかなんですが、パート1の図を見てください（図1.1を示す）。
　この本を読めば、ここに出ている5つの要素がどう関係しているかがわかります。今飲んでもらっている抗うつ薬は、身体面からうつに働きかけます。この治療で、私たちは過去のあなたの環境と、現在の気分・行動・思考との関係を学んでいます。そしてこの本は、落ち込んでいるときの後ろ向きな考え方を少しでも変えるためには、どんなことができるかを教えてくれるのです。治療でいつも話しているのと同じようなことも書かれていますし、違うことも載っています。この本を読んで何か質問があれば、治療のときにおっしゃってください。ご説明いたします。何かわからないことはありませんか」。

●●●

❸ 『練習帳』を特定のスキルを伸ばすために使う

　夫婦がそろって治療を受けにきたとする。腹が立ったときの自動思考の同定と検証を2人に教えたいのだが、セッション中にそれだけの時間はとても取れない。あるいは、入院患者を対象に物質乱用の治療プログラムを行なっているのだが、ほとんどの参加者が自分の感情に気づいていない。または、「先延ばし」に悩むクライエントに、抱えている問題とコアビリーフとの関係に気づいてもらいたい。このような状況では、それぞれのクライエントに特定のスキルを教える必要がある。ここで説明する『練習帳』の3つめの使い方は、クライエントに欠けているスキルを見つけて、それに応じたパートを利用するというものである。
　『練習帳』を治療のひな形として使ったり、治療の補助として使ったり

する場合、クライエントが『練習帳』のシステムに従って学び進めることを前提としている。両者の違いは治療者による手引きがあるかないかである。しかしなかには1つ2つのスキルを学ぶだけでよいクライエントもいる。そのような場合は、対応するパートだけを治療に組み込むか、治療の補助として使うことになる。使い方のガイドラインは、それぞれ先に述べた場合と同じである。

たとえば互いに怒りを感じている夫婦は、情動の同定を学習する必要はない。パート5「自分の自動思考を意識しよう」から読み、腹が立ったときの自動思考をそれぞれいくつか同定すればよい。2人から出た質問に答え、作成されたワークシートを検討したとしても、セッション中に一から自動思考について教えるよりも短い時間ですむだろう。そのあと2人にパート6「そう考える根拠はどこに？」とパート7「もっと別の考え方をしてみよう」を読んでもらい、書いてあるスキルをその場で練習してもらう。つづけて家でも練習してもらう。

このように特定のスキルを伸ばす目的で『練習帳』を使うときにも、できるだけ多く使ってもらうためには本書26ページの「MEMO」に記したガイドラインに従ってほしい。次のセクションではクライエントにきちんと課題をこなしてもらう方法について詳しく述べる。

クライエントにきちんと課題をやってもらう方法

クライエントが課題をするもしないも指示の出し方ひとつにかかっている。できるだけ指示に従って『練習帳』を使ってもらうために重視すべきポイントを以下にあげる。

❶課題は少量にする

読み書きを伴う課題の分量は、クライエントのスケジュールに合わせなければならない。たとえば2人の小さな子どもを抱えて働いている女性は、1日5分の勉強時間を取ることもままならないだろう。週に20分程度しか時間が取れないクライエントもいれば、毎日1時間取れるクライエントもいる。それぞれに合った分量をクライエントと話し合って決める必要がある。

❷クライエントのスキルレベルに合った課題を出す

　『練習帳』は、気分を改善したり、効率よく問題解決を行なったりするのに大きな役割を果たすスキルの向上をめざして作られたものである。とはいうものの、1回読むだけでそのスキルが身につくというものではないし、前のパートのスキルを身につけていることを前提とするパートもある。たとえばホットな思考の同定（パート5）を習得していないクライエントに、思考記録表の作成（パート6、7）という課題を出しても、おそらく無理だろう。クライエントの現在の力でその課題ができるかどうかを確認するには、本書40ページの「認知療法スキルチェックリスト」を使う。行動課題であれば、ロールプレイによってクライエントのスキルを確かめることもできる。

❸クライエントの目標に関連した、興味をひくような課題を出す

　課題は、クライエントの目標に関連し、できるだけ興味をひけるものでなければならない。ここにビルというクライエントがいる。ビルはうまく人と付き合えるようになりたいと考えている。次の課題のうち、ビルがやり遂げる可能性がいちばん高いものはどれだろうか。(a) 1週間で10の自動思考を見つけて書きとめる。(b)パート6「そう考える根拠はどこに？」を読む。(c)パットに電話してデートに誘うところだと想像する。そして電話をためらわせるような自動思考を3つ書きとめる。次にパート6を読み、先の3つの思考の中から1つを選んで、思考記録表の根拠・反証欄を埋められるかどうか考えてみる。その際『練習帳』79ページの「ヒント」に書かれた質問項目を参考にする。

　少々難しくても、ビルは(c)の課題をやり遂げる可能性が高い。自分自身の問題と関連しているからである。またビルが実際にデートの申し込み電話がかけられないという問題を抱えているとしたら、これについてもっと学習したいと思うだろう。79ページの「ヒント」がビルの問題解決の糸口になるかもしれない。結局ビルにとっては、機械的な(a)や(b)の課題より、(c)の課題のほうが効果が上がるのである。

❹課題はクライエントと話し合って決める

　課題の選択と立案は、クライエントと共同で行なう。クライエントには、課題をどの程度分割すればよいか、各段階にどのくらいの時間がかかるか

見当がつくことが多い。また協力して課題を計画する過程で、その課題にクライエントが前向きかどうかも確かめておく必要がある。クライエントがやりたがらないことや、自分だったらやりたくないことを強要してはいけない。

❺その課題が必要な理由を明らかにし、概要を紙に書いて渡す

課題をする意欲はあっても、何をするのか、何のためにするのかを忘れてしまうことがある。次回までの課題が決まったら、メモを作ること。そこには課題をする理由（それによって何が学べるのか、それが治療目標にどう関係するか）、読み／書き／観察し／行なう具体的内容、また課題ができないときの代案（課題を妨げる思考や感情を書きとめるなど）を書く。

❻セッション中に課題を少しやってみる

課題の理解と学習を確実にする最良の方法は、セッション中にとりかかってみることである。たとえばあるクライエントに「自己不信に結びつく自動思考を書いてくる」という課題を出すとする。クライエントは自分に課題ができるかどうか疑うかもしれない。このときその疑い自体を取り上げて、家で書いてくる思考の例として書きとめてもらうのである。セッション中にとりかかっておくことで、何が求められているのかクライエントにもよくわかる。また、その場で課題（書く、ロールプレイをする、想像する）をしている間に、妨げとなる要素が見えてくることも多い。

❼課題の学習を妨げそうなものを見つけて解決する

いくら課題が明確であっても出しっぱなしではいけない。「何かホームワークの妨げになりそうなことはありませんか」と聞くことも大切である。尋ねられれば、クライエントはホームワークの妨げになりそうなものを予想できるものである。障害要因についてセッション中に話し合っておけば、きちんと課題をこなせる可能性も高まる。たとえばクライエントが「忘れるかもしれません」と言ったら、忘れない工夫を話し合って考える。「今週は課題をする時間が取れるかどうかわかりません」と言ったら、話し合って課題の量を減らすか、クライエントが割ける時間で最大の学習効果が得られるように、課題に優先順位をつけるとよい。

❽特定の結果を期待させるのではなく、学習そのものを強調する

　治療の目標の1つは学ぶことである。そして人間はときとして、成功と見えるものよりも望ましくない結果のほうから多くを学ぶ。しかしある結果が期待されているのがわかっていながら、その結果が出なければ、クライエントはやはり落胆するだろう。そこでまずクライエントに対して、これこれのことを学ぶはずだという決めつけをやめる。実験やワークシートの作成を通してクライエントが何を学ぶかは、結果に委ねるのである。

　たとえばこういう言い方はどうだろうか。「今日は、言いたいことをストレートに言うほうが、友人を重荷と感じないですむかもしれないということを話しました。でもこれがあなたにあてはまるかどうかは、試してみないとわかりません。今日練習したことを次回までに何度か試してみてください。そしてそのときに自分がどう感じるか、友人がどう反応するかを観察してください。そうすればこのやり方があなたの役に立つかどうかわかりますから」。こういう言い方で、望ましい結果が出るか、望ましくない結果が出るかを予測しないでおくのである。クライエントが自分の意志をはっきり伝えたら、友人が攻撃的な態度に出ることも考えられる。結果が期待とは違ったとしても、これはクライエントにとっても治療者にとっても重要な情報である。この情報により問題の見方を変え、友人の側がクライエントをいじめ、クライエントの感情を尊重していないというところに問題があるのかもしれないと考え直すことになるかもしれない。

　課題を終えたときにそこから「何か」を学べるようにするのが、治療者の仕事である。たとえ課題ができなかったときでも、そこから何かを学べるようにしなくてはならない。たとえばクライエントが課題の箇所を読んでこず、ワークシートを作成してこない場合でも、その結果をもとに、課題の障害となっている出来事や情動や信念が何なのかをクライエントが学べるかもしれない。また治療者の側も、課題の中にクライエントが理解していない部分があったことを学べるかもしれない。

❾課題の結果に関心を示し、治療との関連づけをする

　クライエントが課題を通じて学習した内容に、治療者自身が関心を抱くことが望ましい。ともかく、その気持ちを伝えることが、クライエントにとって励みとなる。クライエントがやってきた課題を受け取ったときに、クライエントが払った努力について話をすることもやはり大きな励みとな

る。たとえば、課題を通じてどのように学習が進んだか、どのように治療目標に近づいたのか、といった話をする。このように、課題と治療の進行とを関連づけることで、クライエントはやる気をもって学習を続けられる。

クライエントの症状が改善しないとき

　多くのクライエントは認知療法によって気分が改善し、問題解決能力にも大きな進歩を見せる。だがなかには、きちんと指示に従っているのに症状が改善しないケースもある。『練習帳』を使っていて症状が改善しない場合は、以下の各項目について、変えられそうなポイントがないか確認する。

●概念化と診断

　症状が改善しない二大原因として、問題の概念化が適切でないことと、診断が不正確、不完全なことがあげられる。たとえばメアリーというクライエントは、レイプされたときのことがフラッシュバックするたびに激しい不安に襲われていた。しかしメアリーがかかっていた治療者は、レイプは重要な要素ではないと考えた。なぜならそれはもう10年も前のことであり、その後何年間も激しい不安を経験しなかったからである。治療者はメアリーの不安はリラクセーションのスキルが欠けているせいだと考え、呼吸法を教えた。しかし症状は改善されない。メアリーの不安はリラクセーションのスキルが欠けているせいではなく、過去のトラウマに根ざすものだったからである。

　しかしこの例のように明らかに概念化の誤りとわかるケースは少ない。ほとんどのクライエントは多重的な問題を抱えているため、概念化の際には、どの問題がいちばん重要なのか、あるいは1つの概念化ですべての問題の説明がつくのかどうかを検討しなくてはならない。

　認知療法における症例の概念化についてはパーソンズ（Persons, 1989）が書いている。パーソンズは、クライエントの問題をリストアップし、全部の問題を説明できるような信念、スキルの欠如、行動パターンを特定することの重要性を訴えた。『練習帳』ではまずパート1で、生活の中の体験

について5つの領域に分けて領域ごとに問題をリストアップする。さらにホットな思考の同定（パート5）やコアビリーフ（絶対的信念）の同定（パート9）により、治療者もクライエントも、認知的側面から概念化を深められる。そしてクライエントのスキルを確かめ、行動パターン、環境によるストレス要因、身体的要素などを探れば、概念化は完全なものになるだろう。

また正確な診断が重要なことは言うまでもない。本書第4章から第7章で述べるように、認知療法は障害の診断によって治療プランが異なるので、とくに注意が必要である。たとえばパニック障害と診断されたクライエントが、実は社会恐怖で苦しんでいるとしたら、パニック障害用の治療プランは役に立たない。したがって、クライエントの症状が改善されないときはまず、「診断は正しいか」と「問題を適切に概念化し、それに直結する治療プランを立てているか」を問う必要がある。

●薬物治療その他の補助的治療

クライエントの回復のために投薬などの補助的治療が必要なことがある。重いうつ病や強迫性障害、失見当識性の障害などに苦しむクライエントは、薬の併用で治療の効果が上がることが多い。広場恐怖のクライエントは、認知療法により多少改善するかもしれないが、家族一緒に治療に参加してもらい、回避行動の要因となっている信念や、家庭に潜む行動パターンを見つけ出して対処しないかぎり、それ以上の改善は望めないだろう。

すべての問題分野をカバーできるスキルをもった治療者はいない。まだ治療者にあまり経験のない分野の問題を抱えたクライエントがやって来ることもある。経験の浅さを補うには、治療モデルや対処法について本を読んで勉強したり、その分野に詳しい他の治療者のスーパービジョンを求めたりする。またその問題に詳しい治療者のところにクライエントを紹介するという方法もある。

●スキーマによる妨げ

クライエントによっては、治療の進展を妨げるコアスキーマをもっていることがある。たとえばケヴィンというクライエントは、他人のアドバイスに従うと自分の値打ちが下がると信じていた。そのため治療者が不安への対処法を提案しても、反論するか、拒否するかだった。治療者が『練習

帳』パート9のスケールを利用してこのスキーマに直接対処するようになってようやく、ケヴィンの治療は進みはじめた。クライエントが治療の妨げとなるスキーマをもち、成果が得られない場合の対処法については、本書第7章を参照のこと。

● **治療者とクライエントとの関係**

本書14～19ページで述べたように、治療者とクライエントとの協力関係という土台なしではクライエントの回復はありえない。クライエントが治療者を信頼しきっていないせいで、治療が進んでいるように見えても本当は進んでいないということもある。ある男性は、すべての課題をやり遂げたのに不安症状が改善されなかった。原因は、「自分はゲイかもしれない」という中心的恐怖を治療者に安心して打ち明けられないことにあった。クライエントとの関係の重要性や、よい関係を維持する方法については、ベックら（Beck et al., 1990）とライト＆デービス（Wright and Davis, 1994）を参照するとよい。

クライエントとの関係がうまくいかなくなる原因が、治療者自身の信念や期待、クライエントに対する情動的反応にあることがある。クライエントが、治療者自身の現在の生活体験とオーバーラップするような苦しみについて語るときには、クライエントに対して共感的ラポールを維持することが難しいかもしれない。たとえば最近夫から離婚の意志を告げられた治療者は、離婚を考えている男性クライエントの問題に集中できず、スーパービジョンを求めた。クライエントとのセッションがスムーズに進まないときには治療者自身が『練習帳』を利用して、自分の中で治療を妨げている自動思考や情動を構造的に確認し、評価してみるとよい。問題解決のために思考記録表やアクションプランを作成して、同僚や指導者、場合によっては自分がかかっているセラピストに見てもらうこともできるだろう。

● **スキルの欠如**

クライエントの回復がはかばかしくないときには、次のページの認知療法スキルチェックリストを使って、クライエントが必要なスキルを身につけているかどうかを確かめるとよい。

認知療法スキルチェックリスト	『練習帳』における学習箇所（パート）
(1) 思考、気分、行動、身体反応、環境が相互に関係していることを理解している	1
(2) 問題が特定の気分にある場合は、それぞれについてどのパートに書かれているかわかっている	10,11,12
(3) 認知モデルを理解している	2
(4) 思考と気分が結びついていることを認識している	2
(5) 自分の気分を同定できる	3
(6) 自分の自動思考を同定できる	4,5
(7) 自分のホットな思考を同定できる	5
(8) 自動思考を裏づける事実と矛盾する事実のそれぞれを同定できる	6
(9) 集めた証拠をもとにしてホットな思考に代わる適応的思考を構築できる	7
(10) 自動思考を検証するために実験手順を立案し、実施できる	8
(11) 問題解決のためのアクションプランを立てられる	8
(12) 思考記録表の記入や行動実験、アクションプランの作成を通じて気分の変化を経験している	7,8
(13) 自動思考の下に潜む仮定やコアビリーフを同定できる	9
(14) 仮定やコアビリーフと矛盾する証拠に気づき、それを記録できる	9
(15) 新しい適応的思考を同定できる	9
(16) 適応的思考を支持する根拠に気づき、それを記録できる	9

　このリストは治療で通常学ぶ順にスキルを並べている。スキルの右に記したのが、それぞれのスキルを説明する『練習帳』の該当箇所である。クライエントの回復がはかばかしくないときにはこのリストを利用して、どのスキルが身についており、どのスキルがさらに学習を必要とするかチェックするとよい。このリストで、学習が不十分だったスキルがはっきりすることもよくある。問題点がはっきりしたら、対応するパートの学習に時間をかける。

　ただしスキルを確認する作業は必ずクライエントと一緒に行ない、クライエントの見方と治療者の見方、これまでに作成したワークシートや練習

問題など、すべてを突き合わせて考える必要がある。たとえば、クライエントがリストのスキル8「根拠はどこに？」をまだ身につけていないとすれば、スキル9の「ホットな思考に代わる適応的思考」を構築することはかなり難しいだろう。またスキル7の「ホットな思考を同定する」方法を学んでいなければ、スキル12にあるように「思考記録表の記入や行動実験、アクションプラン」を行なっても、気分の変化は感じられないだろう。

　認知療法スキルチェックリストは、クライエントの進歩が予想を下回っているときに使用したり、すべてのスキルを確実に身につけていけるよう継続的に利用していったりするものだが、クライエントによっては治療にやって来た時点で、ある程度もしくは完全にいくつかのスキルを身につけていることがある。たとえば、自分の気分や思考を見つける力をはじめからもっているクライエントは多い。そのようなクライエントには、これらのスキルについてはほとんど手助けする必要がないだろう。

　スキルの欠如が治療の進行を妨げているようであれば、クライエントと力を合わせてその解明に努めることが大切である。間違ってもクライエントを非難してはいけない。以下に、スキルの欠如についてクライエントと話し合い、協力して解決するモデル例を示す。

治療者：これで3週間思考記録表をつけてもらっていますが、苦労のわりにはなかなか成果が上がらないようですね。

クライエント：そう。どうもこれは好きになれませんね。

治療者：どういうところが嫌いですか。

クライエント：いくら自動思考に別の説明をつけて書いてみても、不安な気持ちが減らないんです。

治療者：2、3週間前に最初の3つの欄、つまり状況、気分、自動思考の欄を埋めてもらったときには、ずいぶん面白そうにされてましたよね。

クライエント：面白かったですよ。自分が考えていることを理解するのにとても役に立ちましたし。おかげで自分の不安をあまりおかしなものだとは思わなくなりました。

治療者：根拠と反証の欄や、その次の、別の考えの欄を埋めるようになってからはどうですか。

クライエント：不安を募らせることはたくさん思いつくけれど、不安を和らげることはあまり思いつかないんです。

治療者：それは重要な情報ですね。つまり不安を呼ぶ考えが必ずしも正しいものでないという証拠がもっと見つかればいいということですね。それでは79ページの「ヒント」を見てください。そこに書かれている質問を使う練習をしましょう。それを家で実践して、不安を和らげる根拠を見つけるのに、どの質問がいちばん役に立ったかを教えてください。いかがですか。

クライエント：そうですね。うまくいくかも。

治療者：自信がなさそうですね。

クライエント：ええと、うまくいくかもしれないとは思います。でももし、結局、不安を呼ぶ考えが正しかったとしたら？

治療者：それはよい質問ですね。どうやら今ここで、次のスキルを練習しておいたほうがよさそうです。

クライエント：どういうことです？

治療者：まだパート8まで進んでいませんが、そこに「アクションプラン」を利用して問題を解決する方法が書かれています。心配していることが実際正しいとわかったときに備えて、計画を練っておく必要があるのかもしれません。

クライエント：それはいいですね。

治療者：同時に2つの勉強ができますか。つまりさっき言ったパート6の質問を使う練習をしながら、パート8の学習に取りかかれますか。

クライエント：できると思います。不安な考えが正しくても間違ってても大丈夫だってわかっていれば、かえってやりやすいかもしれません。

治療者：では両方同時にやってみましょう。ところで、あなたの思考が正しいのか正しくないのかについてなんですが、私はどう考えているように見えますか。不安を呼ぶあなたの考えは間違いだと思っているように見えますか。

クライエント：いいえ。たしか先生は、不安を引き起こす考えは優れた警報機にもなると言いましたから。でも警報どおりのことが起きなければ、それは間違ってるってことでしょう？

治療者：どういう意味でしょう？　もう少し詳しく話してもらえますか。

　治療者との対話の中で、このクライエントはホットな思考に代わるほかの説明を見つけられないことがわかった（チェックリストのスキル9）。これ

までの治療の過程をふり返らせると、クライエントはスキル8（「そう考える根拠はどこに？」に答える）をまだマスターしていないことがわかった。治療者がスキル8の学習のために、『練習帳』79ページの「ヒント」を使った練習を提案したのに対して、クライエントはもう1つ気がかりなことがあると言い出した。それが「不安を引き起こす考えのほうが正しいとわかったらどうするのか」である。クライエントのこの懸念に対処するにはスキル8や9ではなく、スキル11「アクションプランの作成」が必要であった。そこで治療者はいったん戻ってスキル8を確認しながら、同時に先に飛んでスキル11を学習してもらうことにした。治療者はクライエントと協力しながら、治療効果が上がらないという問題に対処したのである。

トラブルシューティング

　本章では、治療効果を上げるには『練習帳』をどのように使えばよいかというガイドラインをいくつか提案してきた。しかしガイドラインを守り文中の助言に従っても、問題が起きることはあるだろう。本書では各章末にトラブルシューティングの項を設け、本文で扱っていない問題を取り上げて、『練習帳』をどう使えば解決できるかを解説していく。

●クライエントが治療者の指示に従わず、ホームワークをやってこない

　クライエントがホームワークをやってこなくても、治療への反抗と決めてかかってはいけない。むしろ問題解決をするつもりで臨んでほしい。まず本章33～37ページ「クライエントにきちんと課題をやってもらう方法」を読んで、やり残したことがないかを確かめる。すべての手を打っていれば、次にクライエント側の要素を検討する。クライエントが治療者の指示に従わず、ホームワークをやってこないときには、次の2つのことが考えられる。(1)クライエントの生活の中に対処が必要な要素、解決が必要な問題がある。(2)治療者の指示に従うことを妨げる信念がある。

　セッションの回数が浅いうちは、クライエントがホームワークをやってこないこともあるだろう。たいていは、忘れたとか、時間がなかったという話になる。このような場合は、「課題をするのにどれぐらいの時間がか

かると思いますか」とクライエントに尋ねてみるとよい。クライエントの見積もり時間が長すぎるときは、課題の内容を再確認したうえで、本当はどのくらいかかるのか、セッション中に実際に少し取りかかってみることである。クライエントの見積もりが適正なときは、実践的な工夫を具体的に考えてやるとよいだろう。よく使われるのは、課題をする時間をあらかじめ決めておくやり方と、必要に応じてやる方法である。

　課題をする時間をあらかじめ決めておくと、次のような利点がある。まず治療が日常生活の中に組み込まれる。歯磨き、夕飯、コーヒータイムなど毎日必ずすることのあとに決めておけば、その行動がホームワークを思い出すきっかけになる。新しい生活習慣を身につけようというときには、こうした「きっかけ」がとても大切になることがある。

　うつのクライエントに毎日決まった時間に思考記録表を書いてもらうときには、過去24時間を頭の中で振り返り、いちばん気分がふさいでいたときを選び出して記録表を作成してもらうことになる。このやり方だと、実際に書き込むまでに記憶が薄れているかもしれないという問題点が残る。

　別の方法として、時間を決めずに、必要に応じてその場で即座に課題をしてもらうこともできる。時間をおくよりも、つらい経験をしている最中や直後のほうが思考記録表などの課題がやりやすいと言うクライエントもいるだろう。このようなタイプのクライエントは、『練習帳』を職場や車内に持ち込み、家にいるときもつねに手の届くところに置いておきたがる。彼らにとって思考記録表をつける「きっかけ」となるのは、問題の情動や行動そのものである。この方法のメリットは、クライエントがただちに困難な状況に対応できることと、時間がたって細かな内容を忘れてしまわないことである。

　次に確認すべき点は、治療に批判的な家族や、暴力を振るうパートナーなど、家庭に学習を妨げる要素がないかどうかである。たとえばメアリーというクライエントは、3週連続で課題をやってこなかった。4回目のセッションのときメアリーは、家で何かを書いたりしたくないのだと打ち明けた。夫が暴力を繰り返しており、ホームワークをしているところを見つかったら怒って何をされるかわからないので恐いからだと言う。治療者とメアリーは安全に学習できる方法を探して話し合った。その結果メアリーは30分早く来て待合室で課題をやり、書き終えたワークシートなどは治療者に預けて帰ることになった。こうしてメアリーは心配なく課題ができる

ようになり、治療の効果も上がった。

　病気になって病院に行くと、医師がその病気に合った薬を処方してくれる。クライエントは予約をし、診察を受け、処方箋を書いてもらって、薬を飲む。しかし認知療法の場合は、クライエントにはもっと積極的に、治療者と力を合わせて治療に臨むことが求められる。注意してほしいのは、認知療法を受けたことのあるクライエントは少なく、ほとんどのクライエントは、治療への積極的な参加を求められるとは知らないことである。家に帰ってからすることがセッション中にすることと同じくらい大切だということに疑問を向けるクライエントもいることだろう。課題に対する姿勢を見ればある程度クライエントの回復が予測できる――きちんと課題を消化するクライエントのほうが回復が早い傾向がある――というデータがある。このことを説明するだけで、多くのクライエントは課題をきちんとするようになる。だがいちばんよいのは、最初の課題を出すとき、あるいはその前に、積極的な治療への参加が必要な理由を十分に説明しておくことである。

　課題をやってこない週が続くようなら、課題ができないこと自体を治療のターゲットにする必要がある。これはクライエントの信念を発見できる貴重な機会である。この機会を利用して、治療を進める前にぜひ対処しておいてほしい。たとえばクライエントが次のような信念をもっていたら、課題への取り組みにどんな影響が出るだろうか。「どうしようもない。何をやっても無駄だ」「自分には正しくできっこない」「自分には完璧にできっこない」「先生は私を批判するだろう」「私が何を考えているか知ったら、先生は私の頭がおかしいと思うだろう」「もし先生が本気で私のことを気遣ってくれているなら、これが私にとってどんなにつらいことかわかってくれるだろうし、これ以上やれとは言わないだろう」。

　大切なのは『練習帳』の手法を用いて、否定的な姿勢に伴う信念を探り、それに対処することである。そのような信念を検証させることによって、クライエントの姿勢が積極的なものに変わる可能性が高くなる。さらにはその信念の底にある仮定やコアビリーフを見つけ出すこともできるだろう。これらはクライエントの他の問題にも影響を及ぼしている可能性がある。コアビリーフと、コアビリーフが治療に及ぼす影響については、本書第7章を参照してほしい。治療の妨げとなる信念を検証する方法については『練習帳』のパート6と9で扱っている。

●クライエントの読み書き能力に問題がある

　読み書きできないクライエントは『練習帳』を直接使うことができない。しかし、治療者が治療プランを立てたり練習をしてもらったりする際に『練習帳』を参考にすることはできる。読み書きのまったくできないクライエントには、学習内容を覚えておくために絵や写真を利用するのもよい。たとえばコアビリーフに関するワークシートを作成するときには（パート9）、新しいコアビリーフを支持する出来事を思い出させる写真を雑誌から切り抜いて取っておいてもらえばよい。わずかなら読み書きができるというクライエントは、『練習帳』の中から読めそうな箇所だけ選んで使うとよい。読むことはできるが書くことができないという場合には、テープレコーダーを利用して課題をするとよいだろう。このように工夫すれば、文字で書かれたマニュアルの使用には向いていないと思われるクライエントにも、『練習帳』を適用することができる。

●その他の問題

　認知療法のマニュアルとして『練習帳』をお使いの際に、本書で取り上げていない問題にぶつかられたときは、著者までご一報いただきたい。こちらから問題解決の方法を提案させていただけるかもしれない。また、そうしたフィードバックをもとに、より多くのクライエントのお役に立てるよう、『練習帳』および本書を改訂していきたいと考えている。

第 2 章

『練習帳』をクライエントに合わせる

『練習帳』を執筆していて難しかったのは、個々のクライエントのニーズにどうやって合わせるかだった。認知療法の治療にはさまざまなクライエントがやって来る。情動の同定のような基本的なスキルの学習から始めなくてはならない人、自動思考の検証から入れる人、1つか2つの問題解決の手助けだけを求めて来る人……そこで、『練習帳』をクライエントに合わせる治療者の役割が重要になる。『練習帳』は必要なスキルを最初から1つずつ順に身につけていくように書かれているが、もっと柔軟に使ってもらってもかまわない。たとえば順番を入れ替えたり、クライエントによっては一部分だけを読んだり、あるいは自習参考書として使ってもらったりといったこともできる。障害のタイプや治療の形式にそれぞれ応じた『練習帳』の使い方については本書第4章〜第10章で解説するが、この章では、個々のクライエント合わせるにはどうしたらよいかというポイントを考察する。

内容を相手にわかりやすい形で伝える

　『練習帳』の説明を補うときには、クライエントの経験していることの中から言葉やイメージや比喩を取り上げるとよい。こうすることでクライエントは『練習帳』が身近に思えるだけでなく、自分の生活環境との対応づけができる。『練習帳』に登場する4人のクライエントを例に取ると、Dさんにはスポーツにたとえるのが効果的だろうし、Bさんは苦しみを乗り越えて生まれ変わるというような比喩に反応を示すだろう。認知療法の効果を高めるには、クライエントとよい関係を築いていくなかで、1人ひとりのクライエントを理解し、それぞれにふさわしい言葉やたとえ話を使うことが大切である。そこで『練習帳』の利用に際しては、クライエントの生活から例を取ってわかりやすく解説を加え、治療の原理を理解してもらってほしい。

　具体的に例をあげると、託児所で働くシンシアに、治療者は『練習帳』を人生を生きやすくするためのガイドだと紹介した。「あなたが子どもたちに子ども同士で遊ぶ方法や、親がいなくてもやっていく方法を教えるのと同じです。この本はもう少し進んで大人向けのスキルを教えてくれます。

自分の気分や思考を認識する方法や、その知識を生かして問題を解決する方法などです。子どもの面倒を見るのではなくて、大人の気分の面倒を見るということですね」。自動車整備工のジャックの治療者は、『練習帳』は気分を修理するためのガイドブックだと説明した。「メーカーのマニュアルに車の修理方法が載っているのと同じように、この本には気分や個人的問題を修理する方法が載っています」。

内容を絞り込む

　たいていのクライエントは『練習帳』を1冊通して読むことができるが、なかには文字を読む力や集中力に問題のあるクライエントもいる。実際、重いうつのクライエントなどは、一度に1、2ページ読むのがやっとかもしれない。このようなときはクライエントに合わせて、『練習帳』で扱う内容を絞り込む必要がある。1つの方法として、AさんからDさんまで4人のプロフィールをざっと紹介して、自分にいちばん似ていると思う人物をクライエントに選ばせるやり方がある。そしてその1人のところだけ読むように指示する。ほかの3人はほとんど無視してもかまわない。

　たとえば重いうつ状態にあるクライエントが、同じくうつに苦しむBさんを選んだとする。パート1を読んでもらうときにはCさんとDさんの部分を斜線で消し、最初の数ページ（やはりうつに悩むAさんを例にして、認知療法で使われる概念を紹介している部分）と、Bさんの説明の箇所、さらに練習「あなた自身の問題を確認してみよう」だけを読むように指示する。CさんとDさんの説明を飛ばすことで、パート1の長さは約半分になる。しかもうつのクライエントにとってさしあたりは知る必要のない、不安に関する話も飛ばすことができる。それ以降のパートも同じようにカットしていけば、うつのクライエント用の簡易版『練習帳』ができる。ただし読まなければならない箇所は、パートごとにきちんと指示すること。CさんとDさんに関する部分を全部飛ばすと、重要な学習ポイントのいくつかを逃してしまうことになる。

クライエントの文化に合わせる

　気分や行動面で障害克服に役立つ認知療法のスキルは、どのクライエントにとっても同じだと思われるかもしれない。しかしスキルを教えるときには、クライエントの文化が認める信念、行動、感情表現に合わせたほうがスムーズに進む。信念、行動、状況に対する情動的反応、さらには身体の生理的反応までもが、クライエントの文化的背景によって大きく異なっているのである。たとえば第1章であげた思考の3つのレベル（自動思考、仮定、スキーマ）を考えてみてほしい。どのレベルの思考の形成にも文化は大きな役割を果たしている。具体的に見てみよう。

　まずコアビリーフつまりスキーマは文化から強い影響を受ける。たとえばアメリカでは個人主義を大切にするスキーマが浸透している。アメリカの子どもたちはこのスキーマに沿って、授業で積極的に討論に参加することや、自分の達成したことをアピールすること、自分の意見を発表することを教えられる。しかし集団主義のスキーマが浸透している日本では、これらは分をわきまえない行動と見なされる。日本の学生は教師が意見を言うまで黙って待ち、功績は集団のものと考え、できるだけみんなと同じであろうとする。

　そのため個人主義のスキーマで育ったアメリカ人の治療者が、集団主義のスキーマをもつ日系人のクライエントを理解し、正しく診断することは難しい。30歳になる日系人の男性が、うつの治療を求めてクリニックを訪れた。男性はロースクールを卒業したばかりで、実家に戻って父親の店の手伝いをしていた。治療者は男性を依存性人格障害を伴ううつと診断した。治療者が人格障害と診断した根拠は、男性が親と同居したがり、ロースクールを出たのに弁護士にもならず、父親の店を手伝っているという事実であった。その後日系人の治療者にかかると、男性はうつを伴う適応障害と診断された。日系人の治療者の目には、人格障害と診断すべき根拠はどこにも見当たらなかったのである。日系人の伝統的文化では、親と同居し家業を継ぐことは、正しい適応と健全な精神状態を示している（P.M.Yasuda, personal communication, January 20, 1995）。

　自動思考の下に潜む仮定は、「もし〜なら…だ」や「〜すべきだ」とい

う形で表され、行動や感情表現、世の中のあり方の理解を規定するものだが、これも文化によって大きく違う。たとえばヨーロッパ系のアメリカ人は「視線を合わせて笑いながら近づいてくるのは友好精神の表れだ」と考える。しかしこの行動を敵意や不敬の表れと取るネイティブ・アメリカンの文化もある（Allen, 1973）。治療者として、文化による違いを知っておくことは大切である。さもなければ人間関係における基本的なルールを犯してクライエントとの関係を壊したり、クライエントの文化ではごくふつうの信念を特異な信念と誤認したりするかもしれない。

　自動思考の内容も文化によって違う。たとえばパニックの認知モデルでは、身体感覚や心的感覚を破局的なものと誤解することからパニックが起きると考えられている（Clark, 1989）。このモデルはさまざまな文化で検証され、これまでのところどの文化にもあてはまることがわかっている。ところが破局を示す自動思考の内容は、その文化が身体感覚や心的感覚に対してどのような信念をもっているかによって異なる。たとえばヨーロッパ人が動悸を感じたら「心臓発作だ！」と考えてパニックになるだろうが、中国人は「悪霊にとりつかれた、殺される！」と考えてパニックになる（P.M.Salkovskis, personal communication, October 6, 1994）。

　文化が認知の内容や構造にどのような影響を及ぼしているかについては、今後いっそうの研究が待たれる。この分野の研究がとくに重要なのは、コアビリーフが、人間の行動、情動経験、生理的反応、対人関係に影響を与えているからである。治療者は、これらすべての領域に文化による違いが存在することをわきまえ、正しい概念化を行なうにはその違いを心得ておく必要があることを覚えておいてほしい。

　クライエントにおける文化的影響を見て取り、理解する第一歩は、クライエント自身の話に注意深く耳を傾けることである。たとえば日系人のクライエントが「僕の決断に両親は失望しているでしょう」と言ったとして、その言葉を恥じ入るように口にしたか、挑戦的に言い放ったかが問題になる。恥の情動的反応を伴う場合は、そのクライエントが日本文化のある価値観（両親の期待にそむいてはいけない）を受け入れていることを示し、挑戦的な情動的反応が見られる場合は、日本文化の価値観の中にありながらも積極的にそれに反抗しようとしていることを示す。

　第2は、クライエントの文化が、問題の概念化と治療計画にどのような影響を及ぼすかを考えることである。問題に対する文化の影響力は、無視

しても過大評価してもいけない。つまり、クライエントの人種を気にもとめず、宗教を尋ねようとしないのも誤りなら、「貧しい人々には変わろうという気がないから、治療用のマニュアルなんて使いっこない」と決めつけるのも誤りである。

　第3に、クライエントの話を正しく聞き取り、その背景を理解するために、文化の勉強を怠らないことである。これは治療者の義務と言ってもよい。巻末に、精神療法の観点から文化について論じたテキストをリストアップした（巻末第2章文献を参照）。第4に、あまり経験のない文化については同僚に相談することである。たとえば著者の1人はモルモン教徒のうつのクライエントに治療を行なったことがある。そのときは、宗教が治療上どのような役割を果たすのかを知るために、モルモン教徒の心理学者に相談した。

　最後に、文化についてはクライエントとオープンに話し合ってほしい。その文化について自分がどの程度知っているか、あるいは知らないかを正直に打ち明け、治療者が文化的背景のある仮定を踏みにじったり、文化的な意味をないがしろにしたりしたときには、遠慮なく指摘してもらうようにする。クライエント側から言えば、文化について治療者に教えるうちに、クライエント自身がこれまで何年も明確に意識せずに従ってきた信念や価値観を明らかにする助けになる。ただし、クライエントに頼るばかりでは治療者としてプロ失格である。クライエントが、文化的背景をもった（治療者にとって）特異な信念や行動や情動的反応に自分で気づかなかったり、あるいははっきりと表現できなかったりということは十分ありうる。治療時間が限られている以上、文化について教えてもらう時間は最小限にとどめなければならない。

> **MEMO**
>
> **文化について知る**
> 文化について知ることは治療の一環として必要である。
> - クライエントの話を注意深く聞き、クライエントにとって文化がどんな意味をもっているかを探る。
> - 文化が概念化や治療計画にどのような影響を及ぼすかを考える。
> - さまざまな文化について取り上げている文献を読む。
> - その文化に詳しい同僚に相談する。

●文化についてクライエントと話し合い、文化的仮定から見て治療とその手つづきに問題がないかフィードバックしてもらう。

　『練習帳』に登場する4人のクライエントは、実際にクリニックを訪れたクライエントたちをモデルにしている。つまり、自分から治療を求めてやってくる、中流の労働者層のクライエントである。しかしそれ以外にも、貧しい家庭のクライエントや、あるいは裁判所の指示でやってくるクライエントなど、『練習帳』の4人と何らかの点で異なるさまざまなケースが考えられる。そんなとき、それが役に立つと思われるのなら、同じような状況にある別のクライエントの例をあげて『練習帳』の症例を補足するとよい。クライエントはそのほうが『練習帳』に親しみを感じるだろう。

　慎重に検討した結果、『練習帳』の事例では、民族、文化、宗教、性差への言及は最小限にとどめている。これらの要素はクライエントが自分と4人とを重ね合わせるときのポイントになる。それを排除しておけば、4人の中に自分と同じ要素を見出した読者は、その人物と自分とを同一視するだろうと考えたのである。クライエントには事例の4人が自分と同じ民族、文化、その他の重要な共通点をもっていると想像させ、同一視を促す。

　治療を共同作業とするためには、クライエントの文化を理解し、その中で最大の成果が得られるように治療法を工夫する必要がある。『練習帳』をクライエントに合わせるに際して、次の4つの文化的要素が重要となる。❶民族的／人種的伝統。❷社会的／経済的状況。❸宗教／信仰。❹性差や性的役割についての価値観（Davis & Padesky, 1989）。これらの文化的要素を考慮に入れた『練習帳』の使い方を以下に提案する。

❶民族的／人種的伝統

　民族的／人種的伝統は、信念の形成や行動、生活経験に大きな影響を及ぼす。たとえば、移民してきてまだ間がない家庭では、子どもたちに対して文化的価値観や文化的行動の重要性を強調したり、あるいは逆に強く否定したりすることがある。社会の中で民族として軽視されている集団もあれば、（裕福で権力をもっているために）重視されている集団もある。信念、行動、人生の出来事に対する情動的反応はそれぞれの家庭で育まれ、社会へ出たときに、その1つひとつが肯定されたり否定されたりする。

　ベトナムの文化は、子どもたちに大人と目を合わせてはいけないと教え

る。ところがアメリカに移住してきたベトナム人の子どもたちは、学校で、先生と目を合わせて話すように教えられる。その結果子どもたちは、アイコンタクトという北米の価値観を学び、家に帰って両親とも目を合わせるようになる。両親は礼儀正しい子どもに育てようとして、子どもたちが目を合わせることに対して厳しい罰を与える。ベトナムではこのようなしつけは親として正しいことと見なされているが、アメリカの教師たちは子どもが虐待されているのではないかと心配する。自分たちがその問題の一因となっていることには気づいてもいない。民族・人種の文化的信念や行動に対する無知や誤解が、困った結果を招く一例である。

『練習帳』その他の補助的手段を治療にもちこむときには、文化について知ったうえで慎重に行なわなければならない。以下にクライエントの民族や人種的背景に合わせた『練習帳』の使用例をあげる。もちろん、どんな集団にも大きな個人差が存在する。以下の提案についても、個人差を無視して、集団のメンバーというだけで一律に適用することは避けるべきである。

◎アフリカ系アメリカ人

多くのアフリカ系アメリカ人は人種差別や貧困との厳しい闘いの中で育つ。文化的には個人よりも共同体に重きを置くため、そうした個々の闘いを通じて、共同体は一貫して構成員に温かい支援の手を差しのべる (Greene, 1994)。したがってアフリカ系のクライエントの中には、家族や共同体との関連性が示されないかぎり、個人的な治療マニュアルにはほとんど関心を示さない者がいる。

共同体との結びつきが強いクライエントには、個人別の治療よりもグループセラピーが有効である。グループセラピーにおける『練習帳』の利用法については、第9章を参照のこと。アフリカ系のクライエントをグループセラピーに参加させるときには、他の民族のクライエントが主体のグループに入れるよりも、同じ民族のクライエントでグループを構成するとよい。たとえばハッチとパラディス (Hatch & Paradis, 1993) は、パニック障害に苦しむアフリカ系の女性クライエントを集めて、認知療法による小グループセラピーを行なっている。参加者は、同じ問題を抱え、癒されてきた同胞に会えたことは自分にとって助けになったと語っている。

ハッチとパラディスのグループセラピーでは、視聴覚教材によって治療の原理の理解が促された。このことから自習書は役に立つものと思われる。

ただしグループの参加者は、文字や映像による教材にアフリカ系アメリカ人のモデルがまったく現れない点を指摘している。このようなクライエントの場合は、『練習帳』の4人のクライエントをアフリカ系アメリカ人と考えてもらい、自分たちの共同体経験と『練習帳』に描かれている内容との異同について話し合ってもらうとよい。たとえばパート8で、Bさんは上司から警告を受け、クビになっても不思議のない状況にあった。アフリカ系のクライエントなら敏感に反応して、本当にBさんに能力がないのか、それとも潜在的な人種差別があって上司の評価に影響を及ぼし、職場でBさんに重圧を感じさせているのか、いったいどちらだろうと考えるかもしれない。

共同体との関わりを作るもう1つの方法は、家族や隣人を含めて合同セラピーを行なうことである。著者の1人は20代の兄妹に合同セラピーを行なったことがある。2人とも広場恐怖を伴うパニック発作で苦しんでいた。当時はまだ『練習帳』が書かれていなかったが、もしもあったとしたら、『練習帳』を手引きに議論したり、治療ステップを記録したりと使いこなしただろう。兄妹はセラピーの間お互いに励まし合い、一種の共同体を作って支え合っていた。ハッチとパラディスのグループ参加者は、パニックを克服する重要な支えとして温かい家族のつながりを利用したということである。

アフリカ系アメリカ人は一生人種差別にさらされつづけることが多い。思考記録表の作成方法を教えるときには、クライエントがこのような境遇にあることを心にとめておくことが大切である。あるアフリカ系のクライエントが不安の治療のためにクリニックを訪れた。彼はいつなんどき会社をクビになるかもしれないとずっと怯えていた。はじめ治療者（アングロアメリカン）は、クライエントの恐怖は純粋な破局的歪曲だと考えた。思考記録表に記された恐怖に直接関係する証拠からは（パート6）、クライエントは平均以上に仕事ができ、上司から問題視されたこともないことがわかった。

しかしこのクライエントは150人の従業員の中で、ただ1人、アングロアメリカンではなかった。やがて、同僚からちょっとした陰口を叩かれたことや、これまで差別を受けてきた経験が語られるようになると、クライエントの恐怖が何に根ざすものか治療者にもわかってきた。クライエントは極端に能力が低いわけではなく、今すぐ会社をクビになることはなさそ

うだったが、会社がリストラを始めたら弱い立場に置かれることは否定しようがなかった。セラピーの焦点を行動計画のスキルの向上（パート8）に移し、現在の職を守る方法と、クビになったときに備えて新しい職を探す方法を考えさせると、クライエントの不安は和らいだ。このようなクライエントに対しては、根拠がないからといってクビになる可能性を低く見積もることは、セラピーとして間違いである。

◎ヒスパニック（ラテン系民族）

　ヒスパニックもしくはラテンという言葉はさまざまな文化圏の出身者を指す。具体的には、スペイン、メキシコ、南アメリカ、中央アメリカ、キューバ、プエルトリコの出身者、および他国で生まれた子孫を言う。文化的には地域ごとに大きな違いがあるものの、家族、つまり血縁を大切にする点は共通している。ラテン系のクライエントの治療で共通して上がってくるテーマは、家族間の葛藤、怒りを表に現すのではなく内にこめてしまう傾向、助けを求めることを恥と見なす風潮などである（Organista, Dwyer, & Azocar, 1993）。

　このような価値観をもつクライエントは、怒りを爆発させるDさんを批判的な目で見るだろう。Dさんのエピソードを取り上げ、文化によって怒りの表現方法が違うことを話し合ってもよい。ラテン系のクライエントなら、妻と話し合いながら怒りを抑える方法をいくつも提案できることだろう。ラテン系のクライエントに大切なのは、自らの文化に沿った形で怒りを表現できるようになることである。たとえば、自分の意見を冷静に主張する練習をする必要があるかもしれない。怒りの爆発を減らすためではなく、怒りをこれまで以上に表現するためである。ラテン系のクライエントは、怒りを表現すると自分もDさんのように見られてしまうのではないかと恐れているかもしれない。クライエントを励まして、沈黙の怒りとDさんの癇癪との間に、文化的に許容される着地点を見つけてもらってほしい。

　ラテン系のクライエントを治療するときにとくに重要なことは、時間をかけて人間関係を築くことである。第1回目のセッションで『練習帳』を紹介しようとあせらずに、まずはよい関係を築くことに集中したほうがよい。『練習帳』は関係が深まってから親身な態度で紹介するのである。たとえば次のように言うことができるだろう。「気分を楽にするにはもっといろいろな方法がありますから、これから一緒に勉強していきましょう。ここに1冊の本があります。これを使えば、自宅でいろいろな方法を学ぶ

ことができます。家でこの本を使って新しい対処法を身につけてきてもらえば、ここに来られたときには、家族や人生の重大問題についてもっとじっくりと話し合えますから」。

『練習帳』を教科書として提示すれば、助けを求めることを恥と見なす文化的信念にも対処できる。コマス＝ディアス（Comas-Dias, 1981）はプエルトリコ人の未婚の母を対象にグループセラピーを行なっている。その際、助けを求めることへの抵抗を軽くするために、認知行動療法を集団活動として紹介した。また参加者同士で個人的に話をして親交を深めるようにと勧めた。その結果、参加者の間に家族のような信頼関係が生まれたという（『練習帳』にはスペイン語版もある）。

◎アジア系アメリカ人

ラテン系と同じように、アジア系という言葉も、中国、フィリピン、インド、日本、韓国、太平洋諸島、東南アジアといったさまざまな文化的背景を一括して指している。これらの文化は互いに大きく異なっており、「アジア系」という言葉自体は実質的には何の意味ももたないほどである（Bradshaw, 1994）。そこで以下にあげたガイドラインに従うときには必ず、それがクライエントの背景、信念、価値観に合致しているかどうかを確かめてからにしてほしい。

イワマサ（Iwamasa, 1993）によると、アジア系アメリカ人のクライエントは、確固とした構造をもつ治療と、治療者からの指示を好むため、認知行動療法によくなじむという。ラテン系のクライエントは治療者との関係が確立されていないと治療に来なくなるが、アジア系のクライエントは、最初のセッションで目の前の問題が直接扱われ、目に見える進歩がないと治療に来なくなる（Sue & Zane, 1987）。そのためアジア系のクライエントは、第1回目のセッションからマニュアルの利用を歓迎する。『練習帳』から課題が出されると、目下の問題に直接的かつ構造的に対処してもらえるのを見て、いっそう安心する。

またアジア系のクライエントを治療するときには、感情に関わるパート3よりも、思考に関わるパート4〜9に焦点を合わせるほうが効果的であり、クライエントにとっても楽だろう（Iwamasa, 1993）。認知療法では情動を意識することが非常に大切だが、アジア系のクライエントは情動的反応をオープンにしたがらないことがある。情動的反応とそれに関わる認知の内容とについて論じたパート3とパート10〜12は、アジア系のクライエン

トにも興味深く読んでもらえる箇所ではあるが、セッションでどの程度掘り下げて話し合うかは、クライエントの様子を見て決める必要がある。

　儒教、仏教、ヒンズー教、イスラム教などアジアの宗教哲学には、人生における出来事、情動、思考の相互関係を教えているものが多い。そしてその教えが『練習帳』のスタイルと合致しないことがある。たとえば仏教では人生の出来事を非直線的にとらえる。そのため仏教徒が『練習帳』を読むと、4人のクライエントが段階を追って問題解決にいたるという点を重く見ない可能性がある。仏教の考え方では直線的な因果関係は問題にされないというのだ（DeVos, 1980）。

　『練習帳』で教えられていることが、信仰や、精神／身体／出来事の相互作用に関する個人的文化的考えと矛盾していないかを尋ねることも、クライエントとの共同作業の1つである。矛盾があればクライエントと話し合って、相手の信念や価値観に沿う形で学習原理を理解していく必要がある。たとえばアジア系のクライエントが、つらい思考に耐えるために意志を鍛えようとして治療にやって来たとする（Sue, 1981）。クライエントは『練習帳』ではつらい考えに耐えるのではなく、その考えを変えることを教えていると知って、これは「逃げ」だと思うかもしれない。そのような場合には認知療法による思考の変化の利点を、アジア系の文化に合わせて強調するとよい。たとえば、部分だけ（否定的考えだけ）でなく、全体を（肯定的考えも、否定的考えも、ニュートラルな考えもすべて）見るための治療法だと言うことができる。

　ヒンズー教徒は、行為の規範「ダルマ（法）」は身分や立場に応じて決まっており、輪廻転生の際、現世での行為「カルマ（業）」によって来世の肉体が決められると信じている。このような信念は「自分自身の人生経験を注視し、それに対して個人的責任を取ることを求める西洋的な精神療法の概念」（Jayakar, 1994, p.178）とは対立することがある。ヒンズー教徒のクライエントには、自己の経験を検証させるよりも、治療者がアドバイスを与えるほうがうまくいく。この場合『練習帳』は手引き書として渡すことになる。

　インド系のクライエントに対しては、『練習帳』の内容がクライエントの信念にマッチし合理的と感じられるかどうかを定期的に確認することが大切である。クライエントが違和感を感じている場合は、それについて話し合う必要がある。『練習帳』で説明されている行動変容スキルが、行動

（カルマ）の改善につながるかどうか考えてみるのもよいかもしれない。たとえばうつ状態にあるクライエントには、子どもの世話が難しいだろうし、会社の仕事もまともにできないが、インド系のクライエントにとっては、うつが解消されるよりも、子どもの世話や仕事ができるようになることのほうが重要である。このような場合は『練習帳』を、生活機能を向上させるためのマニュアルとして紹介するとよい。

◎中東系民族

中東の文化では、数世代にさかのぼる先祖の行動と自分とを同一視する傾向が強い。あるクライエントは慢性的うつ状態にあったが、その原因の一端は「私は悪い人間だ」という否定的なスキーマにあった。しかしこのスキーマはクライエント自身の欠点とは何の関係もなかった。曾祖父が泥棒を働いたことを代々、恥と感じてきたのである。治療者はこのクライエントを助けるために、ワークシート9-9「新しい絶対的信念を過去の出来事で確かめる」をアレンジして、自分の家族史を調べて、祖先たちの行動を検証してもらった。

西洋人の治療者が中東文化に対して偏見をもっているせいで、治療が行き詰まることがある。ある治療者のもとに、うつの治療を求めてイラン人の女性がやって来た。女性はイランの伝統である黒いベールで顔を覆っていた。治療者はベールを中東系の女性の抑圧を表すものと考えて、うつを治療するには女性を傷つけている文化的価値観から「解放」する必要があると判断した。幸いイラン人の同僚がいて、イランの女性の多くはベールを着けることに対して、抑圧ではなく誇りを感じているのだと教えてくれたおかげで、治療者はクライエントの文化を侵害することなく治療を進められた。

❷社会的／経済的状況

治療で『練習帳』をいつどのように使うかは、クライエントの社会的／経済的状況によって変わる。経済的に苦しいクライエントは治療マニュアルの利用を歓迎することが多い。なぜならマニュアルを使って自宅で学習できれば、その分治療費を減らせるからである。また、このような状況にあるクライエントの場合、日々の暮らしを立てていくだけで問題が山積しているものだが、こうした困難に対して『練習帳』を助けとして問題解決的態度で臨むことができる（パート8）。とくに大切なのは、クライエント

が環境要因に目を向け（パート1）、経済的な問題を自分が無能であるためだと思わないようにすることである。

しかし情動面の問題をすべて、経済的苦しさのせいにするのも避けなければならない。経済的に苦しい、あるいは貧しいからといって、みんながうつ状態になったり、不安を感じたりするわけではない。また困難なときにはしばしば怒りが役に立つとは言っても、怒りの表し方は、本人や家族や社会を傷つけるものではなく、よい方向に向かうよう配慮しなければならない。

多くの治療者は、『練習帳』のように読み書きが必要な治療マニュアルは教養ある中流階級のクライエントにしか使えないと思いこんでいる。だがこれは治療者の偏見である。経済的に恵まれていなくても、きちんとした教育を受けていなくても、喜んで認知療法に参加し、ホームワークで書き物をしてくるクライエントは大勢いる。うまく書けないクライエントに対しては、「正解」などないこと、課題はテストとは違うこと、字が間違っていてもかまわないことなどを伝えて、勇気づけてあげることが大切である。『練習帳』を使って読んだり書いたりするのは、役に立つスキルを学習し、身につけるためだということがわかれば、クライエントはいっそうきちんと課題に取り組むだろう。

社会的／経済的に苦しい状況に置かれているクライエントには、セッションの約束を守らないという行動パターンが見られることがある。しかしこれを、やる気がないからだとか、治療が気に入らないからだなどと考えると、治療者もクライエントも、力を合わせて治療にあたろうという気が失せてしまう。実際、裕福でないクライエントたちがちょくちょくセッションをすっぽかす理由としては、金銭的に困っている（たとえばバス代がない）、子どもの世話を頼むはずだった相手がやって来ない、さらには知らないうちにバスの時刻が変わっていたなどということもある。あるクリニックでは、バスの無料乗車券を渡したところ来院率が上がったという（Miranda & Dwyer, 1993）。このようなクライエントの場合は、セッションの予定が飛んでも、治療が進むように計画を立てておくとよいだろう。『練習帳』を使えば、何週間か間があいても治療自体は続けることができる。

高所得のクライエントは、マニュアル利用に異議を唱えるかもしれない。自分個人に合わせた治療を期待しているからである。このような場合は、

『練習帳』はそれぞれに合った方法で使うものであり、むしろ治療の個別性を高めるものだと強調すればよい。また『練習帳』のスキルを身につければ治療結果もよく、再発率も低いということを告げれば、進んで取り組むようになるだろう (Jarrett & Nelson, 1987; Neimeyer & Feixas, 1990; Teasdale & Fennell, 1982)。

❸宗教／信仰

クライエントの宗教を尊重した『練習帳』の使い方については、先の「民族的／人種的伝統」でも取り上げた。この問題についてはクライエント自身が心配して、『練習帳』その他の介入が宗教的教えと衝突するのではないかと聞いてくることもある。実際には治療者が、治療がクライエントの信仰と対立しないよう気を配り、不安が生じたらすぐに打ち明けてくださいとクライエントに伝えておけば、認知療法は信仰にもなじむものである。

ある女性が、うつ、パニック、広場恐怖の治療を求めてクリニックを訪れた。女性はファンダメンタリストであり、医師には認知療法を受けるよう勧められたものの、教会では日頃からサイコロジストは反キリスト的だと教えられていた。女性は最初に電話をかけてきたときにその心配を口にした。「治療で私の信仰が問題にされるようなことがありますか」。治療では信仰が尊重されると告げられると女性は安心した。

クライエントの信仰に関して治療者が気遣った点は、大きく2つある。まず第1に、この女性のうつや不安の底にある信念の中には、宗教的規範と結びついているものがあった。たとえば女性はこれまでに犯した罪について、自分を激しく責めていた。教会では罪の恐ろしさと、罪人がどれほど神を失望させるかについて何度も語られていたのである。治療者は女性に、『練習帳』79ページの「ヒント」にある質問項目に従って、自分を責めている思考を検証するように言い、各質問を信仰の枠の中に置き換える方法を教えた。とくに役に立った質問をあげると、「神が私を愛しておられるなら(クライエントの宗教に一致する信念)、これらの罪について私に何とおっしゃるだろう」「神は私の罪を説教師たち人間とは違う見方をなさらないだろうか」「自分がよきキリスト教徒としての価値を減じてもなお、神にとって何らかの価値があるということはありえないだろうか」など。セッションでは、新約聖書にある罪人を許すキリストのエピソードや、キ

リスト教徒として許しやあがないをどう考えるかなどが話し合われた。その後、女性のうつや不安の症状は目立って和らいでいった。

第2に、この女性は、不安を鎮める方法としてもっぱら祈りを使っていると語った。治療者は、祈りは不安と向き合うために重要でしかも役に立つ方法だと認めたうえで、ほかのスキルを教えた（パート11）。またこの女性の場合はとくに必要なかったが、罪悪感に関わる信念を克服させるためには、宗教的指導者の協力を仰ぐとうまくいくケースがある。実際にあった例だが、ある少女が兄弟から性的虐待を受けて、自殺を考えるようになったとき、教会を訪れて、あなたは何の罪も犯していない、起きたことに対して何の責めも負うべきではないと力づけられ、大きな慰めを得た。

モルモン教徒の女性がうつの治療を求めてやって来たことがある。女性は自分の中に、教会の教えと衝突する信念がいくつもあることを打ち明けた。よきモルモン教徒でありたいのだが、どうしても教会の教えを受け入れることができない。治療者はモルモン教徒の心理学者に相談して、女性の悩みと関係する教えについて説明を受けた。心理学者は女性の訴えの一部はもっともだと認め、治療者に、周囲に同じような疑問をもっている信者がいないか女性に聞いてみるようにとアドバイスした。女性は、同じような意見をもつ信者がいることは知っていたが、これまで自分から進んでそういう人たちを探そうとしたことはなかった。その後同じ考えをもつ信者のもとを訪ね、従うと言ったものの受け入れることができない教えとどのようにして折り合いをつけているのか尋ねて回った。この介入によって女性は、信仰と個人的価値観やニーズとの間に納得のいくバランスが取れるようになった。

❹性差や性的役割についての価値観

性（gender）は、信念、行動、情動的反応に深く影響を与えるものであり、それ自体、文化であるという説がある（Beall & Sternberg, 1993; Davis & Padesky, 1989）。たしかに、性によって決められた役割が、クライエントが治療に対して抱く期待に影響することがある。ある男性は情動のコントロールを求めて治療にやって来た。もっと言えば男性は、情動を抱くことをやめたいと望んでいた。不安を感じることは「男らしくない」と思えるからだという。パート11の不安の認知モデルを学習してもらうと、男性は対人関係で感じる脅威や危険に対して不安を抱くのは正常な反応だというこ

とを理解した。認知モデルに興味をそそられた男性は、自分の破局的思考を同定し、これまでのように不安を正体不明の恐ろしいものだとは感じなくなった。

　45歳の女性は結婚生活がうまくいかず、閉塞感に襲われていた。しかし離婚して1人で暮らすことを考えるといつも無力感に襲われた。原因は「生活上の問題に対処するには夫の手が必要」という信念であった。治療者はこの信念をパート8の行動計画を通じて検証させ、夫の手を借りずに対処する方法を探らせた。女性はこれまで夫の手が必要と信じていたさまざまな状況（パンク修理、電化製品の修理、芝刈りなど）に対処する計画を練った。行動計画を立てたあと、女性は実際にいくつかの修理を自分でやってのけた。たまに失敗することはあったが、女友だちや専門家の助けを借りて切り抜けることができた。

　また治療者自身が性差に関して文化的偏見をもっていないかどうか確かめる必要もある。私たちはそれと気づかずに性差に関する信念をもっていることがある。たとえば、「性差とスキーマの変更」というテーマでワークショップを行なったことがある。治療者たちには、パート9のワークシートを使って、男性クライエント、女性クライエントに関する自分たちの信念を探ってもらった。ある治療者は、同じ嗜癖のあるクライエントであっても、男性クライエントに対するときと女性クライエントに対するときとでは、自分が異なるスキーマをもっていることに気づいて驚いた。「嗜癖のある男性クライエントはろくでなしである」「嗜癖のある女性クライエントは苦しみ、私の手助けを必要としている」。この信念の違いが治療においてどんな差をもたらすかは、治療者自身にも容易に想像がついた。

　言葉は性差に関する仮定を反映していることもあれば、仮定の引き金になることもある。たとえば他の認知療法のテキストでは、思考記録表に「非合理的思考（irrational thought）」「合理的反応（rational response）」といった言葉が使われていることが多い。西洋文化では、男性は女性より「合理的」であり、女性は男性より「情動的」であると考えられることが多い。そこで、合理的という言葉を使っている思考記録表に対して、否定的な態度を取る女性がいる。合理性に関わるこうした表現を、情動的反応に対する非難と受け止め、もっと合理的、つまり男性的であれと求められているように感じるからである。

　『練習帳』では性的偏見を感じさせる表現をできるだけ使わないように

している。たとえば信念を形容するのに「合理的」という言葉を使わない。その代わりに「もっとバランスの取れた」あるいは「別の」考え方という言い方をする。このような表現は、男性も女性も不愉快にせずにすむだけでなく、経験主義的な認知療法の性質にもかなっている。つまり、たとえばあるクライエントにうつを伴う自動思考が見られるとき、その思考を非合理的と決めつけてしまっては経験主義とは言えない。その思考を支持する根拠と否定する根拠を自ら探り、それをもとに思考を検証する、それがクライエントのためになるのである。最初の自動思考が十分事実を説明していることもあれば、バランスの取れた別の思考が事実をより適切に説明することもある。

性に関わるもう1つの文化的側面として同性愛／異性愛の問題があげられる。同性愛者は独自の文化をもちながら、自分たちの現実認識とは対立的なコアビリーフをもつ異性愛者が大多数を占める文化の中で生きている。同性同士の関係を認めず、蔑視さえする文化の中で、同性愛者としてポジティブなアイデンティティを獲得し維持していくことは難しい(Padesky, 1989)。

クライエントがレズビアンやゲイであっても『練習帳』の使い方自体は変わらない。『練習帳』の4人の中に自分の姿を見出せれば治療の役に立つだろう。たとえば独身のBさんとCさんはレズビアンかもしれない。男性のAさんとDさんはともに既婚者だが、相手が女性でなく男性だと想像することはそう難しくない。このように4人をクライエントと同じ環境に置いてやれば、クライエントは自分の経験と4人の経験との異同について思いをめぐらせ、話し合えるようになる。

たとえばパート2には、ランチを取っているときに、同僚のJさんがBさん（うつ状態にある）のことを褒めて恋心をほのめかす場面がある。BさんはJさんの褒め言葉を額面どおり受け取ることができず、申し出を正しく理解できない。同性愛者なら、この状況に対して他のクライエントとはまったく違う解釈をするかもしれない。実はBさんはレズビアンで、職場でそれを公にしたくなかった。相手が誰であっても男性とのデートには興味がなく、同僚にストレートにそう伝えることにも抵抗があった。そこで相手の恋心に気づかないふりをしたのだと。同性愛者が異性愛文化の社会で人と付き合っていくには、自己防衛のためにこのような「誤解」を装う場面も出てくるのである。本書52ページの「MEMO」に記したガイドラ

インに従って、ゲイやレズビアンの文化に関する知識を増やしてほしい。

トラブルシューティング

　本章のガイドラインに従おうとするとき起こる可能性のある問題を1つあげる。以下の事例は、その問題を解決するために、これまで述べてきた治療の原則がどのように生かされるかを示すものである。

●クライエントが自分の文化的背景について話したがらない

　たいていのクライエントは自分の文化について喜んで話してくれるだろう。しかしこの話題をもちだすと、口を閉ざしたり、腹を立てたりするクライエントもいる。このようなときはまず、話のもちだし方がまずくなかったかを検討すること。口調や言葉遣いに相手を見下すようなところや、決めつけるようなところはなかっただろうか。たとえば「1950年代にセントルイスで黒人として育つことはどんなものだったのか話してくださいますか」と「あなたがこのように感じるのは、アフリカ系アメリカ人だからだと思いますか」とでは何がどう違うだろう。前者は、クライエントの背景を人種も含めて理解することを目的とした依頼だが、後者は、クライエントの反応や情動をその人種にありがちなものとして蔑視しているように受け取られかねない発言である。

　次に検討しなければならないのは、治療者とクライエントとの関係である。信頼関係が築かれたあとなら、たいていのクライエントは自分の文化や背景について気持ちよく話をしてくれるものである。クライエントが口を閉ざすとしたら、文化に関する質問をもちだせるほど、まだ関係が熟していなかったのかもしれない。しかしよい関係ができているのに、文化について尋ねるとクライエントが怒り出す場合には、その質問がクライエントにとってどのような意味をもっているのかを考えなければならない。たとえば文化について話すと治療者との違いが浮き彫りになり、治療者の偏見をかきたて、互いの間に溝ができることを心配しているのかもしれない。あるいは治療者の質問があまりに初歩的なので、思ったほど治療者がものを知らないことがわかって少し腹を立てているのかもしれない。次に対処

法の例をあげる。

治療者：1950年代にセントルイスで黒人として育つことはどんなものだったのでしょう。

クライエント：（腹を立てて）そんな話はしたくないね！

治療者：怒っておられるようですね。私の質問が気にさわりましたか。

クライエント：いいや。だが黒人がどんな経験をしてきたかを、白人の治療者に教えてやらなきゃいけないのには、もううんざりしてるんですよ。あなたはそれがどんなものだったと思います？

治療者：つらい経験だったと思います。どんなことがあったかある程度見当もつきます。でも想像でものを言いたくありません。人によって経験は違いますから。私はあなたの経験を間違いなく正確に理解したいんです。

クライエント：（皮肉っぽく）そうでしょうねえ。

治療者：さっき白人の治療者に教えてやるのはもううんざりだとおっしゃいましたが、そんなことがたびたびあったのですか。

クライエント：そう。いつぞやは治療者の卵に7週間もかけて、あれがどんな体験だったかを教えてやったことがありましたね。それなのに奴は研修期間が終わったとか言って、私を放り出していなくなった。最初から数カ月の予定だったなんて聞いてなかったですよ。ありったけの時間を使って教えてやったのに、何のお返しもなしってわけ。

治療者：そんなことをされたら私だって怒りますよ。ほかにはどんなことが？

クライエント：黒人の歴史については大学で習ったから全部知ってると思っている輩(やから)もいましたな。黒人の市民権がどう拡大していったのか、私の間違いを正してくれるくらいにね。それからつい最近かかっていた治療者には何度も何度もこう聞かれましたよ。「黒人でいることはどんなものですか」だって。まるで私はあいつにとって「黒人」以外の何者でもないみたいに。

治療者：まったく……腹を立てられるのも無理はありません。つまり私にものを教えるために時間を割くのもまっぴらなら、偏見を聞かされたり、黒人としてしか扱われないのもごめんだということですね。

クライエント：そのとおり。

治療者：そうですね、私もそんなことはしたくありません。でも私はどの患者さんにも、子どもの頃どんなふうに育ってきたかを聞きたいのです。黒人であることは、あなたが成長する過程で大きな部分を占めていたと思います。そして過去の経験が、現在のあなたの感情や信念や今日起きた出来事に対する反応に影響していることは間違いありません。ですからこの話をしていただけないと、私は間違った判断をしてしまうかもしれません。いったいどうしたらよいのでしょう。

クライエント：自分の人生について話すのはいっこうに構わんのです。ただ白人の罪の意識やらオーバーな反応やらはもうたくさんだってことで。

治療者：どういうことでしょう？　たとえば？

クライエント：セントルイスでは思い出したくもないひどい目に遭ってきました。家族はもっとひどい目に遭ってます。私たちはその記憶にどうにか折り合いをつけてきました。だけどあなたがその話に折り合いをつけるのに手を貸すつもりはありませんね。それはあなたが自分ですることであって、今ここですることじゃない。

治療者：ではあなたがそういう話をするときには、同情など見せずにただ黙って聞き、あなたがそれにどう反応し、どう対処したかだけを伺えばよいということですか。

クライエント：まさにそのとおり。

治療者：今の話を確認させてもらっていいですか。私たちはあなたの過去について話しますが、それは現在の問題と関係があって、あなたの助けになることに限られる。私を教育するためや、私の好奇心を満たすためではない。話の最中は、おおげさな同情や悲しみを見せてはいけない。なぜならあなたにはすでに苦労して心の整理をつけてきた問題であり、私の同情は「白人の罪の意識」としか見えないからだと。

クライエント：わかってもらえたようですね。

治療者：2つ質問があります。まず私は人がつらい経験をした話を聞くと悲しくなり、それが顔に出てしまいます。そこでもし私が悲しそうに見えても、これは私の反応なんだと了解していただけますか。あなたになんとかしてもらうのではなくて、私が自分で対処しているということですから。

クライエント：まあ、いいでしょう。

治療者：もう1つは、あなたが感情や、出来事に対する反応を見つけ出す

のに、私の助けを必要としているかどうかはどうやって知ればよいのかということです。感情を避けたいときがあるのは、もうご存じですよね。そんなときは私が後押しすることで、感情を整理できるようになるんですけれど。

クライエント：それはたしかに。ならこうしましょう、私がその感情を避けているのか、それとも本当に次の話に移ってかまわないのか聞いてください。正直に答えますから。

治療者：わかりました。では今日は試しにそんなふうにやってみましょう。あなたが今どういう状態にあり、それはなぜなのかを知っておくことは、私にとって大切なことです。しばらくはセッションのたびに、今決めたガイドラインを私が守っているかどうか伺いますので、もしもコースからはみ出しているようなら教えてください。

クライエント：もちろんそうします（笑い）。

治療者：（笑いながら）心配はいらないようですね。（少し待って）それでは、1950年代にセントルイスで黒人として育つことがどんなものだったか教えていただけますか。現在感じている不安と関係がありそうなことは、何でも話してください。

　まず治療者はクライエントが腹を立てている理由を探り、注意深くその話に耳を傾けた。そして治療のためには過去を知ることが重要だという自分の考えをきちんと説明し、この問題に関連する感情、出来事、信念を同定して要約した。次に治療者はクライエントと協力して、クライエントや治療関係を損なうことなくクライエントにプラスになるあり方で過去について話し合う方法を考え、その方法をしばらく試してみることにした。治療者は、今日決めたルールを自分が守っていないと思われるときには遠慮なく言ってほしいと告げ、否定的反応であっても受け入れる用意があることをクライエントに示した。こうして治療者とクライエントは、第1章で述べた「協力的関係」と「誘導による発見」という二大原理に従って、障害の芽を取り除いたのである。

第 3 章

治療目標を決める

ルイス・キャロルの小説『不思議の国のアリス』に次のような一節がある。分かれ道のところでアリスはチェシャ猫に会った。どっちの道を行けばよいのかと尋ねると、どこへ向かっているのかと尋ね返された。不思議の国に初めて来たアリスは「よくわからないの」と答えた。この返事を聞いてチェシャ猫はうれしそうに言った。「なら、どっちの道を行ったって同じことじゃないか」。

　不思議の国へ来たことのないアリスと同じように、多くのクライエントは認知療法を受けたことがない。治療に何を期待し、治療の終わりにはどうなっていたいのかもわかっていない。限られた治療時間を最大限に生かすには、どこへ向かうのかが大切な問題になる。そこでクライエントの治療目標をはっきりさせることが、治療者の重要な仕事となる。クライエントと話し合って、目的地とそこに到達するための道筋が決まれば、効率のよい治療ができる。

　『練習帳』のDさんは、自信喪失、不安、怒り、対人関係の問題を抱え、現在アルコール依存症の治療を受けている。表❸-1は、Dさんと治療者が2回目のセッションで書き上げた治療目標である。

　Dさんが全般的な目標と、具体的な小目標の2つを設定していることに注意してほしい。全般的目標は改善が必要な領域を示している。小目標としては実現可能で目に見える変化をあげ、この変化を追っていけば、治療者にもクライエントにも回復の様子がわかるようになっている。

表❸-1　Dさんの治療目標

全般的目標	具体的小目標
よい夫になる	怒鳴る回数を減らす
	物を叩かない
	出がけに妻にキスをする
	帰宅したら妻を抱きしめる
	時間どおりに帰宅する
しらふでいる	酒を飲まない
	疲れているときは友人と出かけない
	飲みたくなったら断酒会の助言者に電話する
	出かけるチャンスがあれば断酒会に参加する
穏やかな気持ちでいる	緊張したときにリラックスする方法を覚える

	緊張の引き金となるものを探る
仕事の成績を上げる	1日に5人の客に電話する
	期限内に報告書を上げる
	週に1回は上司と話す
自分に自信をもつ	ミスしたことで自分を責めるのをやめる
	自分の長所を見ることを学ぶ
	自分の不完全さを受け入れることを学ぶ

　治療目標の設定は見かけよりはるかに難しい。まずはクライエントの選んだ全般的目標が、治療で達成できそうかどうかを確認する必要がある。次の「ヒント」にあげた質問をクライエントにするとよい。また各質問の後ろには、その質問がなぜ大切なのかというクライエント向けの説明を書いておく。そのまま使ってもらってもかまわないし、第2章で述べたように、各クライエントに合わせて、それぞれの目標設定にふさわしい言葉や比喩を使ってアレンジしてもらってもかまわない。

> **全般的目標について確認するための質問**（クライエント向けの説明）
> ①自分自身に関する変化を目標にしていますか。
> 　　他人の変化を目標としてはいけません。たとえば、ボーイフレンドにあなたを批判するのをやめさせるという目標を立てたとします。これはボーイフレンドの行動目標であって、あなたの目標ではありません。あなたにはボーイフレンドの行動を直接コントロールすることはできません。自分がどう感じているかを伝え、批判をやめてほしいと頼むことなら可能です。
> 　　あなたにとってボーイフレンドに批判されることが問題なら、最初の目標は、たとえばあなたを傷つけるその相手との関係を続けるかどうか決めることでしょう。そしてもし関係を続けることを望むなら、相手の批判に対処する方法を学ぶことや、それについてボーイフレンドと話し合うことが目標となるでしょう。
> ②自分にコントロールできる変化を目標にしていますか。
> 　　①と同じく、自分でコントロールできないことを目標にしてはいけません。たとえば部長になるという目標を立てても、昇

進は上司が決めているのであれば、現実問題としてその目標はあなた自身でどうにかできるものではありません。部長になりたいと思うなら、仕事の成績を上げるという目標を立てるか、あるいは、部長候補にあげてもらうにはどれぐらいの成績を上げる必要があるのかを上司に尋ねる、などの目標を立ててはどうでしょうか。

　自分でコントロールできる目標を立てるということは、目標を達成できる可能性が十分あるということです。先の例で言えば、部長になるにはどれぐらいの成績が必要かはわかるでしょうし、その目標を達成できる可能性はあります。成績が上がれば満足感も味わえることでしょう。それでも部長という役職には就けないかもしれません。あなたがどれほど努力しても、社長の身内が部長に任命されることだってあります。

③目標は現実的ですか。

　ほとんど達成不可能な目標というものがあります。たとえば給料が安く貯金もない状態で、年内に億万長者になるという目標は現実的ではないでしょう。

　実際に上のような目標を立てる人はほとんどいないでしょうが、実は私たちはしばしばこれに負けず劣らず非現実的な目標を立てています。たとえば不安に悩む人が「もう二度と神経質にならない」という目標を立てたとします。どんな人間もある状況では神経質になるものですから、これは現実的な目標ではありません。「ふつうの人と同じ程度の緊張にとどめる」「パニック発作を起こさずに飛行機に乗れるようになる」「大勢の人の前で怖がらずに話せるようになる」などは、より現実的な目標と言えます。これらは達成可能な目標です。

　同じく、否定的な思考を一切やめるというのも非現実的な目標です。たとえば自己批判的態度を改めたければ、「自己批判の機会を減らす」「失敗が自分のせいと考えるのと同じくらい、成功が自分のおかげだと考える」などの目標を立てることができます。自己批判を完全にやめることは不可能です。人間は誰しも自分に対して批判的になることがあり、分量さえ間違わなければ、それはよいことなのです。

次の「ヒント」には、クライエントの前進を測る具体的小目標を設定するときに使える質問項目をあげた。個々のクライエントや全般的目標に合わせて、役に立ちそうな質問をピックアップしてほしい。たとえばクライエントが全般的目標に漠然としたこと（気分をよくしたい）をあげている場合には、質問の④、⑥、⑧を使えば、クライエントが治療にどのような成果を求めているかが明確になる。

> **具体的目標を設定するための質問**
> ①目標に向かって少しずつ進んでいることを示すことがらはありますか。
> ②最終目標を実現するには、まず何をしないといけませんか。
> ③目標を達成するにはどれぐらい時間がかかると思いますか。数週間ですか、数カ月ですか。まず何から手をつけますか。1つか2つあげてください。
> ④進歩のきざしはまずどこに現れてきますか。
> ⑤友だちがこの目標を立てたとしたら、何から手をつけるように言ってあげますか。
> ⑥どんな変化があれば気分がよくなりますか。小さなことでもかまいません。どんな変化があれば正しい方向に進んでいることがわかりますか。1つか2つあげてください。
> ⑦目標を小さなステップに分けましたか。
> ⑧小目標は目に見えるものですか。進歩しているかどうか、どうやって知ることができますか。生活面ではどんな違いが出てきますか。

情動を変化させる目標を設定する

　多くのクライエントは、うつや不安を軽くしたいという全般的な目標をもって治療者のもとへ訪れる。そこでこのような大きな目標を、数値化できる小目標に細分化させることが大切になる。『練習帳』には、うつや不安の各症状を測定する「うつ評価表」（ワークシート10-1）と「不安評価表」

（ワークシート11-1）を載せている。評価表を使うと、治療者とクライエントは、治療前の状態を知り、治療を続けるうちにそれがどう変化するかを容易に把握できる。各種の介入法の効果をそれぞれ評価することもできる。たとえばあるクライエントが1週間の行動計画を立て、自分に好ましい活動をしたとする。その週にうつ評価表の数値が下がったとすれば、この介入がうつの軽減の原因かどうか話し合い、評価するといった対応がとれる。

さらに評価表をもとに、ある介入の対象となる特定の症状を探ることができる。たとえば自殺念慮、睡眠障害、回避行動などは、個別の注意と、それぞれに応じた介入計画が必要な症状である。症状を細かく分けてそれぞれの数値を測定することで、見落としがなくなり、治療が成功する可能性が高まる。

うつや不安に悩むクライエントには、毎回セッションの直前に評価表を作成するように指示すること。そして追跡調査用に、毎回の点数をワークシート10-2、11-2のグラフに転記してもらう。これについては第4章、第5章で取り上げる。

情動を抱く回数を減らすことを目標にあげるクライエントもいる。たとえばDさんは、爆発の回数を減らし、妻に怒りをぶつけないことを目標にあげている。Dさんには治療の最初に、1週間に何回怒りを感じるのか、何回妻を怒鳴りつけるのか記憶をたどってもらった。そして1つひとつの出来事を一緒に確認し、記録していった。こうして治療前のDさんの状態を知り、治療目標を設定し、回復の歩みを追う出発点とすることができたのである。

治療目標に優先順位をつけること、回復の歩みを追うこと

具体的な治療目標をリストにしたら、次に、限られた治療時間でそのうちいくつ達成できるかを考える。セッションを2、3回するだけの短期療法なら1つか2つ。セラピーが長期にわたる場合でも、どの目標から優先的に取りかかるかを決めなくてはならない。認知療法では、治療目標とその優先順位を決めるにも、治療者とクライエントとで話し合う。次の「ヒント」を利用して、優先順位の高い目標をクライエントに選んでもらう。

質問①、②は、急いで達成する必要のある目標を特定するのに使う。質問③は、急ぎの目標を達成するために、それより前に達成しておかなければならない目標があるかどうかを尋ねている。たとえばDさんは、ほかの目標を達成するには、まずしらふでいるという目標を達成しなければならないだろう。

質問④は、とくに緊急の目標がないときに、クライエントにとってどの問題が重要かを問うものである。質問⑤ではどの目標の達成がいちばん簡単かを尋ねる。急ぎの目標や重要な目標がないときには、いちばんやさしい目標から取りかかるとよい。クライエントが打ちのめされていたり、無力感に襲われているときにも、いちばんやさしい目標なら、とりあえず何とかなると思えるのではないだろうか。たとえ簡単な目標であっても、1つ達成できれば、クライエントにとってそれが希望の灯となりうる。

> **リストアップした目標に優先順位をつけるための質問**
> ①危機的状況を避けるために、今すぐ取り組まなければならない目標はありますか。
> ②状況の改善にじかに結びついている目標はどれですか。
> ③質問①、②であげた目標を達成するために、先に達成しておかなければならない目標はありますか。
> ④あなたにとっていちばん重要な目標はどれですか。
> ⑤いちばん簡単に達成できそうな目標はどれですか。

治療目標が決まったら、セッションのたびにクライエントと一緒に目標への歩みをチェックする。1つの目標が達成されたら、次の優先順位の目標に取りかかる。目標達成に向けてクライエントの足取りが鈍いときには、(a)目標をさらに細分化できないか考える、(b)目標への歩みを妨げている要素（思考、情動、スキルの欠如、生活環境など）がないか探る、(c)歩みを速めるには、治療のどこを変えればよいのか、ほかに何をすればいいのかクライエントと話し合う。

> **治療目標を設定する**
> ●目標を立てることによって、クライエントが何を変えたがっているのかが明確になり、それに基づいて計画を立てることがで

きる。また、目標はクライエントの歩みを追う道しるべにもなる。
- 全般的目標を具体的小目標に細分化するということは、大きな目標の達成に向けて段階的計画を立てることであり、これによって1つの変化のプロセスが単純化される。
- 目標に優先順位をつけると、治療効果を最大にするためにどれから取りかかればよいかが決めやすくなる。
- 情動の変化をグラフにすると、クライエントの進歩を追いやすくなる。変化は、情動の強さと頻度についても、気分に関連する特定の症状についても追える。
- 目標への歩みが鈍い場合は、目標をさらに細分化する、歩みを妨げている問題を解決する、治療計画を変更するなどの方法を考える。

トラブルシューティング

　すでに見たように、目標設定の原則自体は単純である。ところがこれは多くのクライエントや治療者にとって、決してやさしい作業ではない。ほかのことで目標を立てる習慣をもたない人にとっては、そもそも苦しい気持ちの中で始める治療で目標の立て方を新たに学ぶというのは難しいものである。次の例は、目標設定でつまずきやすい2つのポイントへの対処法を示している。

- **クライエントの目標が漠然としている、もしくはクライエントが目標を言葉にできない**

　73ページの「ヒント」の質問を利用して、漠然とした目標を具体化する手助けを行なう。以下に、治療者とクライエント（ジュディ）の対話から目標を具体化させている部分を抜粋する。

治療者：先ほどもっとよい母親になりたいと話されましたよね。具体的にはどういうことですか。

ジュディ：どう言ったらいいのか。私には母親の資格がないと考えるんです。
治療者：よい母親だったらこうするのにと考えるところがありますか。
ジュディ：（考えて）もっと幸せな家庭にする、でしょうか。
治療者：もしも友だちから、もっと幸せな家庭にしたいんだけどと言われたら、あなたなら何とアドバイスしてあげますか。
ジュディ：あまり大声を張り上げないこと。それにもっと子どもたちと一緒に何かすること。何でももっときちんとすること。
治療者：ほかには？
ジュディ：この中のどれか1つでも私にできたら、奇跡ですね。
治療者：ではリストを作ってみましょう。「あまり大声を張り上げないこと」「もっと子どもたちと一緒に何かすること」「何でももっときちんとすること」……まずこの中から1つを選んでください。選んだら、それをもう少し具体的に言えないか、一緒に考えてみましょう。
ジュディ：どれを選べばいいのか、わかりません。
治療者：自分にとって大切だと思われることを選んでください。全部大切なら、どれでもかまいません。
ジュディ：何でももっときちんとすること、にします。
治療者：では、家の中をきちんとするには、どうすればよいのでしょうか。
ジュディ：わからないですよ。それができなくて困ってるんですから。
治療者：では、どんなところから、自分がきちんとしてないとわかるのですか。
ジュディ：子どもの迎えには遅れるし、家の中はぐちゃぐちゃ、払うお金はあるのに振り込みを忘れる、流しは汚れたお皿でいっぱい……もっと続けましょうか。
治療者：だいたい想像できました。ではこれから2、3週間で変えられるとしたらどんなところですか。ちょっとしたことでもかまいませんから、自分が進歩していることがわかるものをあげてください。
ジュディ：そうですね、家の中を片づけることと、時間どおり子どもを迎えに行くこと、です。
治療者：ではその2つの目標を「何でももっときちんとすること」の下に書きましょう。

　この対話からもわかるように、クライエントの治療目標の設定には辛抱

強く一貫した対応が求められる。治療者は、ジュディが具体的な目標をあげられないとわかると、視点を変えて友人へと話を移している。たいていのクライエントは、自分のことは見えなくても、他人のことに置き換えればずっと明確に考えられる。目標をここまで詳細に具体化するには時間がかかる。しかし達成しやすさということを考えると、あいまいなままで置くよりも、最初に具体化しておくほうがよい。また目標が明確で達成度の測れるものであれば、クライエントにも自分の進歩がはっきりと見えるだろう。

このセッションでは「きちんとする」ためにはどこをどう変える必要があるのかを細かく話し合い、その結果２つの具体的な小目標が決められた。明確な目標と、それを達成するための計画があれば、たとえクライエントが望むように変われなかったとしても、その問題でクライエントの進歩を妨げている思考や感情や環境要因を見つけ出すことができるだろう。

●クライエントの目標が移り変わる

治療目標に関してもう１つ難しいのは、一度目標を決めたらそれに集中することである。もちろん目標を変えるほうが効果的なケースもある。たとえばベティの場合、感情と自動思考の同定を学習してみると、自分がうつ状態にあるのではなく、実は腹を立てているのだということがわかった。そこでベティと治療者は治療の焦点を、引きこもり（うつと誤解していた）から怒りの理解と主張へと移した。

しかしなかには、あまりに頻繁に治療目標を変えるため、どの方面でも進歩が見られず、治療にならないクライエントもいる。この問題にどう対処するのか、ボブの例を見てほしい。

治療者：今日は何について話したいですか。
ボ　ブ：女の子をデートに誘うにはどうすればいいのか、この問題について考えるのを手伝っていただければ。
治療者：ほかに何かありますか。
ボ　ブ：いえ。今いちばん助けてもらいたいのはこの問題ですね。
治療者：たしか先週は転職計画について話しかけましたよね。今週もそのつづきを話したほうがよくありませんか。
ボ　ブ：その話は、今はあんまり気になってないですから。

治療者：わかりました。でもデートについて話す前に1つだけ、話しておきたい気がかりなことがあるんですが、いいですか。

ボ　ブ：何でしょう。ひょっとして怒ってます？

治療者：いいえ。腹を立てているように見えますか。

ボ　ブ：腹を立ててるというより、難しそうなお顔ですね。

治療者：それはたぶん、私があなたの役に立っているのかどうか心配しているからです。あなたは毎週違う問題を抱えてやって来ては、そのどれもが大問題だとおっしゃいます。ところがどの問題も、解決にかかるかかからないかで終わりになってしまうのです。お気づきでしたか。

ボ　ブ：それは、もう私の相手なんかできないってことですか。

治療者：まさか。そういうことではありません。あなたのために確実にできるかぎりのことをしたいだけです。こんなふうに問題を取りかえていては、12週間後に治療が終わったときにも今と何も変わらないんじゃないかと心配なんです。あなたはどう思いますか。自分がよくなっていると思いますか。

ボ　ブ：よくわからないです。ともかくここに来るのは好きなんですが。

治療者：そう伺ってほっとしました。では、治療の効果をもっと上げたいという私の考えについてはどう思われますか。

ボ　ブ：それはいいと思います。けど、どうしたらそんなことができるんでしょうかね。

治療者：私が考えているのは、これまでの問題の中から1つを選んで、それについて毎週話をすることです。たとえ短時間でも。この案はどうですか。

ボ　ブ：やりにくそうですねえ。何かムラムラっときたら、そこから離れられない質なんですよ。

治療者：たしかにやりにくいかもしれませんね。では毎週最初に「ムラムラっときた」話をして、あとは決まった問題について話し合うというのはどうでしょう。

ボ　ブ：どうでしょうか。たぶん大丈夫かと。で、どの問題を続けるんですか。

治療者：それはあなたが決めてください。これまでに話した問題をリストにしていますから、ちょっと時間を取って、いちばん改善したい問題はどれなのかについて話しましょう。

ここで治療者は自分の心配事を率直に打ち明けて、毎週治療目標を変えているとどんな危険があるのかを説明している。しかし1つの目標に集中しろと命令するのではなく、これまでのところ治療がどんな具合かを考えてみるように言う。もしもボブが、これまでに取り上げた問題は各セッションですべて解決したと言えば、治療者も今のやり方を続けることに同意したかもしれない。しかしボブの返答は、よい関係を築いたことを別にすれば、目に見える進歩はほとんどないという治療者の見方を裏づけるものだった。

　次に治療者は違うやり方を試してみる気はないかと尋ね、1つの方法を提案した。ボブが1つのことに集中しにくいという問題点が明らかになったため、こうしたボブのスタイルと、何がボブにとっていちばん役に立つのかという自分の見方とを折り合わせたプランを工夫したのである。このあとは、治療における他の変更と同じく、この変更を行動実験ととらえて、次回、次々回のセッションで長所と短所を評価していく。必要があれば、治療効果が最大になるよう話し合って調整を加えることになる。

第 4 章

うつのクライエントに『練習帳』を使う

認知療法のプロトコルについて最初に詳しく論じたのは『うつ病の認知療法』(Beck et al., 1979, [岩崎学術出版社、1992])であった。現在では、米国精神医学会の『精神障害の診断・統計マニュアル　第4版 (DSM-IV)』(1994) にあげられている診断のほぼすべてについて、認知療法のプロトコルが存在している。こうして診断別の治療法が確立されてきたことによって、20年前に比べればはるかに多くのクライエントが短期の治療で救われるようになった。しかし厄介なことに、最新の認知療法を行なうには、昔よりもずっと多くの知識が必要とされる。本章から第7章までで、認知療法の最新の各プロトコルに沿った『練習帳』の使い方を説明する。

これまでの研究結果によれば、認知療法は、短期の適用で次の障害に効果があることがわかっている。外来患者のうつ (Dobson, 1989; Hollon & Najavits, 1988)、入院患者のうつ (Miller, Norman & Keitner, 1989)、パニック障害 (Salkovskis & Clark, 1991; Sokol, Beck, Greenberg, Wright, & Berchick, 1989)、全般性不安障害 (Butler, Fennell, Robson & Gelder, 1991)、摂食障害 (Garner & Bemis, 1982)。さらに、対人関係の困難 (Beck, 1988; Baucom & Epstein, 1990; Dattilio & Padesky, 1990) から精神分裂病 (Kingdon & Turkington, 1994)、ヘロイン中毒 (Woody et al., 1984) にいたるまで、さまざまな問題の治療にも役立つ。

最近では治療効果を、そのときの治療が成功したかどうかだけではなく、再発を防げるかどうかという面からもとらえるようになってきた。そして再発防止の面で頭角を現してきたのが認知療法である。投薬その他の精神療法と比べたとき、うつに関しては認知療法の再発率が低いことが明らかになっている (Blackburn, Eunson & Bishop, 1986; Evans et al., 1992; Hollon, Shelton, & Loosen, 1991; Shea et al., 1990; Thase, 1994)。

認知療法の有用性は、クライエントがスキルを習得するところにある。研究によれば、クライエントが自動思考を同定、検証、変更できるようになると、うつの再発率が下がるという (Neimeyer and Feixas, 1990)。『練習帳』では、再発率の低下に結びつくこれらのスキルを、段階を追って、多くのクライエントが学習する順番で提示している。

認知療法で教える基本的なスキルは、気分、行動、対人関係など幅広い問題を克服するのに使える。したがって、『練習帳』はさまざまな問題を抱えてやって来るクライエントに対して、治療を構造化し、治療の方向を作るために使われる。『練習帳』ではパート1からパート13までを通して、

症状を明確化した典型例となる4人のクライエントの治療過程が紹介されるが、問題をいくつも抱えた者あり、外来患者あり、入院患者あり、短期の治療を受ける者あり、長期の治療を受ける者ありとバラエティーに富んでいる。どんなクライエントも、自分を4人のうちの誰かと重ね合わせることができるだろう。

　認知療法の効果は、治療者がどれほど忠実に認知モデルと認知療法の原理に従うかによるという研究がある（Thase, 1994）。『練習帳』には、1つにはこれを容易にするために書かれたという面がある。『練習帳』を使えば認知モデルから離れることなく、すでに効果が証明された原理に従っていくことになり、それによってつねに一定の治療効果を上げられるのである。

　認知療法で学習する基本的なスキルは、どんな問題を抱えたクライエントでも共通である。しかし学習の順序や方法は、クライエントの性格、診断、治療形式、治療期間によって変わる。この第4章からは、クライエントの人数、診断、治療環境別の『練習帳』の使い方を説明する。ここではまずうつのクライエントを取り上げるが、治療者は治療計画を考える前に前頁にあげた『うつ病の認知療法』に記された原理原則と、『練習帳』パート10の内容を知っておく必要がある。

　うつのクライエントには、最初に『練習帳』の「はじめに」を、次にパート10「うつを理解しよう」を読んで、「うつ評価表」（ワークシート10-1）に記入してもらう。同じように簡単に測定できるものであれば別の評価表でもかまわない。評価表によってクライエントのうつの程度を測り、症状の詳細を知ることができる。また回復の程度を測る基準にもなる。『練習帳』のうつ評価表は、DSM-IVにあげられた症状を一部参考にしている。

　その後は定期的に評価表に記入させては、点数をワークシート10-2のグラフに転記し、経過を観察するとよい。このグラフを見ればクライエントが回復しているのかいないのかがわかる。つまり現在の治療法が効果を上げているのか、あるいは何らかの変更を加える必要があるのかがわかるのである。クライエントにとってグラフへの転記が難しければ、セッション時に治療者が手伝ってもよい。とくに難しくなければ、評価表の各項目に答えたあとで点数をグラフに転記するようクライエントに指示する。評価表は、『練習帳』巻末に再掲しているものをコピーして使ってもらえばよいし、クライエントの答えがどう変化するかを追うには本書巻末の「うつ

評価表」症状別点数記録（311ページ）を使えばよい。

　パート10を読み、第1回目の評価表を作成したら、次はパート1「あなたの問題を理解しよう」に進む。このパートの目的は、クライエントに、自分の問題と治療で行なわれる介入について理解を進める枠組みを与えることである。ワークシート1-1を使って問題リストを作成し、それを手がかりにして治療目標を設定するとよい。

　中程度以上のうつ状態にあるクライエントの場合、このあとパート4～9の認知的介入法にすぐ進むよりも、パート10後半の活動記録を行なったほうが結果がよい。治療者から見て、さしあたり行動上の介入のほうが効果があると判断されるクライエントには、ワークシート10-4「週間活動記録表」を作成してもらうこと。

　活動記録表が完成したら、ワークシート10-5「週間活動記録表から学ぶ」の質問を行ない、記録表の中からパターンを見つけ出させる。ほとんどのクライエントは、自分が活動的なとき、好きな活動をしているとき、何かを成し遂げたときにうつが和らぐことに気づく。そして次回のセッションでは、これらのワークシートから学習したことをもとに、どんな活動をすればうつが和らぐのかを考慮しつつ活動計画を立てられるだろう。

　うつのクライエントに活動計画を立ててもらうときには、手助けが必要なことが多い。ワークシート10-4の表枠をそのまま使って次週の予定を書いてもらえばよいが、やりたいことができたらそちらを優先するようにと一言添える必要がある。セッション中に書いた活動計画は、長時間「何もする気になれない」ときに何をすればよいのかを教えてくれる予備計画なのである。

　活動の記録と計画で気分改善を試みている間、パート2～7を順に読んでもらうとよい。クライエントが読み進むスピードは、うつの程度や理解度、クライエントが課題に割ける時間によって違ってくる。2、3週間で6つのパートを全部読み終える人もいれば、1つのパートを終えるのに1週間以上かかる人もいる。学習のスピードが遅くても早くても、必ず、毎週何を学んだかについて話し合い、作成されたワークシートを検討すること。

　うつに苦しむクライエントはほとんど例外なく、パート6に入ると学習ペースが落ちる。うつのクライエントにとって、うつにつながる否定的な思考に矛盾する事実を見つけることは、最初のうちかなり難しい。パート

6のスキルをマスターするのに数週間かかることも珍しくない。セッションの回数が限られている場合は、スキルの習得を急かすのではなく、パート6に入った時点でセッションの間隔をあけるとよいだろう。うつ治療のカギを握るのは、うつとの結びつきが強いホットな思考を同定すること（パート5）と、そのホットな思考を支持する根拠と否定する根拠を探すこと（パート6）である。クライエントがこの2つのスキルをマスターし、よりバランスの取れた別の思考を構築できるようになれば（パート7）、うつから回復するために必要な基本的スキルは身についたと言える。

　またクライエントの役に立ちそうなら、パート8「実際にやって確かめてみよう」をうつの治療で使うこともできる。たとえば思考記録表を作成して（パート4〜7）うつの中心をなす具体的問題が明らかになったなら、アクションプランが問題解決のきっかけになることもある（「自分は悪い親だ」という自動思考を支持する根拠があり、その結果、自分を無能と見なしているクライエントは、まずアクションプランを通じてよい親になることから始める）。またうつに悩むクライエントは、そんな活動は「面白くないだろう」とか、「する価値がない」などと決めてかかって、それを言い訳に活動を避けることがある。パート8では、実験を行なうことでこの種の信念を検証する方法が説明されている。クライエントに合わせて一から実験を組み立ててもよいし、パート8を手引きにしてクライエントとともに方法を考えてもよい。

　うつのクライエントはたいてい、自分をAさんかBさんと重ね合わせる。治療が行き詰まったときには、AさんとBさんが新しいスキルを身につけることによって障害を乗り越えていった様子を示して、励ましてあげるとよい。またパート13の図を見せれば、AさんとBさんが一直線に回復したわけではないことがわかるだろう（図13.1と13.2）。実際、治療期間を通じて、うつがよくなったり悪くなったりするのはごくふつうのことだと、クライエントに伝えておく必要がある。

　パート1〜8、10のスキルをマスターしたクライエントは、うつの克服に必要なことをすでに学んでおり、ふたたび大うつ病に陥る可能性は低い。このようなクライエントは『練習帳』の残りの部分を読まなくてもよい。ただし日常的に不安や怒り、罪悪感、恥などを感じている場合は、不安についてのパート11や、怒りなどについてのパート12を読んでもよい。また治療が終わってからも、月に1回はうつ評価表を記入するように勧めてほしい。治療終了時と比べてうつの症状がひどくなっていないか確かめるた

めである。点数で5点、もしくは30％増加したら（数値の大きいほうをとる）、『練習帳』の必要な箇所を読み返し、数週間、思考記録表をつけるようにと指示しておけば、再発のリスクを減らすことができる。大切なのは、うつが再発しても治療が失敗したわけではなく、むしろそれは、以前からあるウィークポイントや新しく生まれたウィークポイントを特定できるチャンスだと伝えておくことである。そして学んだスキルを使って問題解決をめざすよう励ましておく。再発のきざしが見えたらすぐに認知療法のスキルで対処しておけば、うつは以前ほどひどくならず、比較的短期間で回復できる。

　クライエントが慢性的なうつに長期にわたって苦しんでいる場合は、パート1～8、10の基本的なスキルをマスターさせたあとで、パート9「あなたの考え方のクセを知ろう」の技法を適用する必要がある。慢性的なうつのクライエントは、ひどいうつが起きていないときにも軽～中度のうつを持続させるような中核的仮定やコアビリーフ（スキーマ）を抱えていることが多い。たとえばBさんがその典型である。Bさんのコアビリーフについては『練習帳』パート9で述べている。Bさんと同じような状況にあるクライエントがこのようなうつの悪循環を断つには、うつに結びついている仮定やスキーマを見つけなければならない。中核的仮定やスキーマを変えるためにパート9をどう使えばよいのかは、本書第7章で詳しく説明する。

うつのクライエントへの『練習帳』の使い方

- はじめに
- パート10：ワークシート10-1（うつ評価表）に毎週記入し、点数をワークシート10-2のグラフに転記する。
- パート1
- 中程度以上のうつであればワークシート10-4（週間活動記録表）と10-5（週間活動記録表から学ぶ）を作成する。クライエントの好きな活動や、ちょっとした達成感の味わえる活動をスケジュールに組み込む。
- パート2～7
- 実際の問題の解決や、信念の検証に行動実験が適当であれば、パート8。

- 慢性のうつに苦しんでいる場合はパート9。
- パート13
- 必要に応じて——不安の問題も抱えている場合はパート11。怒り、罪悪感、恥の問題を抱えている場合はパート12。

トラブルシューティング

● 『練習帳』を使いたがらない

　うつの典型的な特徴は、クライエントが消極的・否定的なことである。治療を始めたばかりの段階では、多くのクライエントは『練習帳』のような治療手つづきが役に立つとは考えていない。うつのクライエントに向かってこの治療は効きますと太鼓判を押しても、信頼を失うだけである。以下はうつのクライエントに効果があった対処例である。

治療者：（『練習帳』を見せて、治療での使い方を提案したあと）どうですか、この本を使ってみませんか。

クライエント：わかりませんね。なんだか大変そうです。

治療者：少し作業をしていただくことになります。もちろん、これをやればこれからずっと気分が楽になりますと請け合えれば、使ってもらえるのはわかっていますが、絶対とは言えません。あなたはこの本が役に立つ可能性はどれぐらいあると思いますか。

クライエント：可能性はない気がします。長いことうつに苦しんできて、これまで何にも役に立ちませんでしたから。

治療者：役に立たないなら、エネルギーを費やしてもしかたがないということですね。

クライエント：そういうことです。

治療者：あまり期待していないと正直に言ってくださってありがとうございます。幸いこの本は、使う人が信じていなくても、役に立つときは役に立ちます。そして役に立たないときは、試してからほんの2、3週間で結論が出ます。2、3週間だけ試すというのはどうでしょうか。実際

に使ってもらった感触をもとに、役に立つか立たないかを話し合うというのは？　それでだめなら使うのをやめましょう。

ｸﾗｲｱﾝﾄ：2週間だけ？

治療者：ええと、3週間ではどうですか。3週間あれば正しく判断できますから。

ｸﾗｲｱﾝﾄ：いいでしょう。やってみましょう。

●無力感

　うつのクライエントはものごとに圧倒されて途方にくれることが多い。たとえば『練習帳』を見ただけで、これを読んで理解することなどできないと思って、脇へ押しやりたくなる。ワークシートや練習問題は複雑すぎて、自分の頭ではとてもできそうにないと考える。クライエントがこのような反応を見せたときには、正直な反応を見せてくれたことに対してまず感謝する。

治療者：週間活動記録表をごらんになったときに、肩を落とされましたね。どんなことが頭に浮かんだのですか。

ｸﾗｲｱﾝﾄ：とってもできません。大変すぎます。

治療者：そんなふうにどんな具合かを教えてもらえると助かります。では大変すぎるかどうか見てみましょう。もし本当に大変なら、もう少し小分けにすることもできますから。

ｸﾗｲｱﾝﾄ：少しだけならできるかも。でも1ページ全部はとても……。

治療者：ではちょっと一緒にやって、様子を見ましょう。

ｸﾗｲｱﾝﾄ：はい。

治療者：今は水曜日の午後2時半。ですから午後2時から3時の欄を使います。そこに今していることを書くんですが、何と書きましょうか。

ｸﾗｲｱﾝﾄ：カウンセリング。

治療者：そう。ペンをどうぞ。ではその欄に「カウンセリング」と書いてください（クライエントが書くのを待つ）。さて、今ここで私と一緒にいて、うつの強さはどれぐらいですか。

ｸﾗｲｱﾝﾄ：100点満点で？

治療者：そうです。

ｸﾗｲｱﾝﾄ：80くらいですか。

治療者：それでは「カウンセリング」の横に「80」と書いてください。

（このあと治療者とクライエントは、その日の朝から昼までの活動記録を記入した。）

治療者：これで6時間分の記入ができましたね。何分くらいかかりましたか。

クライエント：5分、かな。

治療者：少しやってみた感じはどうですか。思っていたよりやさしいですか、それとも難しいですか。

クライエント：簡単。思ったほど大変じゃないみたいですね。

治療者：楽に6時間分を思い出せましたか。

クライエント：ええ。

治療者：それなら1日に3回記入すればすみますね。お昼ごはんのときに午前中の分、夕飯のときに午後の分、寝る前に夜の分でどうでしょう。

クライエント：できると思います。

治療者：つけるのを忘れてしまったときとか、どこかでつまずいてできなくなってしまったときにどうするかといったことも、今お話ししておきましょう。

　この例からもわかるように、うつのクライエントは何かをしようと考えたときに途方にくれるが、実際にやってみると無力感が薄らぐケースが多い。そこでどの課題もセッション中にやってみてもらい、難しすぎるというその考えを検証するとよい。1つのパートを読むという課題に対して、うつがひどくてとてもできそうにないと考えるクライエントには、セッション中に段落を1つ実際に読んでみるというやり方もある。

　セッション中に課題の予習をするもう1つのメリットは、その課題が本当にクライエントの手に余るかどうかを見きわめられることである。手に余るようなら、課題をもっと細かく分けるか、別の課題を工夫する必要がある。先ほどのクライエントが、その日の自分の行動を思い出せず、気分のレベルを数字に置き換えられないとしたら、1週間の中で比較的気分のよいときと悪いときを1回ずつ選んで書きとめるという課題に変更して、次のセッションでその2つの機会について話し合うことにしてもよい。

● **絶望感**

　うつのクライエントに多く見られる3つめの要素は絶望感である。うつ

の治療では絶望感にとくに注意を払う必要がある。絶望感は自殺の前触れであり、可能なかぎり少しでも取り除いておくことがきわめて重要である。では絶望感が治療に対する姿勢を妨げそうなときにはどうすればよいだろうか。1つの効果的なやり方は、絶望感について定期的に尋ね、クライエントの絶望を認めてあげることである。それと同時に、治療者自身はクライエントの問題が絶望的とは考えていないことを伝えておかなければならない。破滅を予期しているからといって破滅するとはかぎらないことを、具体的な証拠をもって示せればさらによい。1つの方法は、クライエントが『練習帳』の使用などに際して否定的な反応を示したときに、それに対応しながらクライエントの中に希望を創り出すことである。

治療者：ワークシート1-1（あなた自身の問題を確認してみよう）を記入されましたね。そこから何がわかりましたか。
クライエント：問題が山のようにあること。あきらめたほうがよさそうな感じ。
治療者：ちょっと見せていただけますか。なるほどたくさんの問題がありますね。この中の1つでも解決できたらましになりますか。
クライエント：いや。解決するなら全部解決しなきゃ。
治療者：かなり難しい注文ですね。
クライエント：でしょう？　どうしようもないです。
治療者：そうですね、今すぐ全部解決しろと言われるとちょっと参ってしまいますね。でもこのうち半分が解決したら、あとの半分を何とかするのはずっと楽になるはずです。
クライエント：でしょうね。でも半分だって無理ですよ。
治療者：ううん、そこなんですよね。これは難しい。一度にいくつもの問題に向かうと、解決はとても難しく思えますものね。
クライエント：つまり、一度に1つずつ対処しろと？
治療者：なんというか、1つひとつ見れば、どれも解決できる問題なんです。1つずつ片づけていけば、そのうちずいぶん楽になってくるんじゃないでしょうか。
クライエント：仕事をクビになるのをどうにかできるって言うんですか。
治療者：2人で力を合わせれば、それに関連する問題を見つけて解決できるはずです。でも細かい話に入る前に、その問題から始めるのがよいかどうかを考えなくては。ともかくまず、私が提案した方法を試してもら

えますか。一度に1つずつ問題を解決するということですが。
クライエント：まあ、ちょっとやってみてもいいかな。
治療者：わかりました。では書いてくださったリストを見ましょう。最初に解決したい問題を選んでもらえますか。今いちばん役に立つのはどの問題の解決ですか。

　治療者は、クライエントの絶望を認め、同時に別の観点をもちだしている。第1章で説明した誘導による発見の手法を用いて、問題に1つずつ対処するメリットにクライエント自身が気づくようにしむけている。1つの問題の解決が進めば、希望について何時間も話し合いをするよりも、はるかに大きな希望をクライエントに与えられる。絶望感には、積極的な問題解決と行動をもって立ち向かうことが大切である。絶望しているクライエントが希望を取り戻すには、進歩を経験して、苦しみから解放されることが必要である。自殺念慮のあるクライエントの評価や治療については、*Suicide Risk : Assessment and Response Guidelines.*（Fremouw, dePerczel, & Ellis, 1990）に詳しい。

● メランコリー型うつ病

　ある種のうつはメランコリーと呼ばれ、クライエントは何の楽しみも見出せず、ポジティブな出来事にもまったくと言ってよいほど反応を示さない。この種のうつのクライエントには、生理学的なうつの症状がはっきりと現れることが多い。早朝覚醒、精神運動抑制や焦燥、体重減少などである。日常生活全般に対してほとんど反応を示さないが、治療に対してもやはり反応を示さないように見える。

　このようなクライエントは活動レベルが非常に低い。何かをする活動力も意欲もなく、何時間も横になっていたり、テレビの前に座っていたりする。クライエントの活動レベルがこれほど低下している場合は、治療は認知面よりも行動面に重点を置かなければならない。パート10にある行動練習に焦点を絞り、パート8のガイドラインに従ってごく小さな行動実験を積み上げていく。これによってクライエントの中にエネルギーが生まれるのを支える。たとえばある入院患者が「私はこのいすに座っている以外は、歩くことも、ほかに何をすることもできない」と信じているとする。この信念を検証するために、細かなステップに分けて行動実験を行なう。最初

は治療者が手を貸していすから立ち上がってもらい、1メートルでも何十センチかでも歩いてもらうようにする。実験のあとそれが意味するものをクライエントと話し合う。

治療者：さっきは、机の向こうまで歩けそうにないとおっしゃいましたよね。歩けたのでびっくりしましたか。
クライエント：はい。
治療者：今どんな気分ですか。
クライエント：別に。
治療者：もう一度できると思いますか。
クライエント：たぶん。
治療者：試してみたらできそうなことがほかにもあるでしょうか。
クライエント：わかりません。

　読んでおわかりのように、クライエントは依然としてほとんど反応を示さない。治療者の発言や質問が、短くシンプルな点に注目してほしい。クライエントに対して話の内容をわかりやすくするためである。また治療者は質問という形で、この先いつか実現されるかもしれないクライエントの可能性を伝えている。大切なのは、これほどひどい状態であっても、やさしくしかし断固とした態度でクライエントの背中を押し、ささやかではあっても意味あるしかたで行動する機会を増やしてやることである。もしかしたらこのクライエントは、ついには病院のデイルームまで歩き、そこでほかのクライエントに囲まれて座っているかもしれない。

　重度のうつに対してはふつう、投薬を含めてさまざまな介入法が用いられるが、メランコリーの場合も同じである。メランコリーの症状が和らげば、これまでの行動実験に加えて、認知的介入も効果を発揮するようになる。

● **悲しみとうつを区別する**

　うつを何度も経験しているクライエントや、悲嘆とうつが入り交じった状態にあるクライエントは、うつと悲しみとの区別がつかないことが多い。なかには、悲しい気持ちをすべて取り除かなければ、うつの再発に見舞われると考えるクライエントもいる。悲しみや悲哀は人生にはつきものであ

り、正常で健康な情動だと教えることがよい結果につながる。悲しみは、失った人に愛情を感じていたことのあかしであり、このような情動のおかげで、自分が人生で何に価値を置いているかがわかるのである。

　うつと悲しみや悲哀との区別を教えるには、パート10に書かれているうつの認知的特徴を確認させるのが1つの方法である。「彼がいなくなって寂しい」「彼女が逝った今、私の人生はいっそう空しい」「こんなことが起きなければよかったのに」などの思考は、失われた対象に焦点を当てたもので、悲しみや悲哀を示すものである。対照的にうつの思考は、自己批判的であったり（全部私のせいだ。私はダメな人間だ）、世界に関して否定的であったり（誰も私のことを気にかけてくれない）、未来に絶望していたりする（うまくいきっこない。ものごとが都合よく運んだ試しがない）。悲しみとうつは生理的にも情動的にも、似たように感じられることが多い。そのため、ある情動的反応が健康な悲しみなのか、それとも自己破壊に結びつきかねないうつなのかを区別するには、一般に思考の内容を手がかりにするのがもっとも適当な方法である。

第5章

不安障害のクライエントに『練習帳』を使う

不安の認知療法には、各種の不安障害ごとに固有の手順があり、障害のタイプに合った手法を用いることで治療に非常に大きな効果を上げてきた。ベックら（Beck, Emery & Greenberg, 1985）は不安の認知理論を概括し、さまざまな手法を解説している。各障害に応じた治療手順については、ホートンら（Hawton, Salkovskis, Kird, & Clark, 1989）に詳しい。以下に各種不安障害の治療について簡単なガイドラインを示す。

　クライエントの不安がどんなタイプのものであっても、まず「はじめに」を、次にパート11「不安を理解しよう」を読んでもらうようにするとよい。そしてワークシート11-1「不安評価表」（DSM-IVに掲げられている不安の一般的症状の有無を評価するもの）に記入して、点数をワークシート11-2のグラフに転記してもらう。評価表の記入とグラフへの転記は、その後も週1回のペースで続けてもらう。

　ワークシート11-2に毎週点数を記録していけば、クライエントは治療の進行とともに自分の不安が増減する様子を確認することができる。点数の動きを見れば、今の治療計画を続けるべきなのか、それとも変更する必要があるのかを判断できる。もちろん数多くの治療段階を経るうちに、一時的に不安が増すことはある。治療では、毎週の点数の上下よりも、数週間以上続く傾向のほうを重視してほしい。

　どの不安障害についても言えることだが、ホットな自動思考を探るときに（パート5）、そこにイメージも含めることが重要である。不安に悩むクライエントの多くは、不安がもっとも強まったときに思い浮かべるイメージをもっている。トラウマのフラッシュバック（PTSD）、クライエントが恐れている特定の破局的出来事のイメージ（恐怖症、全般性不安障害）、暴行あるいは性的行動のイメージの反復（強迫性障害）などがある。

全般性不安障害

　全般性不安障害のクライエントには、「はじめに」とパート11のあと、『練習帳』の順番どおりに残りの部分を読んでもらうとよい。一部のクライエントでは、パート1のあと、ワークシート10-4、10-5による週間活動記録表の作成が効果的なこともある。パート10では週間活動記録表をうつ

の治療の一環として取り上げているが、不安障害をもつクライエントに対しては、不安を引き起こす状況や時間帯を特定するのに役立つ。たとえばあるクライエントは、一度に2つ以上の活動をしなければならない状況に置かれると非常に強い不安を感じることを発見した。そしてその不安が、完璧主義の信念に結びついていることを知った。治療の際には不安の引き金となるものに焦点を当てて、『練習帳』で学習したスキルを適用してもらうことになる。

不安につながる自動思考を探っていけば（パート5）、不安のイメージや「もし〜が起きたら」という破局的恐怖が見つかるだろう。全般性不安障害を成り立たせている思考は、2つある。1つは危険を過大評価する思考、もう1つは自分の対応能力を過小評価する思考である。パート5〜7で思考記録表を作成し、多くの根拠をはかりにかけて測ると、破局の確実性は薄らぎ、危険性の評価が低下する一方、対応能力の評価が上がり、全般性不安障害が改善する可能性が出てくる。パート8は、クライエントの思考を「もし〜が起きたら」から「もし〜が起きても」へと変えるのにとくに有効である。このパートは対応能力への自信を深めるのに重要なステップであり、予想される個々の破局への対応計画（アクションプラン）を練らせるのに使う。慢性の場合は不安の底にコアビリーフを抱えていることが多いので、パート9の介入が有効である。

> **MEMO**
>
> **全般性不安障害のための『練習帳』の使い方**
> - はじめに
> - パート11：ワークシート11-1（不安評価表）に毎週記入し、点数をワークシート11-2のグラフに転記する。
> - パート1
> - ワークシート10-4（週間活動記録表）：さらに不安の引き金を特定するためにワークシート10-5で活動記録の中からパターンを探す。
> - パート2〜7：危険を過大評価していないか、自分の対応能力を過小評価していないかを確かめる。
> - パート8：「もし〜が起きたら」という不安な思考を「もし〜が起きても」という問題解決の姿勢に変える。
> - 慢性の場合はパート9

- パート13
- 必要に応じてパート10、12──うつ、怒り、罪悪感、恥などの問題も抱えている場合。

パニック障害

　パニック障害の有効な治療手順はクラーク（Clark, 1989）によって確立された。5〜20回のセッションで80〜95％のクライエントに効果があり、1年後の追跡調査によれば再発率は10％以下であった（Clark et al., 1994）。同様の治療法はバーロー（Barlow, 1988）によっても確立されている。パニック障害の認知療法の詳細は、クラーク（Clark, 1989）を参照のこと。

　パニックの認知理論の正しさは多くの研究によって支持されている。まずパニック障害は、内的感覚（身体的感覚も心的感覚も含めて）を破局的なものと誤解するところから生じる。図❺-1に示すように、パニック障害のクライエントは、内的感覚によって破局的信念が呼び起こされ、それが不安を生み、さらにこれが内的感覚を強めるという悪循環に陥っている。またパニック障害のクライエントは、恐怖感覚につながる活動を避ける傾向がある。たとえばある女性は、動悸は心臓発作の前触れだと信じ、階段の上り下りを避けていた。階段を上ると鼓動が速まるからである。

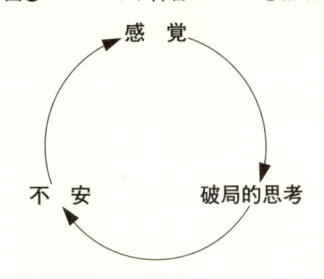

図❺-1　パニック障害における悪循環

感　覚 → 破局的思考 → 不　安 → 感　覚

　パニック障害の認知療法は、以下の手順で行なわれる。(1)感覚に結びついている破局的恐怖（自動思考）を同定する（パート5）。(2)実際に感覚を誘発して悪循環を起こさせ、破局的恐怖を検証し、感覚の説明として非破局

的な別の理由を見つける（パート6～8）。(3)行動実験を繰り返し、感覚の発生を理解するのに破局的説明と非破局的説明のどちらが適当かを確かめる（パート8）。(4)行動実験によってこれまで回避していた行動を取り、最悪の状況でも、恐れていた破局的事態が起こらないことを確認する（パート8）。

　(4)を具体的に説明しよう。汗をかくのは心臓発作の前触れだと恐れて、体温の上昇を避けていた男性がいる。そこで体温を上げる実験を行なってもらうことになった。暑い部屋でセーターを重ね着した上にオーバーを羽織り、日常経験では考えられないくらいの汗をかいてもらった。汗まみれになっても心臓発作が起きないとわかると、男性の破局的恐怖は消えてしまった。『練習帳』ではＣさんがパニック障害である。Ｃさんがどのような実験行動を行なって破局的恐怖を検証し、回避行動（飛行機に乗らない）を克服したかは、パート8に詳しい。

　治療者にとって注意が必要なのは、パニック発作があってもパニック障害ではないクライエントに、パニック障害用の認知療法を施してはいけないということである。クライエントが強い不安を抱えていれば、それがどんなタイプであっても、パニック発作を起こす可能性がある。ここで述べたパニック障害の治療法を用いる前に、発作が他の不安障害の症状ではないことを確かめる必要がある。目安として、少なくとも一部の発作が、恐れている状況への反応としてでなく、「自発的に」起こることがあげられる。

MEMO

パニック障害のための『練習帳』の使い方

- はじめに
- パート11：ワークシート11-1（不安評価表）に毎週記入し、点数をワークシート11-2のグラフに転記する。
- パート4～7：Ｃさんのパニックの説明に注意して読み、自分の破局的恐怖を特定、検証して、それに代わる非破局的な説明を見つけ出す。
- パート8を手引きとして行動実験を行なう。感覚を誘発して、(a)感覚に対する破局的説明を検証する。(b)破局的説明を肯定する証拠と非破局的説明を肯定する証拠とを比べる。(c)これまで回避していた行動を取って、破局が起きないという確信を強め

る。
- パート13
- 必要に応じてその他のパート——クライエントがその内容に関心をもっているか、そこで説明されるスキルが欠けている場合。

　パニック障害の治療は非常に特殊なため、パニック障害だけのクライエントは『練習帳』を数パート読むだけでよい。以下に簡略に示すのは、こうしたパニック障害専用の治療モデルである。

●●●

- 第1回セッション

　治療者は、ロジャー（溶接工、46歳）をパニック障害の基準を満たすと診断した。次回までに『練習帳』の「はじめに」とパート11を読み、不安評価表に記入してくるようにと伝えた。

- 第2回セッション

　その週に起きたひどいパニック発作について話を聞き、『練習帳』61ページの「ヒント」にある質問項目を利用して、ロジャーの自動思考を探った。61ページの質問法はクラーク（Clark, 1989）の提案を下敷きにしており、感覚に結びついている破局的恐怖をすばやく拾い上げることができる。

治療者：パニックがいちばんひどくなったときには、どんな感覚がありましたか。
ロジャー：息ができませんでした。心臓がどきどきして。
治療者：ほかにはどうですか。
ロジャー：暑くて汗が出て……死にそうでした。
治療者：ほかには？
ロジャー：それだけです。
治療者：では息ができなくて、心臓がどきどきして、暑くて汗が出て、死にそうだったとき、どんな考えが頭の中に浮かびましたか。
ロジャー：わかりません。頭がぐらぐらしていて。
治療者：では、最悪の場合、何が起きていると思いましたか。
ロジャー：心臓発作だと。
治療者：心臓発作を起こしている自分の姿がイメージとして浮かびましたか。

ロジャー：ええ。私はまっ白な顔をして目を閉じて地面に倒れていました。救急隊員が駆け寄ってきて……。
治療者：イメージの中では何が起こったのでしょう。
ロジャー：心臓発作を起こしたんですよ。死んでしまったのだと思いました。
治療者：そのイメージが浮かんだとき、どんな感じがしましたか。
ロジャー：怖かったです。
治療者：その、怖いと感じたことが、呼吸や鼓動や汗に影響を与えたとは思われませんか。
ロジャー：（少し考えて）そうですね、怖いときには、心臓がどきどきするし、いつもより汗をかくでしょうね。呼吸についてはよくわかりませんが。
治療者：なかなか興味深いお話です。これからは怖いときに呼吸がどうなるかに注目して、そこから何がわかるかを見てみましょう。今日のところは、あなたのパニックについてこれまでにわかったことを図にしてみましょう。

（患者自身の言葉や経験を利用して、図❺-1と似た図を描く。）

　この回のセッションが終わるまでにロジャーは、身体的感覚、その感覚に対する破局的思考（「心臓発作が起こっている」という思考や、自分が死んで横たわっているイメージ）、パニックの3者の結びつきを理解した。ホームワークはパート5と6を読むこと。とくにパート6でCさんが、自分の恐怖「私は心臓発作を起こしている」を支持する根拠を探す様子に注意して読むように伝える。

● 第3回セッション

　ロジャーが恐れている感覚を誘発して、感覚に対して別の見方ができないかを探ってもらう（注意：不安の症状については必ず医師の診察を受けてもらい、身体疾患でないことを確認しておく必要がある。ロジャーはかかりつけの医師と心臓の専門医に診てもらって、心臓には問題がないことを確認している）。感覚を誘発するために、その場で走ってもらう、過呼吸をしてもらう、最近のパニック発作を想像してもらう、の3つの方法を用いた（ロジャーのパニックの経験に似ていることから、この3つの方法を選んだ）。この実験で、運動も、呼吸の変化も、不安なイメージも、ロジャーが心臓発作の前触れだと考えていた感覚を引き起こすことが確かめられた。

　セッション終了時には、息苦しさ、動悸、発汗、ふらつきが危険なもの

だというロジャーの確信はわずか50％になった。ホームワークは、パート7を読んで、Cさんのパニックの経験と今日の自分の経験とを比較すること。また自分を悩ます感覚がなぜ起きるのか、非破局的な別の説明を探してくること。

● 第4回セッション

　感覚を誘発する実験を続けるとともに、先週「自発的に」起きた感覚について非破局的な説明ができないかを話し合う。ロジャーによれば、不安評価表のスコアが着実に下がってきていて、これまで毎日のように起きていたパニック発作が今週は2回しか起きなかったとのこと。身体感覚を説明するのに破局的説明と非破局的説明のどちらがふさわしいかを引きつづき確かめていく実験手順を話し合って工夫した。ホームワークは、パート8のCさんの実験のところを読むこと。

● 第5～7回セッション

　クリニックの内外で行なった実験の結果を検討し、評価を続けた。その中で、ロジャーが自分の「安全」を守り「心臓発作を避ける」ために行なっていた回避行動が見つかった。その1例がジムでの運動を減らすことであった。そこで運動によって心臓発作が起きるかどうかを見るために、ロジャーの「安全」ルールを犯すような実験をしてもらった。

　治療終了時にはロジャーは、自分が抱く感覚は破局的なものではなく、呼吸の変化や不安やカフェインの摂取によって説明がつくことを100％確信するようになっていた。ここ2週間は発作がまったく起きていない。治療者は、これからも週に1回は感覚を誘発して、それが危険なものではないという確信を強めるようにアドバイスした。必要があれば『練習帳』を読み直して、手順を見返すことも勧めた。

● ● ●

恐怖症

　恐怖症のクライエントは、『練習帳』を使って恐怖に伴う自動思考を同定できる（パート5）。不安につながる自動思考を同定するのにもっともよい質問は「最悪の場合、何が起きると思いますか」である。治療者は何度

もこの質問を繰り返すことによって、幾重にも重なる恐怖の層をはがしていくことができる。クライエントにもこの質問を自問するよう伝える。

思考記録表（パート4〜7）は恐怖を評価するのに使える。恐怖症の克服で重要なステップは、恐れている状況に対処する対応計画を練ることである。対応計画ができあがりさえすれば、その効果を評価するための行動実験とアクションプラン（パート8）を繰り返すことで回避は克服される。恐怖症の場合、行動実験とアクションプランは、パート11の例のように段階的に進められるのがふつうである。

恐怖症のクライエントにとっては、——現実に、または必要ならばイメージ法を用いて——恐怖に接近してそれに立ち向かうことが非常に重要となる。たとえばクライエントが飛行機事故を恐れているときは、イメージ法の中で恐怖に直面してもらうことができる。そして生き残る可能性を高める方法と、生き残れないときに備えて死への準備をする方法を考えてもらう。恐怖症のクライエントには、航空機事故の発生率の低さには安心できない者もいるが、そうしたクライエントにも、対処を考えるこの練習は役に立つことが多い。パート8のワークシートが役に立つ。

恐怖症の場合も、ホットな自動思考に焦点を置いて治療することが大切である。そのため他人から拒絶されることを恐れている社会恐怖のクライエントは、いったん拒絶にさらしたうえで、それに対処する方法を教えなければならない。拒絶にさらす練習は、治療者とのロールプレイによって行なわれることが多い。ロールプレイを通じて、他人の批判に対して断固とした態度で自分を守ることを学べるのである。次の例を見てほしい。

クライエント：ミーティングに出られないんです。心配で心配で。
治療者：出席したら、最悪の場合、何が起きると思いますか。
クライエント：私が仕事ができないってことがみんなにわかってしまう。
治療者：ではまず、ほかの人が考えるかもしれないあなたへの批判を全部並べてみましょう。そうすれば、そう言われたときにどう対応するか計画できます。
（クライエントは5分間で、人に言われそうな批判を7つあげた。）
治療者：では1つずつ取り上げて、ミーティングで実際にそう言われたり、上司や同僚にそう思われたりしたときに、どんな対応ができるかを考えていきましょう。どれから始めますか。

クライエント：「おまえは馬鹿だ」から。
治療者：わかりました。ええと、たしか今週持ってこられた思考記録表に、同じ言葉がありましたね。
クライエント：そう、これです（ワークシート6-1を指さす）。
治療者：その思考を否定する根拠を見つけてこられましたよね。声に出して読んでもらえませんか。
クライエント：（読む）高校を卒業している。食堂で仲間の工員と個人的に話をするときには、みんな私のことをアイディアマンだと言ってくれる。家のガレージでいろいろなものを作れる。
治療者：今のリストを読んでみてどうですか。自分は馬鹿だと感じますか。
クライエント：いいえ。でも、たくさんの人の中に入ると自分が馬鹿みたいに思えてきて、うまくしゃべれなくなるんです。
治療者：ではこう言ってみてください。「私は馬鹿じゃない。人がたくさんいるとうまくしゃべれないだけなんだ。1人の相手ならもっとうまく説明できる」。
クライエント：私は馬鹿じゃない。人がたくさんいるとうまくしゃべれないだけなんだ。1人の相手ならもっとうまく説明できる。
治療者：言ってみると気分はどうですか。
クライエント：よくなった気がします。本当に。
治療者：それでは残りの6つの批判に対しても、自分にとって正しいと思われて、気分が楽になる対応法を探しましょう。見つかったら、他人に批判されていると思ったときに、その言葉を言ったり考えたりする練習をしましょう。

　このガイドラインは広場恐怖にもあてはまる。まずは恐怖を同定し（パート5）、危険を評価し（パート6〜7）、そしてこれまで避けていたことがらに段階的に近づくための対応計画を立てる（パート8）。広場恐怖にパニックを伴う場合は、先にパニックの治療をして、それから回避行動を治療する。家庭の中に広場恐怖を支える信念が潜んでいる場合には、それを同定するために（パート5、9）家族やパートナーにも治療への参加を求める必要がある。家族にも思考記録表と行動実験を使って（パート6〜8）、クライエントの回復を妨げるような信念をもっていないか検証してもらうとよい。

MEMO 恐怖症のための『練習帳』の使い方
- はじめに
- パート11。ワークシート11-1（不安評価表）に毎週記入し、点数をワークシート11-2に転記する。
- パート4～7でホットな自動思考を見つける（「最悪の場合、何が起きると思いますか」）。
- パート8で恐怖への対応計画を立てる。練習は段階的に行なう（パート11）。
- パート13
- 必要に応じてそのほかのパート——クライエントがその内容に関心をもっているか、そこで説明されるスキルが欠けている場合。

強迫性障害

　ゲイル・ステケティーは強迫性障害の治療について、治療者向け（Steketee, 1993）にもクライエント向け（Steketee, 1990）にも優れた解説書を出している。強迫性障害の治療は非常に複雑になることがあるため、初めて治療するときにはぜひ、こうした本を読んでほしい。さらにサルコフスキス（Salkovskis, 1988, 1989）などを参考にして、強迫性障害の認知行動療法について十分な知識を得たならば、『練習帳』も治療の補助として有効利用できるだろう。たとえば週間活動記録表（ワークシート10-4）を使えば、強迫観念や強迫行為の誘因を同定しやすい。

　一般に強迫性障害には、曝露（汚れることに恐怖をもつクライエントに泥をなすりつける）／反応妨害（泥をなすりつけたあと手を洗わせない）という行動療法が用いられる。しかし行動療法では反応妨害中、クライエントが何をすればよいのかが決められていない。反応妨害は曝露によって引き起こされた不安が消えるまで続けられ、数分から数時間にも及ぶ。ここで認知的介入を用いれば、クライエントは反応妨害の指示に従いやすくなるだろう。反応妨害の間、強迫性障害に関連する思考（「手を洗わなければ不安は絶対に消えない」）を同定、検証してもらうのである。

MEMO 強迫性障害のための『練習帳』の使い方

- はじめに
- パート11：ワークシート11-1（不安評価表）に毎週記入し、点数をワークシート11-2のグラフに転記する。
- ワークシート10-4（週間活動記録表）とワークシート10-5（記録表から学ぶ）を利用して、不安の引き金を同定する。
- ある種の強迫観念の軽減には、パート12、とくに罪悪感に関する箇所。たとえば責任円グラフ（ワークシート12-2）を使えば、責任に関する恐怖を評価できる。
- パート8：クライエントが予期する破局への対応計画を練り、強迫感にとらわれてその破局を避けなくてもよいようにする。実験計画を立て、強迫性障害に関連する思考を検証する。
- パート4〜7
  注意：「こうすれば子どもは病気になる」などの強迫観念そのものを検証してはいけない。「何かを考えるとそれは必ず起きる」などの、強迫性障害に関連する信念を検証すること。
- 必要に応じてその他のパート──クライエントがその内容に関心をもっているか、そこで説明されるスキルが欠けている場合。

　これまでのところ、思考記録表を使って強迫観念（「ドアノブに触るとガンがうつる」）を検証させると治療効果が上がるというデータはない。しかしサルコフスキスら（Salkovskis, 1988; Salkovskis, 1989; Salkovskis & Kirk, 1989）は、責任に関する信念（「母が病気になるのは私のせいだ」）と強迫観念の意味とを検証させる認知療法のモデルについて評価中である。たとえば思考記録表を使えば、「強迫観念をもっているということは、私は悪い人間である」や「考えるとそれが起きる（あるいは、考えるということは、起きてほしいと思っているのと同じくらい悪いことである）」などの信念を検証することができる。これまでの研究結果によれば、このように強迫観念の意味に照準を合わせた認知的介入は、治療効果を上げる可能性があるという。

PTSDと急性ストレス障害

　心に傷を受けて治療を必要としているクライエントは、『練習帳』を使ってトラウマの影響に対処するスキルを学ぶことができる。しかしPTSD（心的外傷後ストレス障害）の治療は対処法の学習だけでは不十分であり、『練習帳』は治療の一端を担うにすぎない。トラウマ治療の認知的アプローチについて詳しく知りたい場合は、最近何冊か研究書が出ているのでそちらを参考にしてほしい（Foy, 1992; Meichenbaum, 1994; Resick, & Schnicke, 1993; Saigh, 1992）。

　『練習帳』の使い方はトラウマのタイプ（単一の事件によって引き起こされたものか、慢性的なものか）やトラウマを受けてからの期間によって異なる。ミッチェル（Mitchell, 1983）が書いているように、トラウマを受けたのが最近であり、とくに地震、泥棒、火事など単一の事件が原因となっている場合は、一般に、デブリーフィング（その事件によるストレスついてクライエントに話をしてもらうこと）が治療の中心になる。トラウマを経験したばかりのクライエントは『練習帳』を使って、トラウマと最近の経験との間に関係があることを知り（パート1）、感情を同定し（パート3）、思考を同定し（パート5）、回復のための対応計画を練ることができる（パート8）。

　慢性的なトラウマあるいは重度のトラウマの経験者は、生き残るために、ふつうの状況では不適当なコアビリーフ（「誰も信じられない」など）を育んでいる可能性がある。このようなコアビリーフは、パート9で説明されているスキルを使って検証できる。トラウマ的出来事をくぐり抜けてきた者にとって大切なことは、自分を守ってくれる信念を行使すべきときと、別の見方をしたほうが安全なときとを区別できるようになることである。またパート12で取り上げている、罪悪感や恥を克服するためのスキルが役に立つケースもある。

　トラウマのタイプや数にかかわりなく、回復への重要なステップになるのは、トラウマの中に自分なりの建設的な意味を見出し、それを自分や他人や世の中に対する見方に適用できるようになることである。『練習帳』のスキルを使えば、多くのクライエントにこれが可能になる。

MEMO **PTSDのための『練習帳』の使い方**

- はじめに
- パート11：ワークシート11-1（不安評価表）に毎週記入し、点数をワークシート11-2のグラフに転記する。
- パート1
- ワークシート10-4（週間活動記録表）とワークシート10-5（記録表から学ぶ）を利用して、PTSDの引き金を同定する。
- パート3：情動的反応を同定し、それぞれ区別する。
- パート5：PTSDの下に潜むホットな自動思考やイメージを同定する。
- パート6、7：トラウマについて新しく自分なりの意味を見つけ出す。
- パート8：将来のトラウマに対処するための対応計画を練る。
- パート9：現在の状況では不適当なコアビリーフを検証する。
- 必要に応じてパート10、12：うつ、怒り、罪悪感、恥などの問題も抱えている場合。

トラブルシューティング

● **不安につながる思考を同定できない**

　不安障害のクライエントは、不安を感じている最中に何を考えていたのか、つかめないことがある。たとえば治療者が「不安にかられてショッピングモールから逃げ出す直前、どんなことが頭をよぎりましたか」と聞く。クライエントはこう答えるかもしれない。「わかりません。とにかく気分が悪くなって、どうしてもそこを離れなければならなかったんです」。このようにクライエントが思考をつかめそうにないときは、思考の同定を手助けする必要がある。方法はいくつかあるが、イメージ法の利用がカギとなる。

　私たちは不安を感じるとそれを避けようとする。回避という行為は、行動上で生じるのと同じように、認知上でも生じることが多い。つまり不安

につながる思考の多くは、思い浮かぶや否や頭から追い出されるのである。そのためクライエントは、不安を理解する手がかりとなる思考をつかまえられない。このような状況に対処して、不安に伴うまたは不安に先行する思考をとらえるには、治療者がいる場所で不安を起こさせ、飛ぶように去っていく思考にクライエントの注意を向ける必要がある。たいていのクライエントはイメージを用いて、不安に結びつく出来事を再体験することができる。以下はその例である。

治療者：不安にかられてショッピングモールから逃げ出す直前、どんなことが頭をよぎりましたか。

ｸﾗｲｴﾝﾄ：わかりません。とにかく気分が悪くなって、どうしてもそこを離れなければならなかったんです。

治療者：それでは今ここでショッピングモールに戻ってもらって、そのとき頭に浮かんだ考えをつかまえることができるかどうかやってみましょう。昨日と同じように、今自分がショッピングモールにいると想像してもらえますか。2、3分、目を閉じて、その場面がはっきりと思い出せるかどうかやってみてください。景色、音、匂い、それにあなたが感じていたことを。

ｸﾗｲｴﾝﾄ：（しばらくして）できました。

治療者：では、どんな状況か説明してください。

ｸﾗｲｴﾝﾄ：私は重い買い物バッグを提げています。娘が腕を引っ張ってる。どこを見ても忙しそうに歩く人でいっぱい。どっちへ行けばいいのかわからない。

治療者：今、どんなふうに感じていらっしゃいますか。

ｸﾗｲｴﾝﾄ：暑くて、頭の中が混乱してるみたい。自分がどこにいるのかはっきりわからない。どの店も今日初めて見たような気がします。

治療者：今、頭の中にどんなことがよぎっていますか。

ｸﾗｲｴﾝﾄ：わからない。なんか気持ちが変。私、おかしくなりかけてる。

治療者：頭がおかしくなりかけていると思うのですか。

ｸﾗｲｴﾝﾄ：ええ。気が狂いかけてるのよ。いったい誰が娘の面倒を見てくれるの？

治療者：何かイメージが浮かんでいますか。

ｸﾗｲｴﾝﾄ：髪を乱して目をぎらぎらさせている母が見える。あれは子どもの

頃に見た、お酒を飲んでいるときの母の目だわ。今の私も、娘にはそんなふうに見えているのね。
治療者：このイメージはあなたにどんな感じを与えますか。
クライエント：（呼吸が速くなり）ものすごく不安。もうだめ！（恐怖のあまり目を開く）
治療者：今日経験されたことと、昨日感じたことは、どれぐらい似ていますか。
クライエント：そっくりそのまま。母のイメージが浮かんだことは忘れていました。私も娘にあんなふうに見えていると思うと、本当に恐ろしいです。

　この例のようにイメージ法を用いればクライエントは、セッション中であっても、不安な感情とそれに伴う思考とをとらえることができる。不安につながる思考を同定、検証させるには、セッション中に不安を経験させることが大切である。さまざまな介入の効果を評価するときも同様である。またクライエントが不安を感じているときには、イメージについて尋ねる必要があることもわかってもらえただろう。例に出てくるクライエントは「自分は気が狂いかけている」という思考をもち、これも不安の説明にはなる。しかしさらに尋ねていくうちに、髪を乱し目をぎらつかせた母親のイメージが、より直接的なきっかけとなって不安を引き起こしていることがわかった。
　『練習帳』パート5では、気分を理解しようとするときには、必ずイメージや記憶も一緒に探って、思考記録表の「自動思考」の欄に書き込むように指示している。不安に苦しむクライエントにはこの点を徹底してほしい。というのもたいていのクライエントは、不安が頂点に達したときにあるイメージを思い浮かべるからである。そのため自動思考を検証させるときには（パート6）、言語による思考だけでなく視覚的イメージの評価も忘れてはいけない。たとえば先のクライエントの場合、不安が高まり、気が狂った自分というイメージを抱いたときに「鏡」を渡す。そうすれば、鏡に映る自分の姿と心の中にあるイメージとを比較できる。またその瞬間の内的経験と狂気とを比較させれば、自分は不安を感じているだけで気が狂いかけているわけではないと確信するのに役立つかもしれない。最後に、子どもの頃、酔っぱらった母親を見てどのように感じ考えたかを探り、それを、大人になってからの情動的反応の中での恐怖と関連づける必要があ

る。

● **不安を消し去りたいと望む**

　不安に苦しむクライエントは、不安を消すことを治療目標にしたがることが多い。しかし、これは治療目標として適切ではない。というのもこれを目標にすると、不安はすべて避けるのが望ましい（そして避けられる）ということになるからである。また不安を消すことを望むクライエントは、治療上必要な介入を、一時的に不安を増加させるからという理由でいやがることが多い。さらに、そもそも不安を完全に消すことは不可能であり、こうした目標を立てていると、不安がふたたび現れてきたときに治療が失敗したと考えてしまう。そこで治療の早い段階で、不安は「悪いもの」という信念を探り出し、評価しておく必要がある。

治療者：この治療で、どうなることを目指したいですか。
クライエント：不安をなくしたいのです。
治療者：完全にですか。
クライエント：完全に。
治療者：申し訳ありませんが、完全に不安をなくすお手伝いはできそうにありません。たとえできたとしても、それがよい考えだとは思えません。
クライエント：どういうことでしょう。
治療者：ええと、どう説明すればよいでしょうか。（考えて）お宅に火災報知器はありますか。
クライエント：あります。
治療者：火事でもないのに、突然鳴り出したことは？
クライエント：それはありますよ。オーブンを使って料理してたら、煙が出ることもありますから。
治療者：私は火災報知器を頼りに料理をすることがありますよ。鳴り出したらできあがり！（2人とも笑う）でも、火事でもないのにものすごい音がするのはたしかに困りものですけれど、火災報知器のスイッチを切りっぱなしというのはどうでしょう。よい考えと言えるでしょうか。
クライエント：それはだめでしょう。
治療者：どうしてですか。
クライエント：だって、火災報知器というのは本当に火事が起きたときのために

あるんですから。
治療者：そうですよね。不安をなくすことがよい考えだと思えないのは、まさにそれなんです。
クライエント：つまり私の不安は火災報知器みたいなものだってこと？
治療者：そのとおり。不安は、危険があるかもしれないときに体が出すサインです。もちろん、たいていは何の危険もないんですが、危険なときもある。だからアラームをセットしておきたい。
クライエント：じゃあ、不安からは離れられないということですか。
治療者：ときには。けれども治療を受ければ、本当に危険があるときにはもっと早く知り、危険がないときにはもっと早くアラームを切る方法を学べます。そうすれば不安を感じる回数も時間も減るでしょうし、それでいて必要なときに備えて、不安はいつでもセットされています。
クライエント：なるほど。それなら楽になりそうですね。
治療者：ですから、最初の目標は、何が不安のアラームを鳴らしているのかを知ることですね。今週は不安を止めようとするのではなくて、不安が起きたら注意深く観察して、何が不安を引き起こしているのかを探ってみてもらえますか。
クライエント：何を探せばいいんでしょう？
治療者：不安になったら、まわりで何が起きているのか、自分が何を感じているのか、アラームが鳴る直前に頭の中をどんな考えがよぎったのかに注意してみてください。『練習帳』には思考記録表と呼ばれるワークシート（ワークシート5-3）がありますから、それを使って発見したことを記録してください。来週までに、不安を感じたときを2、3回選んで、ワークシートの左から3つの欄を記入してもらえますか。それが不安のアラームを鳴らすものを見つける手がかりになります。パート5に記入法が載っていますから。
クライエント：いいでしょう、やってみます。

　この例で治療者は、不安が役に立つものであることを比喩を利用して説明している。さらに不安を嫌って目を背けるのではなく、好奇心をもって観察するようにと励ましている。不安に悩むクライエントにとっては、不安を避けるのではなく、観察することが大切である。不安を観察し、理解し、直面することで、クライエントは不安に対処する方法を学習していく

のである。

●必要な治療を避ける

　回避は不安障害の特徴である。したがってクライエントが治療を避けたがるのは当然とも言える。とくにその治療過程が一時的に不安を増加させるとすれば、なおさらである。クライエントは、そのときのイメージを思い出したくない、恐ろしい状況に近づきたくない、思考記録表に不安に結びつく思考を書き込むのもいやだと言うかもしれない。クライエントに無理強いすることなく、こうした経験をくぐり抜けるのに手を貸すのが治療者の役目である。段階を細分化し、対処のスキルを教え、不安に結びつく信念を巧みに検証していけば、回避は克服されるだろう。

治療者：先週、不安を感じたときに頭に浮かんだことを記録してくるようお願いしましたが、うまくいかなかったようですね。私がお手伝いしますから、今ここで不安を感じていただいて、そのときの考えを一緒に探ってみませんか。
クライエント：だめ。今日はやりたくないです。
治療者：どうしてですか。
クライエント：今日は調子が悪いんです。不安を何とかできるとは思えません。
治療者：どんなことが起きるのでしょう？
クライエント：たぶん体中が震えて、止まらなくなります。
治療者：自分がそうなっているイメージがありますか。
クライエント：ええ。（首をぶるぶると振って）考えたくもないですね。
治療者：ううん、ちょっと困りましたね。不安に対処する方法を身につけるには、不安を経験してもらわなくてはなりません。
クライエント：わかってますけど。でもまた今度にしましょう。
治療者：それも１つの方法でしょう。でも今日調子が悪いというのなら、ちょうど始めるのに都合がいいかもしれませんよね。
患　者：ええそれは。でも今日はとても無理。
治療者：無理かどうか確かめるために、ほんの少しだけ試してみませんか。
クライエント：どういうことでしょう？
治療者：そうですね、たとえば、30秒間だけ不安にさせられるものについて考えるというのはどうでしょう。対処できると思われますか？　30秒

第5章　不安障害のクライエントに『練習帳』を使う

たったら不安を鎮めるお手伝いをします。ほかの話をするとか、リラクセーションをするとかして、気分を和らげましょう。30秒で、自分でどうにもならないくらい体が震え出すと思いますか。

クライエント：かもしれません。はっきり言えませんが。

治療者：試してみませんか。30秒たったら、きっと気分を楽にしてさしあげますから。

クライエント：いいでしょう。

治療者：それでは金曜日に起きたことについて考えてください。とても不安になったときのことです。30秒間だけ、はっきりと思い出してみてください。私は時計とにらめっこして、30秒たったらストップと言いますから。

（クライエントは目を閉じて、30秒間金曜日の出来事を思い浮かべる。）

治療者：ストップ！　さあテレビについてちょっとおしゃべりしましょう。好きな番組は何ですか。教えてください。

（クライエントは数分間好きな番組の話をする。）

治療者：ではおしゃべりをやめて……今どんな気分ですか。

クライエント：かなりいいです。そんなに不安じゃあないし。

治療者：金曜日のことについて30秒考えたあとはどんな気分でしたか。

クライエント：不安になりかけてました。

治療者：体の震えはどうでしたか。

クライエント：今すぐ、という感じではなかったと思います。

治療者：ということは、実験はうまくいったということですか。不安を感じることもできたし、そのあと気分を和らげることもできたと。

クライエント：ええ、思ったほどつらくはなかったです。

治療者：こんなふうに少しずつ進めていけば、不安に対処するお手伝いができそうですね。たとえば次は60秒間不安を引き起こすものについて考えてもらって、そのあと気分を和らげるお手伝いをする。それがうまくいけば、次は2分間考えてもらう。2分あれば不安に関する重要な情報がつかめるでしょうし、あなたにとってもさほど大きな危険ではないでしょう。どう思われますか。

クライエント：もう少しやってみてもいいです。ただやめたくなったら、いつでもそう言えるという条件で。

治療者：では、そういうことで進めましょう。これから短時間だけ不安を

感じる小さな実験を繰り返して、自信をつけていきます。もちろん最終的には、本当に不安になりきったら、自分ではどうにもならないほど体が震えるという考えが正しいかどうか検証したいんですが、それに取り組む前に、ある程度の不安なら対処できるという自信を身につけていただくわけです。

クライエント：気分を楽にするために、本当にそれが必要なんですね。
治療者：私は必要だと考えています。1分間試してみる心の準備はできましたか。
クライエント：これが役に立つとおっしゃるのなら、ええ、できると思います。

　治療者が、クライエントの背中をそっと押して、「不安な思考にさらされたら体が震えて止まらなくなる」という信念の検証へと向かわせている点に注目していただきたい。大切なのは、回避は不安を増幅させるだけと知ったうえで、なおかつ、クライエントの恐怖をも尊重してバランスをとることである。不安の治療では、小さな一歩でもまず前進することである。クライエントが大きな一歩を踏み出すことを恐れて歩みを止めてしまっては元も子もない。

●薬への依存

　不安の治療において長期の投薬がどんな危険をもたらすかについては、『練習帳』パート11で一部取り上げている。もっとも深刻な問題をもたらすのは精神安定剤の長期服用であり、嗜癖、耐性効果、投薬を中止したときのリバウンドなどの問題が起きる可能性がある。しかしどんな種類の薬であれ、クライエントが不安反応を和らげる薬に依存していると、精神療法で行なう不安への対処スキルの練習が妨げられるという問題も存在する。そこで精神療法を始めたら、処方している医師と協力して、できるだけ早く薬の量を減らしてもらうことが望ましい。ただし、精神療法を行なうのが難しいほど強い不安を感じているクライエントの場合は別である。このような場合は、治療者の助けなしで不安に対処できるだけのスキルが身につくまでの短期間の投薬で治療効果が上がることもしばしばある。

　なかには医師と治療者の両方から、薬を減らしても安全だし、そのほうがよいと言われても、薬を減らすことをしぶるクライエントがいる。薬を減らすのはかまわないが、完全になくなるのはいやだと言うクライエント

もいる。このようなクライエントは少量でも薬を飲みつづけることによって、不安が再発しないように保険をかけているのである。薬が必要だという信念をクライエントがもっている場合は、それを検証することが大切である。というのも、そのような信念はたいてい、不安はそれ自体危険なもので、自分にはコントロールできないという確信に根ざしているからである。ほかの治療法が効かないと考えているからこそ、薬による反応の抑制が必要だと確信しているのである。このような信念が検証されないまま見過ごされると、治療で学んだスキルの練習意欲が低下し、スキルへの信頼を損なうことになる。

　薬に関する信念を変えるには、たいていの場合、認知療法についての知識と行動実験の結果の両方の情報が必要になる。クライエントのかかっている医師が、投薬なしでの不安への対処の安全性に関して治療者と意見を同じくして協力するようであれば問題ない。しかし医師自身が不安には薬理学的治療が必要だと信じているときは、医師に対して、薬なしでも不安に対処できるという情報を伝え、行動実験の結果を提示する必要がある。

　次の例で治療者は、伝えるべき情報を、クライエント自身がその情報を発見するような形で伝えている。このように誘導による発見の手法を用いなければ、薬の量を減らすことに関する情報を伝えても、クライエントは「たしかにそうでしょう。でも……」と反応する可能性が高くなる。

治療者：ザナックス［訳注：一般名アルプラゾラム］を飲まずに会議に出るという実験をずっと拒んでいらっしゃいますよね。今日はその判断についてお話ししたいんですが。

クライエント：薬を飲まないほうがいいとお考えのことはわかっています。でも、飲んだって何も悪いことはないし、薬のおかげで会議から逃げずにすんでるんですから。実際これまでも出ていますし。

治療者：それが薬のよいところですね。悪いところはどうですか。

クライエント：ありませんよ。

治療者：では薬を飲まなければどんなことが起きると思いますか。

クライエント：たぶんパニックを起こして、会議室を飛び出すことになるんじゃないかな。

治療者：パニックを起こしたときには、会議室を飛び出す以外にどんな方法があるでしょう。

クライエント：ううん、リラクセーションを試してみるか、思考の発見と検証をやってみる手もあるかもしれませんが。

治療者：そうした方法の効果をどれくらい信じていますか。薬と比べて。

クライエント：正直に言って、あまり信じていません。

治療者：やはりそうですか。信じられるようになるには何が必要でしょう？

クライエント：薬なしでうまくいくかどうか実際にやってみるしかないでしょうね。でも会議で試すのは危険すぎます。取引先の人たちに恥をさらすことにもなりかねませんし。

治療者：これがお友だちのことだと考えてください。薬をやめるようにその友だちを励ますとしたら何とおっしゃいますか。

クライエント：（笑いながら）私をひっかけようとしていますね。

治療者：そんなつもりはありません。ただこのまま自分のこととして考えていたのでは、たった1つの解決方法しか思いつかないようなので。立場を変えればもっといろいろな案を思いつくのではないかと思ったんです。

クライエント：それでは考えましょう。友だちになら、あんまりプレッシャーのきつくない会議の前には飲まないようにしたらと言ってやるでしょうね。あまり発言しなくていい会議もありますから。それか、薬を手元に用意しておいて、不安が高じて、ほかの方法では手に負えそうもなくなったら飲むというやり方もあるかもしれません。

治療者：今おっしゃった2つの案は、試してみる価値がありそうですね。薬が最後の砦だとすると、飲んでから効くまでどれぐらいかかりますか。

クライエント：ふつうは2、3分で楽になってきます。

治療者：本当ですか！？

クライエント：それって変なんですか。

治療者：ええ。ふつうザナックスは効果が出るまで、最低でも15分から20分はかかりますから。本当に飲んで2、3分で楽になるのですか。

クライエント：ええ。

治療者：ではこの現象をどうやって説明すればよいのでしょう。薬が生理学的効果を発揮するには15分から20分かかるというのに、ほんの数分で気分が落ち着くのはなぜだと思われますか。

クライエント：きっと、薬が効いてくるということを確信しているせいだと思います。

治療者：つまりザナックスを信頼しているから、実際にはまだ薬が効いて

いないのに効果が現れるということですか。
クライエント：そう考えると筋が通りますね。
治療者：ということは、リラクセーションや、『練習帳』で勉強してもらっている認知療法のスキルについても、信頼できるようになればもっと効果が上がるということになりませんか。
クライエント：ええ、そうなると思います。
治療者：どうやらこれらの手法についても、あなたが薬と同じくらいに信頼をおけるようになるどうか、実験して確かめなくてはならないようですね。さて、どういう実験から始めましょうか。
クライエント：では、あまり大変でない会議で、薬を飲まずに持つだけは持って出て、不安でどうしようもなくなったら飲むというやり方でしょうか。
治療者：そうですね、そこから始めるのがいいようですね。では薬を飲む代わりに何をすればよいのかを確認しておきましょう。それに、少し不安になっただけで薬を飲んだりしないように対策を練っておきましょうね。
クライエント：（笑いながら）いいですよ。ちょっとやる気になってきました。

　薬の効果を固く信じているクライエントに、ほかの方法も同じくらい効果があると納得してもらうにはふつう何週間もかかる。そのため薬に関する信念は治療の初期段階で同定しておいたほうがよい。そうすれば、クライエントが不安に対処する他のスキルを身につけしだい、薬に関する信念を検証させるための実験計画を立てることができる。薬の服用が長期にわたり、量を減らすことで離脱症状の出そうなクライエントに対しては、一時的に不安が募るかもしれないとあらかじめ警告しておく必要がある。離脱による不安は、原因をどうこうすることのできない（この場合は生理学的離脱）不安であり、リラクセーションや認知療法のスキルが不安を減らすのにどれぐらい効果があるのかを試すのにかえってよい機会になると、逆の見方をさせるとよい。

●複合的な不安を抱えている

　不安に悩んでクリニックを訪れるクライエントは、不安の問題をいくつも抱えていることが多い。あるクライエントはパニックと社会恐怖に悩み、また別のクライエントは慢性的な全般性不安障害に悩みながら、恐怖症の治療を求めて治療者のもとにやってくる。このようなときはどうやって治

療手順を決めればよいだろうか。1つの方法は、全部の問題を洗い出したあと、どの問題から取り組みたいかをクライエントに尋ねることである。しかしたいていは、どの問題も同じくらい重要だという答えが返ってくるだろう。その場合には、複数の問題もしくは複数の治療プロトコルに関係する中心的テーマがないか探してみるとよい。テーマや治療手順の重複箇所を探るうちに、クライエントの不安のすべてに対応する個別治療計画ができることも珍しくない。以下にその例を示す。

●●●

モニクは社会恐怖を伴った全般性不安障害の治療を求めてクリニックにやってきた。最近ではパニック発作も起こすようになっていた。第1回目のセッションでモニクが自分を評して言った言葉は「完全主義者」。父親は厳しく、何かにつけて罰を与え、子どもの頃のモニクは、父親の批判と罰から逃れるためにものごとを完璧にこなそうと必死だった。物心ついてからは社交的な場面では決まって激しい不安に襲われ、部屋にいる全員が自分に好意をもってくれると思えないと言う。

新しい町に引っ越すとモニクの不安はいっそう強まった。隣人たちに自分の不安を気づかれ、頭のおかしい人と思われはしないかと怯えた。このような思考のあとに続くものは、激しい不安と離人体験だった。モニクはこれを自分が実際におかしくなりかけている証拠だと考えた。そして頭がおかしくなりかけていると考えるたびにパニック発作が起きた。モニクは自分の状態を指してこう言った。不安の「嵐の中にとらわれている」。

モニクは全般性不安障害、パニック、社会恐怖という3つの問題を抱えていたが、3つとも、批判に対する恐怖に根ざすものである。そこで治療者はモニクに、批判に対処する方法を学習してもらい恐怖を和らげようとした。第1回目のホームワークは『練習帳』の「はじめに」とパート11を読んでくること。さらに週間活動記録表（ワークシート10-4）を作成して、不安のパターンを自分で見つけてくるようにと告げた。

作成されたワークシートを確認すると、モニクの不安は社交的な場面で強まることがわかった。次にモニクはパート5のガイドラインに従って、そのような状況で現れてくる思考の見つけ方を学んだ。モニクの自動思考はいずれも、他人は自分に対して批判的であり、何らかの方法で罰を与えるという恐怖と確信に関わるものだった。モニクと治療者は他人から批判されたときの対策として、パート8のスキルを使って自己主張アクション

プランを立てた。たとえば、赤の他人がモニクの思い描く最悪のシナリオに沿って行動したと仮定したロールプレイを使い、自分の不安を弁護する練習を行なった。

●●●

治療者：（批判的な赤の他人を演じて）あんた、何かおかしくなりかけてるように見えるよ。
モニク：今ちょっと不安なだけです。
治療者：そうかい。道を歩いてるだけで不安になるなんて、かなりおかしいと思うけどね。
モニク：あなたはここでは不安を感じないでしょうね。でも人によって不安を感じる場所は違うんですから。
治療者：あんた何か変だぜ。救急車を呼んだほうがいいんじゃないのかい。
モニク：お願いだから放っておいて。私は大丈夫。1人にしてくれたら、気分もよくなると思うわ。
治療者：やっぱり変だぜ。ここにいなよ。救急車を呼んでやるから。
モニク：他人の生活にちょっかいを出す権利なんてないでしょう。さっさと行ってちょうだい！

　このようにロールプレイを繰り返すことによって、モニクは不安をかばい、他人から批判されるかもしれない行動をかばって自己弁護できるようになった。やがてモニクは、自分が批判に対して腹を立てるようになったことに気づいて驚いた。批判されるいわれなどないのに、自分が批判を恐れていることにも気がついた。批判に対処するための行動計画を練るうちに、社交的な場面における不安は治まっていった。見知らぬ人を恐れることも減り、離人症状の回数も減少した。不安を弁護するうちに自分はおかしくないと自信をもつようになり、パニックも治まった。モニクと治療者は、すべての問題を結びつけている中心的なテーマを探り当てたことによって、『練習帳』で学んだスキルを利用して、ほんの数カ月で不安をほぼ克服できたのである。

●●●

　次ページに、よく見られる不安障害に関連する認知のタイプを列記した。加えて、それぞれの障害に用いられる主要な介入の要約と、該当スキルを教える『練習帳』のパートも併記した。

●不安のタイプと、対応する『練習帳』のパート

不安障害のタイプ	よく見られる認知	介入	『練習帳』のパート
全般性不安障害	もし〜が起きたら	引き金を同定する	ワークシート10-4
	危険の過大評価	根拠を探る	パート4〜7
	対応能力の過小評価	対応計画を練る	パート8
	問題を生むスキーマ	コアビリーフを変える	パート9
パニック障害	身体的または精神的感覚に対する破局的恐怖	恐怖を同定する	パート5
		感覚に対する別の説明を見つけ出す	パート6〜7
		実験によって恐怖を検証する	パート8
恐怖症	特定の状況から生じる恐怖	恐怖を同定する	パート5
		根拠を探る	パート6〜7
		対応計画を練る	パート8
		恐怖への曝露を行ない対応の訓練をする	パート8
強迫性障害	侵入思考は危険だ	危険と責任に関する信念を同定する	パート5
	自分の考えたことが起きたら、それに対して責任がある	強迫観念に関連する信念を検証する	パート6〜7
		恐怖への曝露	パート8
		反応妨害	パート8
PTSD	トラウマの意味に関する思考	苦しみのもととなっているトラウマの意味づけを同定する	パート5
	問題を生む思考	トラウマをくぐり抜けてきたことの意味を探る	パート6〜7
	フラッシュバック	対応計画を練る（フラッシュバックに対しても）	パート9、12
	罪悪感に関連する思考	不適当なコアビリーフを評価する	パート8
	恥に関連する思考		

©1994 Center for Cognitive Therapy, Newport Beach, CA.

第6章 その他の問題に苦しむクライエントに『練習帳』を使う

認知療法といえば、第4章、第5章で述べてきたうつと不安の治療がよく知られているが、それ以外にも、クライエントが抱えるほぼすべての問題について、認知モデルや治療プロトコルが存在する。これについては巻末に参考文献リストを掲げる。本章ではまず、多様な問題に対する認知療法における『練習帳』使用の一般原則について説明する。つづいてその原則の具体的な適用法を、物質乱用、摂食障害、人間関係問題、適応障害の治療について説明する。

治療の一般原則

　本書で個別に扱っていない問題を治療する際に『練習帳』をどう使うかについては、以下の「ヒント」に記した手順に従って考えてほしい。『練習帳』は、心理的機能向上のカギとなるスキルを学んでもらうための枠組みである。クライエントを評価するときには、改善の必要があるスキルだけでなく、クライエントがもっている強みや特性についても確認することが大切である。『練習帳』では、自分の問題に対する理解を深め、感情と思考を同定し、信念を肯定する根拠と否定する根拠を集め、状況に対する別の見方を見つけ、アクションプランを立てて対応策を練り、仮定とコアビリーフを同定、検証し、新しい仮定とコアビリーフを導き出して検証することを教える。大半の精神療法では、クライエントの問題の解決のために、これらのスキルの一部あるいは全部を身につけてもらうことが狙いとなる。したがって、治療者の仕事は、クライエントにもっとも役立つスキルを考え、該当するパートを学んでもらうことである。問題が起きたときは本書の関連箇所を参考にしてほしい。

> **ヒント**
> **『練習帳』の独自の利用プロトコルを構築する**
> クライエントの問題について、本書に治療プロトコルが述べられていないときは、以下の項目を検討する。
> - **その問題を理解し治療するための認知モデルがあるか**
>   あれば、関連文献を読んで治療モデルと治療手つづきについて学習する（巻末の参考文献リストを参照のこと）。なければ、以下の

文献であげられている原則を利用して概念化と治療のために認知モデルを構築する（Beck et al., 1990; Freeman et al., 1989; Persons, 1989）。
- **治療を成功させるためにクライエントが学習すべきスキルは何か**
そのスキルを見つけ出し、『練習帳』の該当箇所を特定する。本書第1章から第3章で述べたガイドラインに従って対応するパートを読んでもらい、また発生した困難を解決する。
- **治療を複雑にするようなパーソナリティの要素があるか**
あれば、第7章で述べるガイドラインに従う。
- **治療に対するクライエントの反応が、想定されたパターンに従っているか**
想定されたパターンと違う反応があるときは、なぜ違うのか仮説を立てる。クライエントの信念、スキルの欠如、情動的反応、対人関係のパターン、生活環境、これまでの病歴や治療歴を見直す。また治療者の側の信念、スキルの欠如、情動的反応や、クライエントとの関係（積極的で協力的なものか）、概念化（見逃しや不正確なところはないか）、治療計画（有効な補助的アプローチがないか）についても検討する。

物質乱用

物質乱用軽減のための認知的介入については、*Cognitive Therapy of Substance Abuse.*（Beck, Wright, Newman, & Liese, 1993）に詳しい。認知療法は、アルコールや薬物の使用衝動に伴う思考や信念を見つけ、検証し、別の見方をする方法を学習させることによって、摂取回数を減らし、症状を和らげる助けとなる。また認知療法家は、気分や社会環境、人生の問題に対処するスキルを教え、アルコールや薬物に頼る代わりにスキルを用いられるようにする。

　物質乱用または依存のクライエントを治療するときは、ふつう、『練習帳』に書かれている認知の原則を順番どおり学習してもらえばよい。物質乱用の問題のあるクライエントはしばしば情動を避ける。気分の同定はパ

ート3で扱うが、治療の早い段階で気分の同定に関する基本的知識を学習してもらうことが大切である。気分を同定できるようになれば、気分の原因を理解し、問題に対処する新しい方法を身につけることができる。気分を麻痺させるためにアルコールや薬物を使用している場合は、その行動を変えたがらないので注意が必要である。

　また早い段階で、アルコールや薬物の「恩恵」についての信念をクライエントに同定してもらっておく必要がある。たとえば「苦痛を和らげるには酒が必要だ」「コカインをやると明るい人間になれる」「薬なしではやっていけない」などの思考が、アルコールや薬物使用への衝動に伴って見られることが多い。そしてパート4～7で学習するスキルを使って、これらの思考を同定、評価し、最終的には変更してもらう。さらにクライエントと協力してこれらの信念を検証するための行動実験を行なう（パート8）。たんに薬物やアルコールの使用に反対するよりもこちらのほうが効果がある。

●●●

　21歳の機械工クリスは、うつを心配する両親にせっつかれてクリニックにやって来た。受付面接でクリスは、「気分のだるさ」を何とかするために毎日のようにコカインを使っていると打ち明けた。うつの治療は喜んで受けるが、コカインの習慣については話し合うことを拒んだ。「こいつには何も悪いことはない。俺の気分を楽にしてくれる、数少ないものの1つだ」と。治療者が、実はコカインがうつを助長しているかもしれないと示唆すると、クリスは抗弁し、そんなことは自分の知ったことではないと、この問題についてそれ以上話すことを拒否した。

　治療者は第4章のうつの治療に関するガイドラインに従って、『練習帳』の「はじめに」とパート10を読み、うつについて学ぶように告げた。さらに週間活動記録表（ワークシート10-4）を作成して、うつの状態がどう変化するかを追うことになった。クリスはコカインが気分を和らげてくれると感じているため、活動記録表にコカインの使用についても記入するように指示した。

　次の予約のときにクリスが持ってきた週間活動記録表には、いくつかのパターンが認められた。第1に、1週間ずっとうつ状態ではあったが、うつの激しさにはかなりの変動が見られた。またクリスの信念に反して、コカインを使ったあとうつは必ずしも和らいでいない。コカインの効果で気

分が楽になったときでさえ、そのあと数時間はきまってうつが悪化することに、クリスは気づいた。

　1週間ワークシートをつけただけでは、クリスの信念は変わらず、コカインをやめたいという気持ちも生まれなかった。しかし治療者は辛抱強く誘導による発見の手法を用いて、コカインのマイナス面に注意を向けてもらうようにした。治療開始から4週間後、クリスは、うつのときにコカインを減らす実験をすることに同意した。そして『練習帳』のガイドラインに従って、うつとコカイン使用の両方に関係する信念を探り、検証を始めた。翌月はコカインを長期にわたって断つ実験を実施した。うつは目に見えて和らいできた。最終的にクリスはコカインを完全にやめ、さらには深酒をしていた飲酒習慣も、週末のビール2、3杯にまで減らした。それどころか、うつ状態のときや興奮しているときには、一滴も飲まないと誓った。

●●●

　物質乱用の問題を抱えている人は、クリスのように気分や対人関係の問題も抱えていることが多い。本書のガイドラインに従って物質乱用のある人に『練習帳』を使えば、他の関連する問題も軽減できる。パート10〜12では、うつ、不安、怒り、罪悪感、恥など一般に物質乱用に伴う気分について説明しているので、クライエントが気分を理解する助けとして使える。またパート10と11の薬物治療について説明している箇所では、化学的依存から回復しつつあるクライエントが共通して心配する依存性のリスクについても説明している。

　嗜癖のあるクライエントの中には、人生に関わる問題（身体障害など）を抱えていたり、本人には絶望的かと思える社会的苦境（人種差別や高失業率など）に置かれていたりする人がいる。パート8の問題解決のスキルを身につければ、きわめて困難な生活環境に対しても、対応するアクションプランを立てられるようになる。クライエントが激しいうつに苛まれ、絶望に打ちひしがれている場合は、アクションプランの立案と実行に治療者が手を貸す必要がある。

　例として、スラムに住むクラック嗜癖のジムを取り上げよう。先ほどのコカイン常習者のクリスは機械工として働き、身内にも周囲にも助けてくれる人間がいた。ジムにはそういう助けはほとんどなく、優秀な治療者だけが力強い援軍だった。治療者はジムを力づけて、生活の改善に向けて段階的計画を立ててもらった。最初のステップは医学的な解毒プログラム。

次のステップは薬物抜きの安全な生活を見つけること。治療者は時間をかけて、ジムが支援グループに入り、仕事を探し、その仕事を続けるのを手伝った。生活を変えるための計画は、適応的、非適応的、どちらの情動や信念も引き起こした。回復を妨げる情動や信念は、パート3～7で学習するスキルを使って同定し、検証した。

アルコールや薬物の乱用の奥に、慢性的な自己卑下や非機能的信念が存在し、さまざまな問題をもたらしていることがある。『練習帳』パート8までのスキルを学習していれば、このように根の深い根本的な問題にも、パート9で学習するスキルを使って対処できる。コアビリーフを変えるためにパート9をどう使えばよいかは、本書第7章で取り上げる。

物質乱用の治療計画では再発予防を考えに入れなければならない。パート8の行動計画を使って、アルコールや薬物に手を伸ばしそうな状況を予想させ、対応計画を立ててもらうとよい。物質乱用や嗜癖と闘うクライエントは、アルコール依存症を治療しているDさんと自分とを重ねて見ることが多い。パート6、7では、妻に腹を立てて飲みたくなったDさんが、ワークシートを利用して酒に向かう気持ちを抑える様子が詳しく書かれている。パート8ではDさんがしらふを維持しながら怒りに対処し、夫婦関係を改善するために行動計画を立てる様子が説明される。

『練習帳』は、アルコホーリクス・アノニマス（AA）やナルコティクス・アノニマス、アラノンなどで用いられる治療プログラム「12のステップ」や、外来患者・入院患者を対象としたアルコールや薬物依存症の治療プログラム（ラショナル・リカバリー、SMARTリカバリーなど）にもなじむものである。集団療法のプログラムでも、本書第9章のガイドラインに従えば、『練習帳』をクライエントの手引きとして使うことができる。

「12のステップ」を行なっているときには、陥りやすい落とし穴を避けてステップを無事完了させるために、『練習帳』の適当な箇所を選んで使うことができる。たとえば第4ステップでは「恐れずに、徹底して、自分自身の棚卸を行なう」ことが求められ、第5ステップでは「神に対し、自分に対し、そしてもう1人の人に対して」過ちを認めることが求められる（Alcoholics Anonymous, 1976, p.59）。しかし、なかにはこれらのステップに過剰反応を示し、人生の不幸な出来事をすべて自分のせいにする人もいる。自分を過度に責めることは激しい絶望感や自己非難につながり、それがまた新たな物質乱用を引き起こしかねない。

「12のステップ」を行なっている人にとって、パート12は罪悪感や恥を理解し、それに対処する助けになるだろう。責任円グラフ（ワークシート12-2）を使えば、自分を責めすぎることなく自己の責任を知ることができる。この方法はとくに女性に有効である。女性は、問題が起きると他の要素の影響を無視して自分を責め、何でも自分に責任があると考えがちである。

> **MEMO** 物質乱用のための『練習帳』の使い方
> - はじめに
> - パート1～3：必要があれば、気分の同定に手を貸す。
> - パート11、12、13：うつ、不安、怒り、罪悪感、恥などが顕著な場合。
> - ワークシート10-4（週間活動記録表）：ワークシート10-5も作成し、物質使用と気分と問題行動の関係パターンを同定する。
> - パート4～5：物質乱用その他の問題の底にある信念を同定する。
> - パート6～7：信念を評価する。
> - パート8：物質乱用の底にある信念を評価するために、行動実験を行なう。行動実験は、問題を解決し新しい行動スキルを身につけるためのアクションプランや、再発予防のためにも行なわれる。
> - 必要があればパート9：非適応的な信念や行動の底にあるコアビリーフを評価する。

摂食障害

　摂食障害の認知療法については、フェアバーン（Fairburn, 1985）とガーナー＆ビーミス（Garner, & Bemis, 1985）に詳しい。関心があれば *Handbook of Psychotherapy for Anorexia Nervosa and Bulimia*（Garner, & Garfinkel, 1985）を参照していただきたい。『練習帳』が教えるスキルはいずれも摂食障害のクライエントに有用である。まず「はじめに」を読んでもらい、次にパート10～12からそのクライエントに関係する部分を読んでもらう。あとは

ほかのパートを順番どおりに使う。

　1つ順番どおりでないのは、週間活動記録表（ワークシート10-4）である。摂食障害の治療では、活動記録表は治療の最初に作成してもらっておくとよい。活動記録表はふつう活動／行動と気分との関係を探るのに使われるが、摂食障害の治療では、情動的なつらさを高める要因や、むちゃ食い、排出、過食、過度のエクササイズ、その他の問題を引き起こすきっかけとなるものを同定するのに使える。クライエントには、ワークシートの指示に従って気分のレベルを数字に置き換え、過食、嘔吐などチェックすべき行動をとったときには星印などをつけておくように指示する。そしてワークシート10-5を利用して、ふだんの行動や活動と摂食障害行動、さらに気分がどう関係しているのかを調べる。

　関係が判明したなら、摂食障害行動を引き起こす誘因にうまく対処できるよう、日常活動を変化させる。たとえばある過食症のクライエントは、批判的な両親と週に1回電話で話すたびに、過食と嘔吐を繰り返すことがわかった。クライエントは家に電話する回数を減らし、月に2回、家に電話するときには信頼できる友人にそばにいてもらうことにした。両親の厳しい批判を受けて否定的な考えにとらわれたときには、それに立ち向かう手助けをしてもらう。この例からもわかるように、パート8のアクションプランは、摂食障害のクライエントが過食、嘔吐、空腹感に対する別の対処法を見つける助けになる。

　物質乱用の問題をもつクライエントと同じく摂食障害のクライエントも、情動を同定し、区別し、その強さを測ることに困難を伴う。このスキルはパート3で学習できる。しかし摂食障害の認知療法で中心となるのは、やはり摂食障害の底に潜む思考パターンを変えることである。パート4〜7では自動思考を同定、検証することを、またパート9では摂食障害の核である仮定やコアビリーフを変えることを学習する。

　ふつう過食や大食の治療は、拒食症の治療に比べるとやさしい。というのも過食症のクライエントはたいてい、自分の気分と衝動的な摂食行動との結びつきを明確にとらえられるからである。気分の見つけ方を学び、もっと直接的にそれらの気分に対処して、食べ物に手を伸ばすことをがまんできるようになれば、障害は消える。たとえばある過食症のクライエントは、過食や嘔吐への衝動を「手がかり」として情動の存在に気づく術を身につけた。思考記録表が作成できるようになると、それを通して過食や嘔

吐に先立つ情動を理解し、対処できるようになった。思考記録表を作成したあとは、たいてい気分が楽になった。こうして衝動にとらわれる機会が減ると、問題解決のためにむちゃ食いと排出を繰り返す代わりに、リラクセーションや自己主張をしたり、アクションプランを実行したりできるようになった。

認知療法は拒食症のクライエントにも役立つ。ただし拒食症の人は大食症の人に比べて、情動面や認知面での自覚に欠けることが多い。とくに、極端な体重減少にまで症状が進んでいる場合はそうである。体重減少が進むと認知的情動的な能力は明らかに低下する。このようなクライエントでは、高度な認知的情動的スキルを教えるよりも、まずは良好な協力関係を築くことに焦点を絞る。集中して本を読むだけの体力がクライエントにあれば、『練習帳』パート1～3とパート10～12を読んでもらい、それぞれのワークシートを作成してもらうとよい。

重度の拒食症でも、体重の増加とともに、認知の柔軟性も増してくることが多い。クライエントが積極的に精神療法に参加できるだけの体重を取り戻したら、パート4～9が役に立つだろう。重度の拒食症のクライエントには、自分の価値は体重や体型で測られるという仮定や、自分を完全にコントロールすることが望ましいという信念、さらに完璧主義的基準が見られることが多い（Garner & Bemis, 1982, 1985）。治療者はこの種の信念に論理的に反駁しようとしてはいけない。摂食障害のクライエントに対しては、信念の正しさを問いただすよりも、辛抱強く誘導して発見を促すほうがはるかに効果がある。

キャシーの例をあげよう。キャシーは治療者と協力して、拒食の中心にある2つの信念「私の完璧さは体重に比例する」「完璧でなければ、私には価値がない」を見つけ出した。キャシーが考える完璧な体重とは医学的に危険なほど少なく、失った体重を取り戻すためには入院が必要だった。キャシーと治療者はパート9の「点数づけ」法を利用し、パート8の行動実験を行なって、8カ月かけて少しずつキャシーの信念を変えていった。

まずキャシーに、自身の完璧基準にあてはめて自分と他人とを測ってもらった。その結果キャシーは、自分と他人とで別の体重ルールをあてはめていることに気づいた。これ以外にも、体重とは直接関係のない人生のさまざまな領域で「点数づけ」法を使って、100点満点（完璧）の中での点数（価値）を評価してもらった。バイオリンのレッスンを点数で評価したとこ

ろ、とうてい完璧とは言えないような演奏であっても、技術の向上に役立つことを学べればそのレッスンには何点かの値打ちがあることにキャシーは気づいた。やがてキャシーは、完璧さと価値に関する自分の信念に欠点があることを理解しはじめた。こうした他の領域で完璧主義が影を潜めるにつれて、完璧な体重を維持しようとする気持ちも薄れていった。

摂食障害の治療は、単純に進むこともあるが、きわめて難しくなることもある。治療には『練習帳』が対処する認知面行動面の要素だけでなく、障害がもつ医学的、心理社会的側面に対する広範な知識（ときとして障害の底に、家庭の生活習慣が潜んでいることなど）が必要とされる。

> **MEMO** **摂食障害のための『練習帳』の使い方**
> - はじめに
> - パート10～12：障害行動に関わる気分を説明している箇所。
> - ワークシート10-4（週間活動記録表）：ふだんの行動、気分と摂食障害行動の関連を見つける。
> - パート1～3：必要があれば、気分の同定に手を貸す。
> - パート4～5：摂食障害その他の問題の底にある信念を同定する。
> - パート6～7：信念を評価する。
> - パート8：摂食障害の底にある信念を評価するために、行動実験を行なう。行動実験は、問題を解決し新しい行動スキルを身につけるためのアクションプランや、再発予防のためにも行なわれる。
> - パート9：非適応的な信念や行動の底にあるコアビリーフを評価する。

人間関係の問題

認知療法は、互いに怒りや失望を感じているカップルが、その下に潜む信念や期待を同定するのにも役立つ（Baucom & Epstein, 1990; Dattilio & Padesky, 1990）。*Love Is Never Enough.*（Beck, 1988）はカップル向けに書かれ

た書物である。具体的症例を通して、希望に満ちた愛が口にされない期待によって苦々しい怒りへと変貌する過程が語られ、不満の底にある思考を評価し、変容させる方法が説明されている。カップル対象の認知療法で『練習帳』とLove Is Never Enoughを併用すれば申し分ない。Love Is Never Enoughは2人の間に葛藤が生まれる過程を説明し、それを解決する方法を提案している。一方『練習帳』は詳しい説明とワークシートによって、めいめいが感情や思考を同定し、2人の関係において問題が起きやすい箇所を探る手助けをする。

　カップルへの認知療法には9つの段階がある。①これまでの経緯をもとにカップルの問題を概念化する。②破壊的な怒りに対する危機管理を行なう。③前向きな関わり合いを増進する。④問題に関連する自動思考の同定、検証、対応を援助する。⑤コミュニケーションスキルの訓練をする。⑥怒りの下に潜む問題を探ってもらう。⑦問題解決的手法を教える。⑧非適応的なコアビリーフを同定し、それを変える。⑨再発を予防する（Dattilio & Padesky, 1990, pp.76-77）。『練習帳』は、これら各段階において役に立つ。感情をなかなか同定できないカップルにはパート3。人間関係の問題でもっとも多く報告されている3つの感情、怒り、罪悪感、恥について概要を知るにはパート12。また口にされることのない思考はコミュニケーションを妨げ、怒りを増幅し、前向きな関わり合いをじゃますることによって、互いの関係に重荷を負わせるが、パート4～7はそのような口にされない思考を同定、検証するスキルを教える。パート8では問題解決的な方法と、互いの関係における新しい行動を実験する手法を学んでもらう。

　『練習帳』で教えられている基本的なスキルの多くは家庭でも学べるため、治療者はセッションの時間の多くを、問題の理解と修正にあてることができる。人間関係問題の多くは、非機能的コアビリーフ（「男には女がわからない」「子育ての責任は母親だけにある」「本当の愛とは相手をありのままに受け入れることだ」「怒りは必ず相手を傷つける」など）から生じているが、セッションでクライエントがコアビリーフを同定、検証するときには、パート9が使える。

　コアビリーフは、双方に同じように探ってもらうのが理想である。どちらか一方が懸命に取り組むと、2人の問題についてはそちら側の責任が大きいというふうに考えられてしまうかもしれない。どんな人間にも非適応的なコアビリーフがあり、もっとも身近な人間との関係においてときおり

第6章　その他の問題に苦しむクライエントに『練習帳』を使う

活性化する。自分が非適応的なコアビリーフをもっていることを知り、よりバランスの取れたコアビリーフを見つけ出せるようになると、関係は好転する。2人の関係が、言われたら言い返すというような破壊的なものに落ち込んでさえいなければ、「絶対的信念への反証」(ワークシート9-5)、「新しい絶対的信念を裏づける根拠」(ワークシート9-6) に書き込むべきことをお互いに指摘し合い、コアビリーフを変えていけるよう助け合うことができる。

　ジェーンとワンダの同性カップルの例をあげよう。2人は付き合って5年になるが、最近衝突することが増え、治療を求めてやって来た。けんかを悪化させているのは、ジェーンの「もしもワンダが私を愛しているなら、私の望むことがわかるはずだし、その望みをかなえてくれるはずだ」という仮定と、ワンダの「愛し合っている人間は相手を批判したり、けんかしたりしないものだ」というコアビリーフであった。2人のけんかには次のようなパターンがあった。①言葉にしない欲求を汲み取ってもらえずにジェーンが傷つく。②ジェーンはワンダを軽く批判して、自分が傷ついていることを伝える。③ワンダはジェーンの批判を、もう自分を愛していない証拠だと考える。④2人の仲は終わりだと考えて、ワンダがジェーンを避ける。⑤ワンダが自分に注意を払わなくなったのを見て、ジェーンはいっそう腹を立て、とうとうかんしゃくを起こす。⑥怒ったジェーンを見てワンダは、自分はまだジェーンを愛しているし、2人の仲を終わりにしたくないと泣き出す。⑦ジェーンは困惑して、自分もワンダを愛している、ともかく付き合いを続けてほしいと言う。⑧ジェーンが自分を愛していると言ったことでワンダは安心し、その後数日間はジェーンの言動に積極的に注意を払う。⑨一時的に仲直りするが、しばらくするとまた同じ問題が起きる。

　治療者がこのパターンを図示し、けんかに関係するコアビリーフをそれぞれ検証するように伝えると、2人の関係は改善された。ジェーンは、望みを直接伝えなければ、ワンダにはわからないかもしれないと理屈では納得した。他方このコアビリーフは、とにかくジェーンの気持ちが疲れて、いらいらしやすくなっているときに活性化することがわかった。

　コアビリーフを検証するワークシートを作成すると、ジェーンは自分の信念に矛盾することがらを見つけた。たとえば自分自身、これほどワンダを愛しているのに、どうやってワンダを喜ばせればよいのかわからないこ

とがちょくちょくあった。この件について友人たちに尋ねて回ると、友人たちも、どうしてほしいのかはっきり言われないと、パートナーの望みを誤解してしまうことが多いのだとわかった。セッション中、ワンダに助けられながら、ジェーンは、ワンダは自分を深く愛しているが、全知全能ではないということを理解した。

　一方ワンダは、自分のコアビリーフ「愛し合っている人間は相手を批判したり、けんかしたりしないものだ」を検証した。パートナーとうまくいっている友人に聞いて回ると、全員がパートナーとけんかしたり、パートナーを批判したりしていることがわかった。ワンダは新しいコアビリーフ「愛し合っている人間はけんかや批判を利用して仲を深めていく」を組み立てた。この新しい見方を検証するために、ジェーンと衝突したときに逃げるのをやめて、建設的な態度をとるように努めた。セッション中に言い争いが起きたとき、治療者はワンダに、尻込みせずにジェーンの懸念に耳を傾け、また自分の懸念を伝えるようにとアドバイスした。やがてワンダとジェーンはより適応的なコアビリーフを育み、力を合わせて葛藤を解決した。治療で見つけ、『練習帳』を使って育んだ新しい信念やスキルのおかげで、ワンダとジェーンは互いに愛し合う関係を取り戻せたのである。

人間関係問題のための『練習帳』の使い方

- 「はじめに」とパート1：互いの関係の内外にある問題を見つける。
- パート2、12：怒りについて、また情動的反応において思考が果たす役割について学ぶ。
- パート3：情動を同定する。
- パート4〜7：情動的反応を悪化させ、コミュニケーションや前向きな関わり合いを妨げる思考を同定し、検証する。
- パート8：行動を変える努力をする。
- パート9：問題を悪化させるコアビリーフを同定し、評価する。

適応障害

　生活上のストレスや生活の変化から障害が生じ、助けを求めてクリニックにやって来る人は多い。認知療法はこうした適応障害にも効果がある。適応障害のクライエントを治療する場合は、クライエントごとの直接的ニーズに合わせて『練習帳』を使う必要がある。本書124〜125ページの「ヒント」に、治療手順を独自に組み立てる際のガイドラインを示したので、それに従ってほしい。クライエントの問題を理解するためのモデルを構築し、そのモデルのもとで、起こった出来事と、その出来事がクライエントにとってもつ意味とが、どのようにして問題を引き起こしているかを理解するようにする（Persons, 1989）。

　次に、その難局を乗り切るには、クライエントにどのようなスキルが必要かを考える。情動を同定できないクライエントは、パート3「自分の気分をつかまえよう」から入るのがもっとも効果的だろう。感情を把握し区別できるクライエントの場合は、パート3を割愛するか、ざっと読んでもらうだけにしてもかまわない。

　人生の他の問題は難なく乗り越えられたのに、今回の変化や出来事になぜこれほど苦しむのだろう思っているクライエントは多い。このような場合はパート5を使って、その出来事に関する思考を同定するとよい。出来事の意味を理解すれば、たいていはそれを手がかりにして、自分にとってその出来事がもつ重要性と、自分がとくにそれに激しく反応する理由とを知ることができる。問題解決のためにアクションプランが必要であれば、パート8が使えるだろう。

　クライエントが非機能的なコアビリーフや行動パターンを長期にわたって育みつづけており、目の前の問題においてそれらが重要な役割を果たしている場合には、本書第7章で提案するパート8〜9の使用法を参考にしてほしい。また第7章では、治療関係において発生するかもしれない問題に対処するためのヒントも示唆している。

第 7 章

人格障害のクライエントに『練習帳』を使う

うつや不安などの治療（第4～第6章）を求めてやって来るクライエントの中には、人格障害の診断基準（DSM-IVの第2軸）も満たしている人が多く存在する。第2軸の障害や、場合によっては慢性的な第1軸の障害（慢性的気分変調性障害など）も、根深い否定的なコアビリーフ（スキーマ）が底にある点で、短期的障害とは区別される。私たちは誰もがスキーマをもっており、その中には非適応的なスキーマも必ずあるが、慢性的な問題を抱えているクライエントの場合、非適応的スキーマとバランスを取るような適当なスキーマが存在しないために、困難が生じると考えられている（Padesky, 1994a）。

　認知理論では、スキーマは、経験の著しい歪曲から生じるのではなく、成長過程における実際の環境（操作的で要求の多い人のもとで育つなど）や、身体が及ぼす影響に応じて形成されると考える。たいていの人間は、自己について（「私は有能だ」「私は無能だ」）、他者について（「他人は信用できる」「他人は信用できない」）、世の中全体について（「世の中は自分の手に負えない」「世の中は自分の力で何とかなる」）についてポジティブなスキーマとネガティブなスキーマの両方をもっている。これらのスキーマはさまざまに活性化されるが、どういう形で活性化されるかは、気分（うつ状態にあるときは自己批判的で絶望的なスキーマが現れ、幸福なときは自己、他者、世の中についてよりポジティブなスキーマが現れる）、環境（危険な場所にいるときは脆弱性を表すスキーマが現れ、家にいるときは安全のスキーマが現れる）、最近経験した出来事（トラウマを受けたあとでは脆弱性のスキーマと不信のスキーマが現れる）、身体生理（体力の充実、疲労、病気などがスキーマの活性化に影響を与える）などにより変わってくる。

　認知理論では、第2軸の障害をもつクライエントは、ある領域においてネガティブなスキーマをもち、それと対になるポジティブなスキーマを発達させていないと考える（Padesky, 1988, 1994a）。こうしたクライエントたちは、気分、環境、経験した出来事、身体状態とは無関係に、ある特定のスキーマに基づいたものの見方をする。たとえば依存性人格障害のクライエントは、個人的な達成経験のあとでも自分のことを弱い人間だと考え、回避性人格障害の患者は、子どもや夫から愛され尊敬され、仕事では昇進を重ねても、自分を無能だと考える。

　ネガティブなスキーマは人格障害の原因ではないにせよ、障害を強力に維持する機能として働く（Padesky, 1994a）。治療の中では、ネガティブなスキーマをもつクライエントは、指示に従わなかったり（「私はダメな人間

だ。新しいことをやっても無駄だ」)、治療者との関係をうまく築けなかったりする(「誰も信用できない。あなたも私を傷つけるに違いない」)。また自分の進歩を認め(「たしかに昇進したけれども、それは上司が本当の私を知らないからだ」)、ポジティブなフィードバックをなかなか受け入れず(「あなたはセラピストだからそう言うでしょうね」)、失敗から学びにくい(「もちろんうまくいかなかった。私はダメな人間だから。問題解決手法でもう 1 回やってみる意味なんてない」)。

　スキーマ理論によれば、人はスキーマが準備しているものしか認識することができない。活性化しているスキーマに矛盾する人生経験は、軽んじられるか、歪められるか、そもそも気づかれることがない。「現実」の例外と見なされることもある (Padesky, 1993b)。したがって、スキーマを対の形でもっていれば(「私は魅力的だ」「私は魅力的でない」)、他者のポジティブな反応とネガティブな反応の両方を認識し、覚えておくことができるが、人生のある領域についてネガティブなスキーマしかもっていなければ、その領域ではスキーマにあてはまる経験しか、認識し、覚えておくことができない。たとえばある女性が「私は魅力的でない」と信じ、対になるスキーマ「私は魅力的だ」をもっていないとする。このときこの女性には、対人関係の出来事がすべて、自分が愛されない証拠として認識される。他者からのネガティブな反応はスキーマに完全に一致するが、ポジティブな反応は気づかれないか、歪められるか(「彼女は親切な人だから、不愉快に思っても私によくしてくれる」)、軽んじられるか(「彼は誰にでもこう言う」)、あるいは例外と見なされる(「今は私のことが好きかもしれない。でも本当の私を知ったら、どれほど魅力がないかわかるだろう」)。

　ベックら (Beck et al., 1990) は人格障害のタイプごとに、それを維持すると思われるスキーマを特定して、それぞれの治療計画を工夫した。ベックらが述べているように、人格障害のクライエントに認知療法を施すということは、治療関係をスキーマの実験室として提供し、クライエントが安心して非適応的なコアビリーフを評価できるようにすることである。まずスキーマが育った源を明らかにして、そのスキーマが適切であった環境を理解し、次に、別のスキーマをもっていても安全な環境があることを学んでもらう。治療の中心となるのは、「ネガティブなスキーマがつねに正しい」というクライエントの確信を弱めることと、別のスキーマを構築してネガティブなことがらと同じようにポジティブなことがらも認識し、受け入れられるようにすることである (Padesky, 1994a)。また行動実験を工夫して、

より適応的な行動パターンを練習し、新しいスキーマの有用性を検証することも治療のカギとなる。

　人格障害のクライエントに『練習帳』は役に立つだろうか。もしも役に立つなら、これまでとは違った紹介や使い方をする必要があるだろうか。以下ではこれらの問題を扱う。また、『練習帳』がベックら（Beck et al., 1990）が示した人格障害の認知療法とどう適合するのかについて、（1）人格障害のクライエントにおける第1軸の臨床障害、つまり心理社会的問題を治療するときの『練習帳』の使い方と、（2）人格障害そのものを治療の対象として、コアビリーフと問題行動のパターンを変更させるときの『練習帳』の使い方を提案する。

治療マニュアルは人格障害のクライエントの役に立つか

　『練習帳』の初期バージョンは、入院患者を対象とした集団療法で用いられた。集団の中には第2軸の診断、とくに境界性人格障害を伴う重いうつのクライエントが大勢含まれていた。彼らはプログラムの中で治療マニュアルを喜んで使った。多くのクライエントは気分の起伏が激しく、自分の反応を見つけたり評価したりした経験もなかったが、マニュアルを使うことで自分の経験を整理してとらえ、理解することができた。またマニュアルの中で学習内容が要約されているため、集団療法で示される観念を学習するのも早かった。

　現在の『練習帳』を使って、人格障害の外来患者たちに精神療法を受けてもらっているが、これらのクライエントからも『練習帳』がとても役に立っているというフィードバックが来ている。第2軸の障害をもつクライエントは、簡単に変わらないパターンをもっている。そのため紙に記録を残しておいてもらうと、治療が長期にわたっても、学習内容を整理してまとめていくのに役立つ。たとえばあるクライエントは3年間ノートをとりつづけ、気分が落ち込むと必ず目を通した。昔うつになったときに作成した思考記録表やコアビリーフ記録表を見ると、気分の落ち込みをくい止められるという。

　直接的な人との関わりが困難なクライエントにとっては、『練習帳』は

新しいアイディアを実験するための1人だけの討論の場になる。たとえば回避性人格障害のクライエントには、新しいアイディアを治療者の前で口に出す勇気が出るまで、紙の上で練習するとうまくいくことがある。また反復練習が必要な場合は、自分に合ったスピードで『練習帳』の学習を進めればよいし、作成したワークシートを見直して学習内容を定着させることもできる。ある境界性人格障害の女性は、感情を同定してその強さを評価するパート3のスキルを使うと衝動行為を抑えられることに気づき、情動の波に襲われたときには何度も何度もパート3を読み返したという。

人格障害のクライエントに『練習帳』を勧める

　治療マニュアルの類をクライエントに紹介するときのガイドラインは第1章で示した。これは人格障害のクライエントに対しても同じで、なぜマニュアルを使うのかその理由を明らかにし、クライエントの目標達成と結びつけ、どんな使い方をするのか時間を取って話し合い、どこをどう使うかはっきりと指示したうえで、セッションに持ってくるように伝える。また治療者がクライエントの学習効果を最大にしたいと思っていることも強調する。

　このような基本原則に従えば、『練習帳』は人格障害のクライエントにもスムーズに受け入れられるだろう。しかし他の治療手つづきでも見られることだが、『練習帳』の紹介が、特異な反応を引き起こし、対処が必要になることがある。以下に、考えられる反応とそれに対処する方法、とくに、治療関係を破壊するのではなく強化するような対処法の例をあげる。治療手つづきに対するクライエントの反応と、人格障害の認知的概念化をもとにそれにどう応じるべきかについては *Cognitive Therapy of Personality Disorders.*（Beck et al., 1990）に、各人格障害ごとの認知的概念化と治療計画が解説されている。

●回避的反応

　自分の心のいちばん奥深くにある思考や感情を、治療で打ち明けることを恐れるクライエントがいる。こうした恐怖は対人関係における過去の経

験がトラウマになっていることが多い。回避的反応を示すクライエントは、「私がどういう人間か知ったら、みんな私を拒むだろう」「私はダメな人間だ」「私はつまらない人間だ」「しゃべりすぎるのは危険だ」「私の考えは常軌を逸している」などの信念を抱いていることが多い。クライエントがこのような信念をもっていれば、人生の出来事に対する思考や情動的反応をつぶさに書き込んだ課題を、治療者に見せるのをためらったとしても不思議はない。このようなクライエントは『練習帳』の使用に素直に同意しながら、セッションに持ってくるのを「忘れ」たり、治療者に見せるのを拒んだりする。次のスケッチは、クライエントがこのような反応を示したときの対処法を示す。

治療者：今日は『練習帳』を持ってきましたか。
クライエント：忘れました。
治療者：先週も忘れましたよね。何か理由があって持ってこないのですか。
クライエント：いいえ、忘れただけです。
治療者：たしかに忘れることもありますよね。でもこれまでの経験から言うと、持ってくるのをみなさんがためらわれるケースがあるんです。なぜだか想像できますか。
クライエント：いいえ。
治療者：まずこの本を使いたがらない人がいます。それから、利用していても、書いたことを私に見せたがらない人がいます。またもっと個人的な理由で持ってこない人もいます。あなたの場合はどうでしょう。
クライエント：どういうことですか。
治療者：どう申し上げたらよいか……まず、あなたはこの本が気に入ってますか。
クライエント：ええ、役に立ちますから。
治療者：課題の書き込みはしましたか。
クライエント：ええ、いくつか。
治療者：それを私に見せると考えたら、どんな気分になりますか。
クライエント：ちょっといやな気がしますね。
治療者：何がいやなのでしょう。
クライエント：わかりません。先生の反応かもしれません。
治療者：私がどんな反応をすると思いますか。

ｸﾗｲｴﾝﾄ：がっかりするのではないかと思います。

治療者：ははあ。私が何にがっかりするんでしょう。

ｸﾗｲｴﾝﾄ：課題がちゃんとできていないとか、考え方がおかしいとか。

治療者：課題がちゃんとできていないことや、あなたの考え方がおかしいことに私ががっかりしたとしましょう。そうするとどうなりますか。

ｸﾗｲｴﾝﾄ：私にうんざりすると思います。

治療者：それから？

ｸﾗｲｴﾝﾄ：（顔を赤らめ、目を膝に落として）私に腹を立てて、治療をやめてしまうと思います。

治療者：今、心の中にその状況が浮かんでいますか。

（クライエントがうなずく。）

治療者：今、どんな気分ですか。

ｸﾗｲｴﾝﾄ：恥ずかしいです。

治療者：その気持ちと頭の中のイメージから、何か思い出されるものはありませんか。

ｸﾗｲｴﾝﾄ：（うつむいて目に涙をためながら）何かミスをして、父に壁際に立たされ、怒鳴られたときのこと。

治療者：（ゆっくりと静かに）私がどう反応すると思っているのか、教えてくださって大変助かりました。『練習帳』を持ってきて、課題を見せるのをためらわれるのももっともですね。今日は少し時間を取って、先ほどの私のイメージとお父さんの記憶についてお話ししましょう。それに、安心して本を持ってこられるようにするにはどうしたらいいかも。

ｸﾗｲｴﾝﾄ：わかりました。

　このスケッチは、『練習帳』の使用を妨げている気持ちや信念を同定するステップを示している。最初治療者は、『練習帳』の持参を妨げるものがあるのかと、非難することなく率直に尋ねた。クライエントがそれを否定すると、持参をためらう理由として考えられるものをいくつかあげた。さまざまな理由があげられたことで、クライエントはこれが自分だけの問題ではないことと、治療者の指示に従わないのにはそれなりの理由があることを知る。治療者は誘導的な質問を重ねることでクライエントの発見を促し、感情と感情に伴う思考（イメージや記憶も含めて）を同定できた。最後に、クライエントが『練習帳』を持ってこない理由を温かく受け止め、そ

の信念や反応に理解を示して、これらを一緒に検討することにした。

　この例では治療者は巧みに、『練習帳』の使用の妨害となっている信念や情動的反応を、可能なかぎり取り除いている。しかし、治療者の不用意な言動がクライエントの反応を引き起こしてしまうこともある。たとえば突然、本を見てくださいと指示されたら、クライエントは罰を受けるのではないかと恐怖を募らせるかもしれない。治療者自らがクライエントの恐怖を助長していることに気づいたときは、自分の責任であることを素直に認めれば、協力関係を築き直すこともできる。

　治療者もクライエントも問題を理解したら、次はそれを解決する方法を話し合う。ワークシートの一部を治療者の前で読み上げ、それ以上読み進む前に、治療者の反応について話し合うようにするというやり方を受け入れるクライエントもいれば、クライエントにより反応のしかたが幅広いことを示してやらないと、自分の思考や感情を素直に打ち明けないクライエントもいる。

　一般に回避的な反応を示すクライエントには、細かな段階を踏み、思考や感情を順を追って少しずつ打ち明けてもらう。そのとき、クライエントの心の中の思いに対する治療者とクライエントの反応を話し合うことを重視する。治療者との関係でクライエントに「リスク」を冒させることを行動実験としてとらえ、パート8の説明に従って工夫するとよい。大切なのは、治療者との関係でリスクを冒したならばどんな結果になるかを予想させ、起こりうる危険を克服する対策を工夫しておくこと、そして実際にやってみた結果をきちんと検討することである。ふつう回避的な反応を見せるクライエントは、治療者からの拒絶、批判、激しい否定的情動を予想するが、いざ自分の内的経験を打ち明けると、実際には安堵し、受け入れられたと感じるものである。過去の経験においてはつねに否定的な結果が出たかもしれないが、精神療法によって、自分を表現しても安全な環境や関係がわかるようになると強調するとよい。

> **ヒント**　『練習帳』に否定的な反応を示すクライエントへの対応
> - 『練習帳』に対する反応の中にコアビリーフが現れてくることを予期する。
> - 率直にフィードバックを求める。
> - 否定的な反応を探り、率直で関心に満ちた態度を示す。

- クライエントが思考と感情を同定する手助けをする。
- 記憶やイメージについて尋ね、それと過去の経験との類似を探ってもらう。
- クライエントの否定的な反応に思いやりを示し、自分が理解した内容を要約する。
- 治療者のせいで少しでも協力関係が壊れたときは、それを認める。
- 見つかった問題の解決方法をクライエントと一緒に考える。
- 行動実験を計画し、実行する。
- 行動実験の結果を報告してもらう。実際の結果を患者の予想と比較する。必要があればさらに問題解決を行なう。

● 懐疑的反応

『練習帳』その他の介入に懐疑的な反応を示すクライエントがいる。このようなクライエントは「情報を与えたら、私を傷つけるのに使うだろう」「誰も信用できない」「つねに警戒を怠ってはならない」「人は隠れた動機をもっている」などの信念をもっている。疑り深いクライエントはセッションの記録を残さないように求めるかもしれない。懐疑的反応を示すクライエントは、回避的反応を示すクライエント以上に信念や情動的反応を明かすことを嫌がる場合があるが、対応方法は、回避的な反応について説明したものと同じで、上記の「ヒント」を利用するとよい。

まずクライエントの心配を正当なものと認め、治療者を信じられなかったり、治療に対して疑いを抱いたりするのは当たり前のことだと話すとよい。「ためらわれる気持ちはわかりますよ。結局あなたにとって私は他人でしかありませんし、壁に学位授与証が貼ってあるからといって、信用できるということにはなりませんよね」。信頼は説得によってではなく、率直で直接的なコミュニケーションによって培われる。たとえば以下のように、『練習帳』その他の治療手つづきを用いる目的をはっきりと示すことも１つの方法である。

「『練習帳』は治療で学ぶスキルを練習できるように作られています。ワークシートを他人に見せたくなければ、それも１つの選択です。けれども

見せてもらえれば、あなたが抱えている問題やあなたが達成したことについての知識を共有できますし、力を合わせて治療に取り組むことができます。私のことをもっとよく知ってもらってから、ワークシートを見せるかどうか決めてください。

　私がセッションの記録を残すのは、それが治療者の務めだからです。記録を残しておけば、計画に従って確実に治療を進められますし、問題解決に関係する重要なことがらを覚えておくこともできます。またあなたがこれまでの治療の過程を知りたくなったり、知る必要ができたときのために、治療の記録として役に立ちます。言っていただければいつでもお見せしますよ」。

　このように、治療者が信用できる人間かどうかを判断する情報がほとんどないというクライエント側の事実を認めることによって、クライエントへの思いやりが伝わる。またオープンに情報を提供することで、クライエントの心配を大切に考えていることも伝わる。言葉でクライエントを説得しようとしたり（「私を信じてください」）、治療手つづきについて論争的な態度をとったりすれば（「私の治療を受けるのなら、ワークシートを見せてもらわないといけません」）、疑いは募る一方だろう。

　回避の場合と同じように、クライエントの信念が引き起こす問題を解決するには、治療者とクライエントが協力して対策を練る必要がある。そこで行動実験を利用して、治療関係に対するクライエントの信頼を調べてみるとよい。その際、「信頼」をオール・オア・ナッシングの現象としてとらえるのではなく、どんな情報をどこまでなら安心して話せるかをクライエントに尋ねること。ある領域については、信念や情動的反応を話せるが、別の領域の話はしたくないというクライエントもいる。たとえばあるクライエントは、人に裏切られたときの感情は進んで話したが、怒りに関する思考やイメージは語りたがらなかった。

　クライエントが望むのであれば、その境界は守ることが大切である。怒りに関する思考を打ち明けたがらなかったクライエントの場合、治療者は無理強いしなかった。その代わりに怒りや暴力に関してクライエントがもっている哲学的信念について話し合った。こうしてクライエントのプライバシーを尊重しながら、暴力のもつ望ましくないリスク（「刑務所に入れられるかもしれない」など）についてともに認めあったり、怒りの引き金とな

る状況に対して自己主張で対処するスキルを教えたりすることによって、暴力的衝動を鎮めることができた。

●怒りの反応

『練習帳』を使おうとすると怒るクライエントがいる。このような状況では、怒りをかきたてている信念や情動を見つけ出すことが大切である。懐疑的なクライエントと同じように不信の念を抱き、そのために腹を立てるクライエントがいる。傷ついたり恐怖心を抱いたりすると腹を立てるクライエントもいる。たとえばクライエントが「私に本を渡すのは、私と話したくないからだ」「この本を渡すことで、治療を終了すると言いたいんだ」などと考えるケースである。腹を立てる理由としてはそのほかに、自分の権利を侵されたという認識、あるいは軽視されているという感覚があげられる。たとえば「私の問題なんか大したことじゃないと言いたいんだ」「先生にとって私はこの本の中の誰かと同じで、特別な存在ではないんだ」「ごくありきたりの本をもらったということは、個人的存在として私には何の注意も払われないんだ」など。

このような場合、治療者は本書144〜145ページの「ヒント」に記した原則に従って、オープンな態度でクライエントへの関心を示し、怒りに結びついた信念や情動を理解したいと考えていることを伝えるとよい。回避に対してはそっと後押しすることが、疑いに対しては率直な情報を伝えることが、望ましい対応であったが、怒りに対しては、率直な関心を、穏やかに直接的に伝えることが大切である。次の例を見てほしい。

クライエント：本を1冊読めですって！　信じられない。
治療者：どういうことですか。
クライエント：（治療者の口調をまねて）「どういうことですか」？　とぼけないでください。
治療者：私に対して本気で怒っておられるようですが、私は本当にわからないのです。
クライエント：先生自身がセラピーにかかっていて本を1冊渡されたら、どんな気がします？
治療者：その本を渡された理由をどう考えるかによりますね。
クライエント：そのとおり！

治療者：今日はちょっと頭の回転が鈍いみたいで……私がこの本を渡した理由をどう考えておられるのかがわからないんですが。

クライエント：はっきりしてるでしょう。私にはもううんざりだから、自分で何とかしろって、本を押しつけるつもりなんでしょう。

治療者：つまりもうあなたに来てもらいたくなくて、本を渡したと思っているんですね。

クライエント：（声を荒らげて）そんなに無邪気なふりをしなくてもいいですよ。先生が私にうんざりしてるのはわかってるんですから。私にいや気がさした先生は1人や2人じゃない。先生はちょっとはましで、ストレートに言ってくれるかと思ってましたけど。ええ、やめますとも！

（立ち上がって部屋を出ようとする。）

治療者：ちょっと待ってください。落ち着いて。それは誤解ですよ。もう少しだけ座って、話を聞いてください。

（クライエントがしぶしぶ座る。）

治療者：この本を渡したのは、あなたを追い出そうとか、自分で何とかさせようと思ったわけではありません。経験から言って、この本は治療を受けながら使うととても効果があるのです。ここに来ながら使ってみてほしいのです。

クライエント：どうして。先生の手には負えないからですか。

治療者：一緒に学んだことをまとめたものがあれば、治療がもっとうまくいくだろうと思ったのです。この本を使えば、学習した内容をまとめることができますから。

クライエント：そんな本は山ほど読みましたけど、全然役に立ちませんね。

治療者：この本はちょっと違います。読むだけじゃなくて、気分をコントロールするのに役に立つかもしれないスキルを学んだり、練習したりする手引きとして使います。

クライエント：「かもしれない」？　全然役に立たないこともあるってことですか。

治療者：もちろん可能性としてはあります。私は役に立つと思っていますが、そうでないかもしれません。試してみないとわからないのです。読んでみてよくわからないところがあればお手伝いします。この本は私たちで一緒に使う本なのです。

クライエント：本当に先生は、役に立つかもしれないと思っているんですね。

この例では、クライエントが怒りのあまり治療関係を断ち切ってしまう前に、大急ぎでクライエントの信念を見きわめる必要があった。信念が見つかると治療者はそれに直接的に対処した。治療者が、『練習帳』は役に立つと言い切らなかったことに注目してほしい。『練習帳』の利用は、ここでも行動実験として提案されているのである。

　しょっちゅう腹を立てているクライエントに対しては、怒りの反応を引き起こす引き金を特定することが大切である。たとえばあるクライエントは、何かに脅威を感じると腹を立てることがわかった。予期される攻撃に対して腹を立てることで自分の身を守っていたのである。このパターンに気づいたクライエントは怒りを「手がかり」として、攻撃という危険に関する自動思考やイメージを探ることを覚えた。パート6～7のスキルを学習すると、これらの状況をもっと素早く評価できるようになり、多くの状況を差し迫った脅威がないと判断するようになって、怒りを感じる機会が減っていった。

第2軸の診断を伴うクライエントについて第1軸の問題を治療する

　研究者たちの予測に反して、うつや不安に対する認知療法が、第2軸の診断を伴うクライエントも、伴わないクライエントの場合と同じように効果的であることが、複数の研究によって示されている（Arntz & Dreessen, 1990; Dreessen, Arntz, Luttels, & Sallaerts, 1994; Dreessen, Hoekstra, & Arntz, 1995; Emanuels-Zuurveen, & Emmelkamp, 1995; Van Velzen, & Emmelkamp, 1995）。したがって、人格障害の診断基準を満たしているクライエントに対しても、本書第4～5章で概説した治療プロトコルに従ってよい。

　人格障害のクライエントに対して第1軸の問題を治療するとき、『練習帳』の使い方に変更を加える必要のないクライエントもいれば、いくつかの点において使い方を変えたほうが効果のあるクライエントもいる。変えるポイントとしては、❶治療関係、❷治療ペース、❸練習の反復の程度、❹テーマをもちだす順序、が考えられる。以下で症例とともに、変更の必要な場合とその方法を説明する。

❶治療関係

　第2軸の障害の中心となるスキーマは、治療関係にもっともはっきり現れることが多い。回避性人格障害のクライエントは、自分が治療者の目に無能で劣等な人間と映っていると信じ、強迫性人格障害のクライエントはどの課題でも完璧にこなそうとして、治療者の手を借りることを厭う。自己愛性人格障害のクライエントは、治療者から特別な存在と見られていることを示唆する手がかりをつねに探し求め、自分が無力に感じられるときは治療者からの注目を要求する。

　これらのクライエントは治療マニュアルの使用に対して、まったく違った反応を示す。またマニュアルの使用を促すために、治療関係を利用する方法も違う。たとえば回避性人格障害のクライエントには、本書142～143ページの例で見られるように、強い励まし、治療者のサポート、自己開示のための行動実験が必要である。

　強迫性人格障害のクライエントはたいてい熱心に『練習帳』を使うが、その中に間違いや限界を見つけるとことさらに批判する。このようなクライエントにとって『練習帳』は、「完璧にこなさなければ何の価値もない」「何もかも自分に100％責任がある」などの信念を検証する場となる。治療者は『練習帳』を利用してこれらの信念を検証してもらうとよい。たとえばワークシートの一部だけを作成し、未完成のままで放っておいたりしても、学ぶ価値があるかどうかを考えてもらう。また『練習帳』を使って、完全な自立と完全な依存の間には中間があることを説明することもできる。この治療関係も『練習帳』も、クライエントに独力での努力をしてもらいながら、クライエントを助ける仕組みになっている。この自立と援助のバランスは強迫性人格障害のクライエントに強く訴え、自分が治療をコントロールしなければならないという欲求を薄れさせるきっかけにもなる。

　自己愛性人格障害のクライエントは一般的な治療マニュアルの使用を嫌がるかもしれない。このようなクライエントは「私は特別でなければ価値がない」というコアビリーフ（スキーマ）をもっている。治療者がマニュアルを紹介するとこの無価値スキーマの引き金が引かれ、このスキーマが生む抑うつ感から身を守ろうと対処行動が生じる。対処行動には、(a)治療者を貶めるような発言をする（「本を使う必要があるということは、あなたはまだ

駆け出しなんですね」)、(b)自分の特別性を訴える(「言っときますけど、私はいつも特別なサービスを受けているんです。こんなアシカのトレーニングみたいなプログラムに従うと思われてるなら、よそへ行きます」)、(c)治療者自身の自己愛に訴える(「本を読むよりあなたから直接教わったほうが、よくわかるし早く身につくと思います。お互い教養ある人間として話しませんか」)などがある。

　クライエントがこのような反応を見せたら、その機会をつかまえて、無価値スキーマを同定し、この治療関係を利用して自己愛性人格障害の治療を始めるとよい。治療者はクライエントの攻撃をそらしながら、無価値スキーマを思いやりをもって探らなければならない。自己愛的対処行動に対しては、(a)「このような本を使うという考えが、あなたの中に何らかの感情を引き起こしたのでしょうか」あるいは「このような本の使用があなたの助けになると私が考えたことでがっかりされたんですね。あなたがこんなに苦しんでいるというのに」、(b)「この本を紹介したことで、私があなたを特別な存在と考えていないように思われたんですね。怒りのほかにどんな感情を感じていらっしゃいますか」、(c)「本を読んで勉強するというのはあなたにとってどんなものでしょうか。私たちが顔を合わせているときのように自分に注意を向けられないというのは」などの対応が考えられる。治療者の応答は、すべて感情に注目するよう求めていることに注意してほしい。とくにうつや孤独感など、自己愛性人格障害のクライエントが避けたがる感情に注目するのがポイントである。

　これらの例から、『練習帳』の使用が治療において人間関係の問題を顕在化させることがおわかりいただけたと思う。人格障害の多くはマニュアルに対してそれぞれ典型的な反応を見せるが、どんな反応を示すかは各障害の中心的スキーマによって予測がつく。たとえば依存性人格障害のクライエントは、ほかのクライエントと比べて『練習帳』の課題をするときに治療者の助けを求めることが多く、この本が治療者の代わりではないことを確認したがる。マニュアルの使用に対するこのような反応は、治療の初期に治療者－患者関係の問題を浮き彫りにするが、それによって治療者は早い段階からそうした問題に対する治療的な対応を始めることができる。人格障害のクライエントに治療関係をどう利用すればよいかについては、ベックら(Beck et al., 1990)が詳細なガイドラインを示している。

❷治療ペース

　第2軸の障害を抱えたクライエントの場合は、『練習帳』を使うにあたって1人ひとりペースの調整が必要なことがある。回避性人格障害のクライエントは苦痛に満ちた思考や情動について考えることをいやがる。そのためマニュアルは、治療で「好ましくないもの」のシンボルになりかねない。このようなクライエントに『練習帳』を使うには、楽しい活動の前に時間を決めて課題を学習してもらうことである。たとえば好きなテレビ番組の前に、10分から15分程度『練習帳』の学習をするように勧めるとよい。情動を経験するのに慣れ、情動に対処するスキルを使えるようになれば、もっと長い時間『練習帳』を使ってもいやがらなくなるだろう。

　対照的に境界性人格障害のクライエントには、1日数回使ったほうが効果がある。境界性人格障害のクライエントは頻繁に気分の揺れが起きるため、まずパート3で気分を同定、評価するスキルを身につけてもらい、その後『練習帳』を読み進めながら気分の揺れを調整することを覚えてもらうとよい。なかには必要なスキルを教えるパートを数週間かけて学習し、ゆっくりと進まなければならないクライエントもいる。十分に時間をかけて必要なスキルを身につけていくように励ましてほしい。

❸練習の反復の程度

　『練習帳』を読み進めながら、とくに以前の学習内容やワークシートを振り返ることもなく自然にスキルのレパートリーを増やしていくクライエントも多いが、なかには何度も繰り返しが必要なクライエントがいる。人格障害のクライエントはみな（慢性的な問題を抱えたクライエントも）、パート9で解説されるコアビリーフの学習に入ると繰り返しが必要になる。これについてはこの章のもう少しあとで説明する。新しいスキーマの成長を促すために繰り返しが必要なのは、一般にスキーマはきわめてゆっくりとしか変わらないからである。

　さらにスキーマは、第2軸の診断をもつクライエントの自動思考や仮定の核になっていることが多く、『練習帳』の最初のほうのパートでも繰り返しが必要なことがある。たとえば、人格障害のない大うつ病のクライエントなら、『練習帳』のスキルを学習して、思考記録表を15枚から20枚作成し、行動実験を5、6回行なえば全快するかもしれない。このようなク

ライエントの場合はスキルを練習することによって、うつ状態でないときに現れるバランスの取れた考え方を取り戻すことができる。

　一方、境界性人格障害で大うつ病のクライエントは、やはり同じくらいの時間でスキルを学習し、大うつ病の寛解も経験する。しかし、いつもバランスの取れた考え方をすることはできないかもしれない。なぜなら境界性人格障害のクライエントは、うつ状態にあるときも、うつ状態にないときも、人生の多くの領域で否定的なスキーマに支配されているからである。このようなクライエントを治療するときには、ワークシートを使って学習を繰り返しながらスキーマを変える努力を続けていく必要がある。これについては後述する。

❹テーマをもちだす順序

　クライエントのスキーマが、『練習帳』の最初のほうに出てくるスキルの学習を強く妨げている場合は、早い段階でパート9の学習内容を紹介するとよいだろう。たとえばジョーンは自動思考の検証ができなかった。ジョーンにとってはどの思考も100％正しいように思われ、状況に対する認識はあくまで認識であって、真実ではないと納得させてくれるようなことがらが1つも見つからなかった。治療者は一時的に思考記録表の作成をストップし、代わりにスケール（パート9に説明のある尺度グラフ）を使って、問題となっている状況に対するジョーンの確信度を測定させた。以下の例は、スキルの学習順序を変えたことがジョーンにとってどれだけ役に立ったかを示している。

治療者：パティーがあなたに対して腹を立てたとき、彼女があなたを憎んでいると「わかった」のですね。
ジョーン：はい。とくにどうこうする必要もなかったので、パティーとは絶交しました。だから「反証（自動思考に矛盾する事実）」欄に書くことが見つからなかったんです。嘘じゃありません。
治療者：別の角度からもう少し考えてみましょう。感情を0から100の数字で表す方法を学んだのを覚えていますか。
ジョーン：ええもちろんです。
治療者：では「パティーは私を憎んでいる」という結論の確からしさを0から100で表してください。

ジョーン：100％です。

治療者：（線を引いて0から100へと目盛りを打ちながら）このスケールは、あなたに向けられた他人の憎しみの度合いを示します。まずパティーの感情があると思われる場所に印をつけてください。

（ジョーンは100％の位置に印をつける。）

治療者：確認しますが、100％ということはあなたに対する最高の憎しみを表すのですね。

ジョーン：はい。

治療者：ということは、パティーほどあなたを憎んでいる人をほかに想像できないということですね。

ジョーン：そんなことありません。だからわけがわからないんです。パティーとはこれまでずっと仲よくやってきたのに、私にあんな態度をとるなんて本当に許せません。

治療者：あなたをひどく憎んでいる人がいて、身体に危害を加えたり、殺したりしたらどうなるでしょう。その人はこのスケールのどこに入りますか。

ジョーン：100のところでしょうね。

治療者：つまりパティーもそんなふうに暴力的な態度をとったのですか。

ジョーン：いいえ。もちろんそんなことはありません。

治療者：このスケールには、起こりうる経験がすべて入るようにしたいのです。ではスケールの中に暴力を位置づけましょう。これまでにそういう憎しみに出会ったことがありますか。

ジョーン：はい。ゲイバーの外で殴られたことがあります。

治療者：ひどい目に遭いましたね。（少し言葉を止めて）その種の経験はスケールのどこに入りますか。

ジョーン：100％でしょうね。

治療者：これまでに味わった憎しみの中で、このスケールに入りそうなものがほかにありませんか。

ジョーン：叔父にいたずらされたことがあります。正確に言うと、バーの事件のような憎しみの行動とは違いますが、愛情ある行動でないのは間違いありません。

治療者：それはこのスケールのどの位置に入りますか。

ジョーン：95％です。

治療者：ほかの経験がどのあたりに位置するかも見てみましょう。

（ジョーンと治療者は、さまざまな経験を検討しながら、数値化していった。いたずら電話の35％からバーの事件の100％まで。）

治療者：さあ、さっきよりスケールが埋まりましたが、あなたに腹を立てたパティーはどこに入るでしょう。

ジョーン：このスケールだと45％くらいです。でもすごく不愉快だったんです。

治療者：それはそうでしょう。愛する人に腹を立てられるのは、誰にとってもつらいことです。けれども大切なのは、パティーが怒ったのはあなたを憎んでいたからだったかどうか、憎んでいるとしたらどれぐらいなのか、という観点から考えてみることではありませんか。彼女の憎しみが最初思っていた100％ではなくて45％だとすると、何がどう変わりますか。

ジョーン：少し気分が晴れました。パティーと絶交する必要もなかったんですね。なんか馬鹿みたいです。

　ここで治療者は信念を検証するツールとして、思考記録表の代わりにスケールをもちだした。思考記録表で証拠を集めることをかたくなに否定するクライエントに信念を検証させるには、スケールのほうが融通が利いて使いやすい。なぜならスケールは、思考記録表のように情報の積み重ねに応じて新しいものの見方を探すのではなく、情報に応じて少しずつ信念を動かすものだからである。ジョーンも最終的には思考記録表を役立てることになるが、その前に、思考をもう少し柔軟にする必要があった。自分の思考は1つの見方であって、事実ではないことを、まず学ばなくてはならないのである。

第2軸の障害の治療

　『練習帳』はうつや不安など第1軸の問題の治療だけでなく、第2軸の障害の治療にも直接使うことができる。非適応的なスキーマが弱まり、より適応的な別のスキーマが育ってくると、人格障害の治療は成功する。治

療の成功とは、人格障害の診断基準を完全に満たしていたクライエントが、治療終了までに診断基準にあてはまらなくなることを指す。人格障害の認知療法はスキーマを変え、別の対処行動を育むことをめざすが、その潜在的効果を立証している症例研究がある (Beck et al., 1990)。以下で人格障害の治療に役立つ『練習帳』の使い方についていくつかの提案を行なう。

● コアスキーマを変える

コアスキーマを変えるための治療手順については、詳細はパデスキー (Padesky, 1994a) を参照してほしい。ここでは、スキーマ変容のための『練習帳』の使用法に焦点を当て、臨床例をあげながら、コアスキーマを同定、変更する治療手順の概要を示す。

● コアスキーマを同定する

否定的なスキーマを同定し、変更するのに必要な認知の基本的スキルは、『練習帳』パート9で学ぶことになる。ワークシート9-1、9-2、9-3、9-4の質問は、クライエントが、自己、他者、世界に関する否定的なコアスキーマを同定する助けになる。自己、他者、世界という3つの認知の領域は互いに影響し合っているため、3つのすべてのタイプのスキーマを同定できるようにクライエントを手助けすることが重要になる。3つのタイプのスキーマをそれぞれ単体で見るのではなく、まとまったものとしてとらえることによって、クライエントの情動面、行動面、動機面の反応をより適切に説明できるようになる。たとえば2人のクライエントが、自己に関して「私は弱い人間だ」という同じスキーマをもっていたとする。このとき一方のクライエントが、他者に関して「他人は隙あらば相手を傷つける」というスキーマをもっていれば、回避的なスタイルをとって、自分を守るために弱みを隠そうとするだろう。しかしもう一方のクライエントが他者に関しては「自分より弱い人間はどこにでもいて、搾取に値する」というスキーマをもっていたならば、反社会的な対処スタイルをとって、つねに自分より弱い人間を探して利用しようとするだろう。

非適応的なスキーマを同定して、それをクライエント自身の言葉で表現できるようになれば、次はそれに代わる別のスキーマを同定できるようになる。『練習帳』パート9の161〜172ページは、クライエントがより適応的なスキーマを同定し、それを自分自身の言葉で表現するのを援助するた

めに使うことができる。現在もっているスキーマと、より望ましい新しいスキーマを同定するまでには数週間が必要だが、その間、クライエントの変化はスキーマを表現する言葉や概念の中に現れてくる。とくに大切なのは、クライエントにとって望ましい意味をもつより適応的なスキーマを同定することである。なぜならこの新しいスキーマが、スキーマ変容の過程の基礎になるからである。次にあげるゲアリーと治療者の会話は、別のスキーマを探る例である。

治療者：先週はあなたの否定的なコアビリーフ「僕はダメ人間だ」について話し合って、別の信念「僕はまあまあの人間だ」に気づきました。そして「僕はまあまあの人間だ」が、あなたの望む自己像と一致するかどうかを考えてくるようお願いしましたね。やってこられましたか。
ゲアリー：はい。自分をそんなふうに見られたらいいでしょうね。でもそれが完全に正しいとは思えないんです。
治療者：どこが正しくないのですか。
ゲアリー：「僕はダメ人間だ」と考えるとき、僕だけがそう考えているのではなくて、他人が僕をそう思っているということです。
治療者：つまり「他人は僕がダメ人間だと思っている」ということですか。
ゲアリー：いえ、そういうことでもありません。「失敗が人に見つかると罰される」ということだと思います。
治療者：なるほど。それは意味が違ってきますね。その信念に代わるものは何でしょう。どんなことであってほしいですか。
ゲアリー：安全だということ。（少し考えて）失敗が見つかっても大丈夫ということです。（肩の力が抜け、目がうるむ）
治療者：そう言ってみると、どんな気持ちですか。
ゲアリー：楽になります。そして怖いです。もしそう信じられたとしたら、救われる気持ちです。
治療者：では「失敗が見つかっても安全だ」と書き込んでください。そして今週はこの考えが、あなたの望む、人生におけるものごとのありようと一致するかどうかを考えてみましょう。

　治療者はゲアリーの話を注意深く聞き、適切な質問を重ねることによって、否定的なスキーマのニュアンスを掘り下げて詳述させている。このニ

ュアンスは、別のコアビリーフを構築しようとするまではゲアリーの意識の外にあった。新しいスキーマを口にしたとき、ゲアリーがかなり感動を覚えた様子に注目してほしい。スキーマは感情と密接につながっており、新旧のスキーマが初めて言葉にされたとき、クライエントはたいてい何らかの情動の動きを見せる。またゲアリーは新しいスキーマを確信していないが、これも、クライエントが別のもっと適切なスキーマを見つけたときの典型的な反応である。

　ゲアリーが見つけたスキーマの形式は、『練習帳』パート9であげられているスキーマの表現形式（「私は〜」「他人は〜」「世の中は〜」）とは違っている。ゲアリーの否定的なスキーマでは、自己に関わるもの（「私は失敗する」）と他者に関わるもの（「他人は私を罰するだろう」）の2つが結びついている。クライエントには、否定的なスキーマもそれに代わるスキーマも、本人にとってもっとも意味のある形で表現させることが大切である。『練習帳』の表現形式に無理矢理合わせさせてはいけない。スキーマにはいろいろな形があり、イメージであることもある。たとえばある女性は、肩に小鬼が乗っていて始終自分を批判しているという映像的スキーマをもっており、これに代わるより適応的なイメージを見つけ出させるような治療を行なった。新旧のスキーマが見つかれば、パート9の練習を通じて積極的にスキーマに働きかけ、変容させる。古いスキーマが正しいという確信を弱めながら、それに代わる新しい信念への信頼度を高めるのである。

● **スキーマ変更のプロセス**
　コアビリーフを変更するには、古いスキーマを弱める努力と新しいスキーマを強める努力を同時に行なう必要がある。『練習帳』のワークシートを使えば、スキーマ変更の3つの基本プロセス（スケールを使って練習する、コアビリーフを記録する、過去をふり返ってスキーマを検証する）がカバーできる。以下にゲアリーがこれら3つの手法を使って、今のスキーマ「失敗が見つかると罰される」を弱めると同時に、新しいスキーマ「失敗が見つかっても安全だ」への信頼を築いていくプロセスを抜粋する。

——スケールを使う——
治療者：1週間考えてみてどうですか。新しい信念「失敗が見つかっても安全だ」は、あなたの考えに合いそうですか。

ゲアリー：僕の望みには合っているみたいです。でも考えれば考えるほど、無理そうに思えます。
治療者：どういう点で無理だと思えるのですか。
ゲアリー：僕はこれまで安全だったことがありません。仕事でも家庭でも、失敗するたびにみんなからひどい目に遭わされています。
治療者：それでは安全度のスケールを作ってみましょう（直線を引き、両端を示して）ここが安全度０％、反対が安全度100％です。タイトルは「他人に失敗を見つけられたときの安全度」としておきましょうか。失敗が見つかったときは、自分がこの線上のどこに位置すると思いますか。
ゲアリー：０％です。
治療者：では０のところに印をつけて、そこが今言った自分の位置だとわかるようにしておいてください。
（ゲアリーは０の下に印をつけ「私」と書く。）
治療者：では、人に失敗を見つけられた経験をリストにしましょう。
ゲアリー：先週職場で売上税の計算を間違いました。電卓が壊れていたんです。それから、息子におもちゃを直してやると言っておきながら、疲れていてできませんでした。今思いつくのはそれぐらいです。
治療者：私に失敗が見つかったと思ったことはありませんか。
ゲアリー：初めてここに来たときホームワークをやると言っておきながら、してこなかったことがあります。
治療者：つまりあなたが「失敗」とおっしゃるのは、間違い、約束を守らなかったこと、やり方がわからなかったことですね。
ゲアリー：ええ、そうです。
治療者：そうすると「安全」とはどういう意味ですか。
ゲアリー：傷つけられないということです。
治療者：肉体的に？　それとも感情的に？
ゲアリー：両方。子どもの頃は、失敗するたびに父にひどくぶたれました。でも、からかわれたり、馬鹿と言われたりするだけで、十分いやな気持ちになります。
治療者：そんなこともあったのですか。
ゲアリー：ええ。学校では実際にありましたし、職場でもときどき上司に叱りとばされて、馬鹿呼ばわりされます。
治療者：それではスケールの数値がどのようなことを意味するのか、具体

的に書いていきましょう。まず0のところに、安全度0％とはあなたにとってどういう状況を指すのか書いてください。たとえば死にそうになるくらいぶたれる、とか。

ゲアリー：そう。ぶん殴られて、責められて、みんなの前で立たされて笑いものにされることです（0のところにこれらの内容を書き込む）。

治療者：では安全度100％はどんな状況でしょう。

ゲアリー：わかりません。

治療者：0％が半死半生の目に遭うことなら、100％は、肉体的な危害を加えられないと感じることではないでしょうか。

ゲアリー：ボディーガードを雇っているような状況ですね。

治療者：ええ。あなたはどんな状況に置かれたら、いちばん安全と感じられますか。

ゲアリー：誰も僕に触れられないように盾で守られている状態。

治療者：わかりました。それを安全度100％のところに書いてください。（ゲアリーが書くのを待って）さて、みんなの前で非難されたり恥をかかされたりすることに対しては、100％安全というのはどんな状態を指すのでしょう。どうですか。

ゲアリー：馬鹿にされずに、辛抱強く励ましてもらうことです。

治療者：それも100％のところに書いてください。（ゲアリーが書くのを待って）ではこのスケールで安全度50％はどんな状態を指すでしょうか。今あげてもらった両極端のちょうど真ん中なんですけど。

ゲアリー：肉体的には、小突かれても、けがはしないというあたりでしょうか。それから一対一で批判されたり怒られたりしても、大勢の前ではそういうことをされないという状態。

治療者：それをスケールの真ん中、50％のところに書いてください。ではさっきあげてもらった、失敗が見つかった3つの経験を線上に書き込んでみましょう。まず計算機が壊れていて売上税の計算を間違ったケース。これはどこに入りますか。

ゲアリー：ええと、25％くらいですね。上司は馬鹿にしましたけど、その場にはほかにもう1人しかいませんでしたし、暴力を振るわれるようなこともありませんでした。

治療者：では印をつけて、その点がどの経験を表すかわかるように書いておいてください。（少し待って）息子さんのおもちゃを直せなかったケー

スはどうですか。

ゲアリー：80％くらいです。息子はがっかりしていましたが、怒ってはいませんでした。

治療者：同じように印をつけて、その内容を書いておいてください。（少し待って）さて、やると言ったホームワークをやってこなかったことについてはどうですか。

ゲアリー：たしか、先生は僕を殴りませんでしたよね（笑い）。

治療者：殴られると思っていましたか。

ゲアリー：少し。

治療者：実際はどんなことがありましたか。

ゲアリー：先生は穏やかな口調で質問しました。そして僕が間違いを恐れなくなるように、助けてくれました。

治療者：それはこのスケールのどこに入りますか。

ゲアリー：安全度90％です。

治療者：書いてください。（少し待って）さてこれで直線上に4つの印がつきました。1つは他人に失敗を見つけられたときにあなたがもっていると思っている安全度（0％）、あとの3つは最近の出来事を示しています（25％、80％、90％）。この4つの印を見て気づくことはありませんか。

ゲアリー：自分が思っている安全度と、実際にあった出来事の安全度とが食い違っています。

治療者：なかなか鋭いですね。同じようにして、子どもの頃の出来事をこの線上に表すとどうなるでしょう。たとえば、失敗してお父さんにひどくぶたれたときのことなどは。

ゲアリー：0％です。

治療者：では、子どものときのほうが安全度0％だったことが多いと思いますか。

ゲアリー：ずっと、というわけじゃありません。でも父親がいつ怒り出すのか、予想がつきませんでしたから。

治療者：つまり自分が安全度0％だと考えることは、子どものときには適切なことだったのかもしれませんね。お父さんがいつ癇癪を起こすかわからない以上、自分は安全ではなく、つねに注意していなければならないと考えるのは適切なことだったのでしょう。

ゲアリー：ええ、そのとおりだと思います。

治療者：今はどうですか。自分が安全でないと考えることは、今も適切だと思われますか。

ゲアリー：（考えて）いえ、そうは思いません。このスケールを見ると、僕は思っていたより安全なのかもしれません。

治療者：では自分が安全だと考えるとどんなメリットがあるでしょう。０％しか安全でないと考えつづけていると、何が具合悪いのでしょう。

ゲアリー：そう……安全だと感じられたらもっとリラックスできると思います。人に対しても向かっていけるでしょうし。

治療者：そうすると何かよいことがありますか。

ゲアリー：もう少し強気に出たら、上司が少しおとなしくなるかもしれません。同僚のピートに対しては、僕みたいにつらくあたりませんから。

治療者：それは面白い発想ですね。あなたが強気に出れば、上司がおとなしくなるかどうか注意してみるとよいかもしれません。具体的にどんな行動をとればよいのか、ここでその練習をすることもできます。でもまずこの１週間は、スケールを使って、他人に失敗を見つけられたときの安全度を繰り返し測ってみましょう。どんなときに安全で、どんなときに安全でないのか、もっと詳しくわかるでしょう。いかがですか。

ゲアリー：なるほど、そうですね。

　ここで治療者はスケールと誘導による発見の手法を用いて、安全度０％というゲアリーの確信を弱めながら、失敗が見つかっても「安全」とはどのような状態を指すのかを考えてもらっている。スキーマ変更の第１段階は通常、スキーマの内容を明確にすることである。この例で治療者はまず、「失敗」と「安全」という言葉が意味するものを具体的にあげてもらい、次にスケールを使ってこれまでの経験を一望して、それらの情報がスキーマを肯定するのか否定するのかを評価してもらった。

　スケールによる治療効果を上げるには、古いスキーマではなく新しいスキーマに向けて情報を評価する。古いスキーマを少し弱めるより、新しいスキーマを少し強めるほうがクライエントにとっては希望になる。ゲアリーを例にして比べてみればわかるだろう。古い信念が「失敗したら罰される確率は９０％だ」に下がったときと、「失敗が見つかっても１０％は安全だ」と信じられるようになったときとでは、感じ方はどう違うだろうか。

　新しいスキーマ用のスケールができあがったら、両端と中間点とが具体

的にどういう状態を指すのかをクライエントに定義してもらう。大切なのは、両端を極端な状態で定義して、すべての人間の経験がその間に入るように設定することである。クライエントに任せると両極の程度が弱く定義されがちなために、変化を測るというスケールの価値がなくなってしまうので注意してほしい。たとえばゲアリーが安全度０％を「誰かが自分に腹を立てる」と定義したとする。するとスケールを通じてほとんど変化の余地がなくなり、父親の殴打も、上司の叱責や息子の失望と同質の出来事になってしまう。

　治療者は両端の意味を定義したあと、最近の出来事を直線上に位置づけてもらった。それから、スキーマに導かれた「失敗が見つかったら安全度０％」という認識と、実際の経験とを比較してもらった。しかし治療者はスキーマの誤りを指摘することだけを考えているのではない。スキーマとゲアリーの成長過程での経験を結びつけ、暴力を振るう父親のもとにいるときはそのスキーマが適切だったと温かく認めた。こうして古いスキーマの源を探り、それが適切な状況があったことを認めたうえで、現在の状況でもこのスキーマがつねに適切かどうかと考えさせているのである。

　セッションでスケールを作って使うことを学ぶと、クライエントは家でもワークシート9-7（新しい信念の確信度）、9-8（自分の体験に点数をつける）のスケールを利用して、スキーマを評価できるようになる。古いスキーマを弱めるよりも新しいスキーマを強めるという治療原則に基づいて、ワークシートでは、古いスキーマではなく新しいスキーマを測定するようにと指示している。

　スケールの利用はスキーマを変更させる治療の中心になる。スキーマはオール・オア・ナッシングの二分法的特徴をもつが、スケールを使うことで、自分の経験を連続的な段階の中で評価することを学習できる。思考記録表では見過ごされかねない信念の小さな変化も、連続したスケールでならとらえることができる。スキーマの変更は経験の蓄積とともに少しずつしか進まない。そのため新しい信念が十分に発達するまで半年以上は、スケールその他のスキーマ変更の手法を続ける必要がある。

―コアビリーフを記録する―

　スキーマはものの見方を形作っており、そのためにわれわれは、現在のものの見方と一致しないことがらは認識しにくくなる。クライエントは、

より適応的な別のスキーマを裏づける可能性のある経験が目に入らず、覚えておくこともできない。ワークシート9-6「新しい絶対的信念を裏づける根拠」(「ポジティブなデータのログ」[Padesky, 1994a])は、新しいスキーマを支持する経験に気づき、記録できるよう工夫されたものである。図❼-1はゲアリーが作成したワークシート9-6の例である。

このワークシートは、ごく細かな日常経験を記録していくようになっている。理想的には、毎日2つか3つ、表に書き込むようにする。この一見単純な作業の難しさは、クライエントには、スキーマに矛盾する情報がなかなか認識できない点にある。新しいスキーマが育つまでは、クライエントはその情報に焦点を合わせるレンズをもたない。ところが新しいスキーマを構築するには、まさにその情報が必要なのである。ここに治療者の役目がある。新しいスキーマを支持する小さな経験がないかと目を配り、クライエントにそれを意識させながら、1人で気づいて記録できるように援助するのである。ゲアリーを例にそのプロセスを説明する。

図❼-1　ゲアリーのコアビリーフ記録「新しい絶対的信念を裏づける根拠」

新しい絶対的信念：失敗が見つかっても安全だ

新しい信念を裏づける根拠や経験

(1) ボルトを外せないとき、ジムが手伝ってくれた。
(2) ついてない日のことを話したとき、妻のサリーは優しく聞いてくれた。
(3) 『練習帳』を持ってくるのを忘れたとき、先生は怒らなかった。
(4) 納税書式が理解できなかったとき、ボブは笑っただけだった。そして自分もわからないと言った。
(5) 息子に本を読んでやっているときにつっかえたが、息子は気にする様子もなかった。
(6) 妻のサリーに腹が立ってけんかしたが、仲直りできた。
(7)
(8)
(9)
(10)
(11)
(12)
(13)
(14)
(15)
(16)
(17)
(18)
(19)
(20)
(21)
(22)
(23)
(24)
(25)

治療者：今週はコアビリーフについての記録が増えましたか。

ゲアリー：いいえ。とくに何も書くことがありませんでした。

治療者：ということは、今週はミスも失敗もなかったんですね。とてもいい1週間だったんですね。

ゲアリー：そんなことはありません。トラックが壊れて仕事に遅れてしまったし、先週末はかなり気分が落ち込みました。

治療者：そのとき、上司やまわりの人から罰を受けましたか。

ゲアリー：いいえ、受けていません。

治療者：では、どうなったのでしょう。

ゲアリー：ええと、電話が近くになくて職場に連絡もできなかったんですが、事情を話したら上司はちゃんとわかってくれました。それに先週末サリーはとても優しかったんです。僕を元気づけようとしてくれたし、お義母さんの家に行かなくてすむように断りの電話も入れてくれました。

治療者：そうですか。新しいスキーマ「失敗が見つかっても安全だ」を思い出してみてください。今の2つの経験は、この信念が正しいことを示す小さな例だとは思われませんか。ワークシート9-6に書けそうな。

ゲアリー：そのようですね。けれども、こんな出来事が安全であることに関係しているなんて思いませんでした。

治療者：でも失敗のたびに必ず罰されるというのが正しいとしたら、この場合どうなっていたでしょうね。

ゲアリー：上司は僕をクビにすると言い、サリーは僕に激怒していたでしょう。

治療者：そう、それなら罰と言えますね。でも実際にはそんなことは起きなかった。そうですね。

ゲアリー：ええ。2人とも僕の問題をとてもよくわかってくれました。

治療者：この2つの出来事は今週分としてワークシートに書けると思いませんか。

ゲアリー：そうですね。

（ワークシートに2つの経験を書く。）

治療者：今週は、その日にうまくいかなかったことや、失敗したことがなかったか毎日考えて、それに対して罰を受けていなかったら、その出来事をワークシートに書くようにしてください。

ゲアリー：わかりました。

治療者：では今の手順をワークシートのいちばん上に書いておいてくださ

い。どんな経験を書き込めばよいのか、すぐに思い出せるように。

　治療者は、ワークシートに記録できそうな情報を探すために、ゲアリーが恐れている経験（ミスをする、問題が起こる）について尋ねた。スキーマに矛盾するような経験にゲアリーが気づいていないことを、あらかじめ予測していたのである。そして、ものごとがうまく運ばなかったのに罰を受けなかった出来事があったことに気づいてもらい、その出来事をすぐに書きとめてもらった。さらに、新しいスキーマを支持する情報に気づくためには、どんな経験に注目すればよいのかというガイドラインを示した。その手順をワークシートに書き込んでもらったのは、新しいスキーマにまつわることがらは、書いておかなければ忘れてしまうとわかっているからである。ワークシート9-6が毎日簡単に作成できるようになる頃には、新しいスキーマが育っているだろう。いったん新しいスキーマができてしまえば、それを裏づける情報を認識するのは難しくない。
　ほとんどのクライエントは、新しい信念が根づいて確信が育つまでに、ふつう半年はコアビリーフに関する記録をつけなくてはならない。この記録にスケールを組み合わせて使うこともできる。たとえばゲアリーは、新しいスキーマ「失敗が見つかっても安全だ」に対する確信度をワークシート9-7を使って毎週測定した。最初ゲアリーがこのスキーマを見つけたときは、確信度０％であったことを思い出してほしい。ワークシート9-6を使って１カ月ほど経験を書きつづけると、確信度は10％に変わった。さらに３カ月後、失敗が見つかっても安全だという確信は30〜40％に上昇した。６カ月後、ゲアリーはほとんどの人間関係において新しいスキーマを80％確信できるようになった。

─過去をふり返ってスキーマを検証する─
　ワークシート9-9では、新しい信念の信頼性評価を、現在の情報だけで考えるのではなく、クライエントの過去の人生にさかのぼって探してもらう。たいていのスキーマは幼い頃に形成される。ネガティブなスキーマは、その後の全人生にわたって私たちの認識と記憶を歪める。したがって、過去をふり返って、支配的スキーマに合わないせいで見逃されたり、無視されたりしてきた情報を探してみる価値はあるだろう。
　コアビリーフを裏づける根拠を日常生活の中から見つけるのに治療者の

援助が必要なのと同じく、過去にさかのぼって新しいスキーマを支持する情報を探るときにも手助けが必要になる。治療者は、小さなことでもどんな証拠がありそうなのか考えて、その記憶をよみがえらせるような質問をし、クライエントが情報を思い出せるように援助することができる。以下のゲアリーの治療者の例のように、さまざまな人間関係や出来事について尋ねてみるとよいだろう。

治療者：今日はワークシート9-9を使って、今取り組んでいる新しい考え方「失敗が見つかっても安全だ」を裏づける証拠を、過去にさかのぼって探る方法をお教えします。昔のお父さんに関してはこの信念はあてはまらないとおっしゃっていましたが、ほかの人についてはどうでしょう。

ゲアリー：どういうことですか。

治療者：つまり、このワークシートの最初に書くことがらなんですが、あなたの人生でお父さん以外に重要な役割を果たした人は誰でしょう。そう、生まれてから2歳くらいまでの間で。

ゲアリー：母親と兄がいます。

治療者：赤ん坊の頃、お母さんかお兄さんといると安全だったと考えていますか。

ゲアリー：赤ん坊の頃は大丈夫だったと思います。父親は軍隊に入っていて海の向こうでしたから。

治療者：ではこの時代については何と書きましょうか。たとえば立とうとして転んだとき、泣き出したとき、病気になったとき、お母さんとお兄さんはあなたをどうしたでしょう。

ゲアリー：優しくしてくれたと思います。この時期については、そう書けそうです。

（下を向いてワークシートに記入する。）

治療者：3歳から5歳はどうですか。

ゲアリー：父親が帰ってきて、何もかも滅茶苦茶になりました。酒を飲むたびに僕たちを殴り出すんです。一度なんか具合が悪くて泣いているのに、何度も何度も殴られました。たしかまだ僕が3歳のときだったと思います。

治療者：ではお父さんがいるときは、家はあまり安全な場所ではなかったのですね。

ゲアリー：ええ。
治療者：家以外の場所に行ったことはありませんか。
ゲアリー：毎年夏になると数週間、祖父母の家に遊びに行きました。
治療者：そこではどんなふうでしたか。
ゲアリー：面白かったですよ。2人はシカゴのアパートに住んでいたんですが、よく祖父が動物園や操車場に連れていってくれました。ずいぶん楽しかった記憶があります。
治療者：あなたが病気のときや、間違ったことをしたとき、おじいさんやおばあさんに失敗を知られたときは、どんなことが起きましたか。
ゲアリー：2人はどんなときも優しかった。一度皿を割って泣きそうになりました。てっきりむちで打たれるものと思ったんです。けれども祖母はただ僕を抱き締めて、大丈夫よって言ってくれました。祖父は割れた皿を片づけるのを手伝ってくれました。「皿なんて家族に比べたら安いものだ」と言いながら。
治療者：そのような経験は、あなたの古いコアビリーフ「失敗すると罰される」と、新しいスキーマ「失敗が見つかっても安全だ」のどちらに合っていると思いますか。
ゲアリー：新しいほうです。
治療者：ではワークシート9-9の3～5歳の欄に、そういったことを書いてください。

　ゲアリーのように、子どもの頃に厭わしい経験をしているクライエントでも、過去にさかのぼってスキーマを検証することは有用である。新しいスキーマを支持する経験はいくつも見つける必要はない。ほんの2つか3つでも、クライエントにとっては十分に意味がある。各時期ごとに1つか2つ見つかると理想的だが、ある時期についてクライエントの記憶がない場合は（ひどい虐待や性的虐待を受けていたクライエントにときどき見られる）、思い出せる時期の分だけでも効果がある。

●問題のある行動パターンを変える

　認知理論では、人格障害に特徴的な行動を病的なものとは考えず、クライエントがもっているコアスキーマの文脈の中での合理的な対処法と解釈する。たとえば妄想性のクライエントによる防御的な行動は、「つねに用

心していなければ、他人は私をいいように利用する」という信念の文脈の中では、病的なものではなく、適応的なものと言える。クライエントが「私は弱く傷つきやすい。他人は私よりも強く、私を守ることができる」と信じていれば、依存行動は合理的な対処法である。

そのため、スキーマを変更させるときには、まず新しい行動反応を学習し、それを実行することに焦点を絞る。『練習帳』のパート8を使って、古いスキーマを検証し、新しいスキーマを定着させる行動実験（ワークシート8-1）を工夫するとよい。ゲアリーは、新しいスキーマ「失敗が見つかっても安全だ」を評価するために、サリーへの苛立ちをそのままぶつけてみることにした。ゲアリーもまた多くのクライエントと同じく最初は行動実験に尻込みした。不安と、新しい行動は危険であるという確信のせいだった。以下のセッション記録は、治療者が手を貸すことで、ゲアリーが行動実験をいやがる気持ちを克服する様子を示している。

ゲアリー：前回話し合ったことですが、今週は自分の感じていることをサリーに言いませんでした。
治療者：するのを忘れたのですか。それともしないことにしたのですか。
ゲアリー：どっちかと言うと、しないことにしたんです。
治療者：どんなことを考えて、どういう気持ちからそう決めたのですか。
ゲアリー：ええとですねえ、怖かったんです。あまりにも危険な気がして。
治療者：どんなときに危険に思えたのか、教えてもらえますか。
ゲアリー：土曜日のことですが、サリーがうるさいことを言うから、ちょっと黙って、しばらく放っといてくれと言おうと思ったんです。でも、きっとサリーを怒らせて、ひどい目に遭うんじゃないかと恐れました。
治療者：それでどうしたのですか。
ゲアリー：黙って車を整備しながら、ラジオのボリュームを上げて、サリーに話しかけられないようにしました。
治療者：それで、あなたはどんな気分になりましたか。
ゲアリー：その間じゅう、猛烈に腹が立って、心の中でサリーに怒鳴りつづけていました。しばらくしてサリーが話をしに出てきたときにちょっと冷たくあしらったら、サリーが怒り出しました。
治療者：つまりあなたの昔のパターンの行動は、彼女の怒りからあなたを守ってくれなかったんですね。

ゲアリー：ええ。
治療者：でも感じたことを最初に口に出していても、彼女を怒らせていたかもしれないとおっしゃるんですね。
ゲアリー：そう思います。
治療者：では、もう一歩進めて計画を立てる必要がありそうですね。
ゲアリー：どういうことですか。
治療者：自分が感じていることを伝えたらサリーが怒ったとします。そんなときにどうすればよいかというプランがあれば役に立つと思いませんか。
ゲアリー：それはいいですね。今はサリーが腹を立てたときは、黙ってその場を離れるか、ののしってから離れるかのどっちかですから。
治療者：『練習帳』のワークシート8-1が役に立つと思いますよ。そのページを開けて、やってみましょう。
ゲアリー：ああこれですね。
治療者：左上に、試してみたい思考を書いてください。
ゲアリー：（「感じていることをサリーに言っても安全だ」と書く。）
治療者：まず実験の内容を書いてもらいます。つまり何をしようとしているのかですね。それから実験の結果どういうことが起きると思われるのか、あなたの予測を書いてもらいます。そして実験の途中で起きるかもしれない問題を書きます。では土曜日のことを例にして書いてみましょう。
ゲアリー：つまり「実験」の欄には「サリーに黙っていろと言う」と書くんですね。
治療者：そうです。あとでロールプレイをして、今の科白をどんなふうに言えばよいのか、いろいろなやり方を試してみましょう。では実験の結果、どんなことが起きると思いますか。
ゲアリー：サリーが怒り狂う。
治療者：ほかには？
ゲアリー：大げんかになる。
治療者：ほかには？
ゲアリー：僕と別れると言い出す。
治療者：ほかには？
ゲアリー：もう十分です！

治療者：では今の3つの予想を書き込んでください。「サリーが怒り狂う」「大げんかになる」「僕と別れると言い出す」と。

ゲアリー：（書きながら）次で行き詰まってしまいます。「問題が起こったときの対処」という欄に何を書けばいいのかわかりません。

治療者：どんな対策が考えられるか少し話し合いましょう。たぶん起こってくる問題に対処するプランもなしで実験をすれば大変なことになってしまいますから。

ゲアリー：サリーが怒っているときは、僕はじっと縮こまっているか、爆発するかのどっちかなんです。

治療者：相手が腹を立てているときにうまく対処しているなあと思う人はいませんか。

ゲアリー：そう言えば、サリーは結構うまいですね。仕事でセールス電話をかけるたびに、お客に怒鳴られていますが。

治療者：そんなとき彼女はどのように対処されますか。

ゲアリー：お客の言うことに耳を傾けて、「お客さまを怒らせるつもりはなかったのですが」とか「ええ、そうでしょうね」とか「日を改めてお話させていただいたほうがよいようですね」とか言ってますね。電話だから相手がどう言っているのかはわかりませんが、サリーはいつもこんな感じです。

治療者：今の科白のうち、サリーがあなたに腹を立てているときに使えそうなものはありませんか。

ゲアリー：あるでしょう。「あとで話をしよう」は使えそうですね。

治療者：ではそれを書いてください。今の言葉はけんかがひどくなったときにも使えそうですね。でも最初にそう言うのがいちばんかどうかはわかりません。自分の感情について話すことを避けているようにも聞こえますから。

ゲアリー：だから名案なんですよ！（笑い）「怒らないでほしい」と言うことはできそうです。

治療者：なるほど。それではサリーにどうしてほしいのですか。

ゲアリー：僕がなぜいらいらしているのか、その理由を聞いて理解してほしいです。

治療者：それを彼女に言うことはよいことだと思いますか。（ゲアリーがうなずくのを見て）ではそれも書いておきましょうよ。

こうしてサリーが腹を立てたときの対策を工夫したあと、治療者とゲアリーは大げんかを収めるための対策、別れ話を避けるための対策と、順に考えていった。起きる可能性のある問題に対して、それぞれいくつかの克服方法を工夫した。ワークシート8-1の最初の4欄を埋めると、次は問題となるさまざまな状況や反応を想定してロールプレイを行なった。最初ゲアリーは（ロールプレイの中で治療者が演じている）サリーに対応することをためらったが、治療者のコーチを受けながら何度もロールプレイを繰り返し、ついにはサリーの怒りに直面しても自己主張できる自信がかなりついてきたと感じるようになった。

　ゲアリーの例からもわかるように、クライエントが行動変更の課題に従わない一般的な理由としては、激しい情動にかられている、無駄だと思いこんでいる、否定的な予測をしている、行動変化を妨げる問題に対処するだけの知識やスキルがない、などがあげられる。非適応的行動パターンをうまく変えるには、①変化を妨げている障害を同定する、②障害を克服するための対策を練る、③セッション中に新しい対処法の練習をして、自信とスキルを身につけてもらう。『練習帳』パート8のワークシートでは実験とアクションプランを組み立てる。この2つは認知的手法を補うものとして、スキーマの変更を行動面から支える重要な要素である。新しいスキーマは、現実の経験に支えられないかぎり、クライエントの信頼を勝ち得ないのである。

トラブルシューティング

●危機的な出来事が治療の前進を妨げる

　スキルの構築や目標達成の妨げになるほど、頻繁に危機的出来事にぶつかるクライエントがいる。このようなクライエントの場合、治療マニュアルは治療の焦点を維持するうえで決定的に重要な手助けになる。またクライエントに、危機的問題を引き起こしがちなスキルの欠如がないかを探っておくことも役に立つ。たとえば情動に押し流されて衝動的に行動するクライエントもいれば、自己主張ができず人から要求される一方で、その要

求にノーと言えないクライエントもいる。昼間はすることがあって予定が詰まっているためふつうに行動できるが、人の助けが期待できない夜はうつ状態に入ってしまうクライエントもいる。このようなクライエントに『練習帳』を使う例を、以下に示す。

　パティーはうつと不安の頻繁な発作を訴えてクリニックにやって来た。パティーは毎週さまざまな危機を抱えてセッションにやって来る。誰かとけんかをした、泣きながら会社を飛び出した、衝動買いをしてお金がなくなった……。パティーはうつと不安に加えて、境界性人格障害と診断された。話すうちに、どの出来事も激しい感情によって突然引き起こされていることがわかった。パティーの側から言えば、その感情を和らげようとして衝動的行動に出ていたのである。

　治療者はまず、パティーが自分の気分を同定し、その気分のレベルを評価することに焦点を当てた（パート3）。危機的出来事ごとに、まずこの作業を行ない、それから危機の解決をめざして問題解決に取りかかることにしたのである。パティーには最初の数週間、毎日3回気分を同定し、それを数値化するというホームワークが出された。パティーがこのスキルに対して自信をもつようになると、次に彼女と治療者はパティーの「ホットゾーン」を同定した。ホットゾーンとは、感情レベルが60％以上となり、衝動的な行動に出てしまいがちな状態を指す。

　次にパティーと治療者は、感情レベルが中から高（60％以上）になったときの特定の対処法を考え出した。中程度のときは積極的に対処することで、ホットゾーンに入り込むリスクを下げるようにした。たとえば、①アクションプランを立てる（パート8）、②すでに学んだように、自動思考を同定し思考記録表を作成する（パート4～7）、③危機のときに助けてくれる人をあらかじめ5人選んでおいて、その人に電話をする（ただし相手の負担にならないように、電話をかける人はそのつど変える）など。

　こうして対処法が決まったあとも、パティーはしばしばホットゾーンに足を踏み入れた。というのもパティーは苦痛に満ちた出来事に出会うと、たちまち感情レベルが90％や100％に達してしまうからである。そこで感情レベルが高いときの危機対処法を考えた結果、心を落ち着かせ、考えてから行動できるように「タイムをかける」方法が採られた。つまり、社会的に許容される範囲で一時的にその状況から逃れる方法（「もう少し考えさせてください」と言う、「いついつこの問題を解決します」と約束して問題を先送りす

る、など）を、セッション中のロールプレイと問題解決を通してパティーに学んでもらったのである。

　タイムをかけている間、パティーは自分が経験している情動に応じてさまざまな対処法を駆使する。たいていは怯えているか怒っているかのどちらかなので、この2つの情動に絞って鎮める方法を練習した。治療者とパティーはそれぞれの情動に対して「対処グリッド（Padesky, 1994b）」を作成した。2×2のグリッドで、横軸が「昼」と「夜」、縦軸が「1人のとき」と「1人でないとき」となっている。各欄に、情動に対する対処行動を記入する。図❼-2はパティーの「怒り」に対する対処グリッドである。

図❼-2　パティーの対処グリッド

	感情：怒り	
	昼	夜
1人のとき	●感情を書き出す ●静かな音楽をかける ●走る、自転車に乗る ●氷の塊を解けるまで握りしめる ●ゆっくり呼吸する ●料理をする ●ランディーかパットに電話する	●静かな音楽をかける ●記録表に書き込む ●同じような状況のときの思考記録表を読む ●熱いお茶をいれてゆっくりと飲む ●ストレッチをする ●セラピーのテープを聴く ●熱いお風呂に入る
1人でないとき	●電話をかけなくてはならないと言う ●ゆっくり呼吸する ●できればその場を離れる ●理解してくれるように頼む ●トイレに立つ ●ゆっくりとしゃべる ●友好的な友人に意識を向ける	●安全な場所に行く ●アルコールを避ける ●ゆっくり呼吸する ●ゆっくりとしゃべる ●友好的な友人に意識を向ける ●誰といても安全でないようならその場を去る ●話し相手が必要ならマリリンに電話をする

パティーは感情レベルが60％以下になるまで、対処グリッドの方法を利用した。ときにはほんの数分で落ち着くこともあったが、激しい情動を鎮めるには数時間をかけて対処する必要があることも珍しくなかった。いったん感情レベルが落ち着くと、必要に応じて『練習帳』の思考記録表（パート4〜7）やアクションプラン（パート8）で状況に対する理解を深め、対処できるようになった。

パティーには激しい気分に耐えるスキルが欠けていた。その点を明らかにできたことで、当初の治療目標として、気分を同定し、行動面のスキルを用いてそれに対処する方法を学習するという目標を立てることができた。感情の激しさに押し流されそうなクライエントにとって、治療を始めたばかりのころは、認知面のスキルよりも行動面のスキルのほうが、学習するのも練習するのも簡単である。パティーは、衝動的な行動に出る代わりに他の対処法がとれるようになると、『練習帳』の活用能力が高まって、情動的反応を理解できるようになり、問題解決のスキルが向上していった。『練習帳』は治療の各段階でパティーが学習する構造を提供したのである。

●**構造化された治療への抵抗**

人格障害のクライエントは構造化された学習や、文字に書いて行なう練習、その他『練習帳』を使って行なう治療に抵抗を示すことがある。クライエントの抵抗を表すものとして、回避、懐疑、怒りがあげられるが、これらの反応や、治療者はそれにどう対応すべきかというガイドラインは本章前半で症例とともに説明した。ここでは、治療の構造化に抵抗するクライエントのうち、上記の範疇にあてはまらない場合のガイドラインを示す。

クライエントが治療に否定的な反応を示したときは、注意深く耳を傾けて評価する必要がある。クライエントの感情と認知の反応を同定し、治療や治療者の姿勢のどの面が抵抗を引き起こしているのか、できるだけ多くの情報を集めるようにする。問題がクライエントの中にあるものと思いこまないことが大切である。人格障害のクライエントは他のクライエントに比べて、治療の人間関係の側面に強い反応を示すと思っておいたほうがよい。そして、その激しい反応にも正当な理由があることもある。

たとえばある治療者は、1枚のワークシートを取り上げて、これは拒絶の感情につながる思考を探るのに役立つのだと熱心に説明した。クライエントはそれを聞いて治療者に不満をぶつけた。自分が非常につらい状況で

どんなことを感じているかに耳を傾けるよりも、あなたはワークシートの使い方を教えることに夢中になっている、と。幸い治療者はクライエントの不満を素直に受け止め、その指摘があたっていることを認めた。治療者は思考記録表の紹介に夢中になるあまり、思いやりをもってクライエントの話に耳を傾けることを忘れていたのである。思考記録表を紹介するのは、クライエントの心配事を聞きとり、それを要約してからにするべきだったのである。

　ワークシートの作成といった構造化治療に抵抗を示すクライエントは、その構造のせいで、治療関係の質が低下するのではないかと恐れていることが多い。クライエントがそのような心配をもちだしてきたら、治療関係と治療者の姿勢とをクライエントと一緒に見直してほしい。認知療法を過度に規範的に行なっていないだろうか。クライエントへの共感を欠いたままワークシートや練習をもちだしてはいないだろうか。人格障害のクライエントにとって、治療関係はとくに中心的役割を果たすものである。視線を合わせ、クライエントに対する思いやりと関心を示し、温かいコメントをさしはさみながらクライエントの話を聞いてほしい。クライエントがワークシートの作成に対してよい反応を示すのは、治療者との間にしっかりとした協力関係が築かれているときである。人格障害のクライエントについては、多くの場合、セッションのたびにこのような関係を築き直すことが必要になる。

　治療を急ぐのも治療者が陥りやすい誤りの1つである。クライエントにとって、セッション中のペースは大きな意味をもつ。マシンガンのようなスピードで質問を浴びせてはいけない。1つ質問をしたら、クライエントの答えをまず繰り返し、一息入れてから次の質問をする。そしてクライエントの答えを要約し、治療者が発言内容を正しく理解しているかどうか、確認する機会をクライエントに与えるとよい。また、クライエントの答えを疑うように問い返すのも間違いである（「彼が本当にそういうつもりで言ったと断言できますか」）。これはクライエントに、自分の見方が信用されていないという意識を植えつける。それよりも辛抱強く誘導による発見の手法を用いるほうがずっと効果的である。そうすればクライエントの見方を尊重しながら、別の見方の可能性を考えさせることができる。

ｸﾗｲｴﾝﾄ：あいつは出てくるなり、僕のことを負け犬呼ばわりしたんです。
治療者：その人のどんなもの言いが、そういう印象だったんですか。
ｸﾗｲｴﾝﾄ：偉そうな顔をしていました。そして僕と目を合わせもしないで、自分には興味がない、と言いました。
治療者：なるほど、あなたがさっきのようにおっしゃるのも無理はないですね。ではその人の言動の中で、何か違うことを意味するようなものはありませんでしたか。
ｸﾗｲｴﾝﾄ：いいえ。
治療者：その人のふだんの言動についてもう少し教えてください。あなたに話すときと、ほかの人に話すときとではどこか違いますか。
ｸﾗｲｴﾝﾄ：（考えて）わかりません。人の話をすぐにさえぎるような気がします。
治療者：なぜそうするのだと思いますか。
ｸﾗｲｴﾝﾄ：わかりませんが、あいつはみんなより年下なせいで、あまり居心地がよくないんじゃないかと思うことがあります。

　この例で治療者は、クライエントが本当に、友人に負け犬呼ばわりされたのかどうかを判断しようとしている。しかしクライエントの結論を直接問いただすのではなく、まずクライエントがどんな情報をもとにその結論にたどりついたかを探り、次に別の解釈を支持するような情報を探し始める。『練習帳』の思考記録表もこれと同じ手つづきを踏む。まずクライエントに「自動思考を裏づける事実」を書いてもらい、そのあとで「自動思考に矛盾する事実」を考えてもらう。クライエントを苦しめる思考の誤りを証明することばかりに力を入れると、治療への信頼は失われるだろう。クライエントは、自分の経験のネガティブな側面が軽んじられていると思うに違いない。優れた認知療法とは、経験のネガティブな側面にもポジティブな側面にも、同じように目を向けさせるものである。
　クライエントの学習スタイルに合わせて、治療構造をアレンジしなければならないことがある。数字を見ると不安になるクライエントに対しては、スケールを色でレベル分けしたり、スケールの代わりに絵や円グラフを利用したりすれば、喜んで使ってもらえるだろう。またクライエントのスキーマに応じて治療の構造をアレンジしなければならないこともある。たとえば演技性人格障害のクライエントは、クライエント自身の言葉を使って、

課題にもっと劇的な名前をつければ興味をもって取り組んでくれるだろう。たとえば思考記録表は「ムード・マインドゲーム・アンド・マイアンサー！」などと名づけることができる。

　あるクライエントは「何でも完璧にこなさなければ、人に見捨てられてしまう」というスキーマをもっていた。クライエントは治療者を喜ばせようと一生懸命勉強し、どの練習も1時間以上かけながら、それでもまだ、不十分ではないかと不安を感じていた。治療者は、構造化された治療ワークシートに関連したスキーマによって引き起こされた不安を和らげようと、どの練習も一部未完成のままで残したり、不完全に見えるようにワークシートに書いた言葉をわざと斜線で消したりするように勧めた。クライエントは最初苦痛を訴えていたが、やがて完璧主義が影を潜めていった。またこれは、スキーマ変更のための初期段階での行動実験にもなった。

　認知療法で構造が重視されるのは、それが学習効果を高めるからである。もし学習の妨げになるなら構造を変える必要がある。構造の効果を信じ切れない治療者は、クライエントに反対されると構造をそっくり取り除いてしまうことがあるが、これは治療としては間違いであることが多い。構造的な治療に従うことが非常に困難なクライエントこそ、構造的に学習することで効果が上がることがある。そのため構造を完全になくしてしまうのではなく、構造を減らしたり変更したりするのが望ましい。構造についてのクライエントの懸念に耳を傾け、その構造がもたらす利点をはっきりと説明し、クライエントの意を汲んで構造を積極的に変更すれば、たいていは喜んで従ってくれる。

　治療上どの程度のどんなタイプの構造が望ましいか、クライエントと話し合っても意見がまとまらないときは、行動実験を利用してお互いのアイディアを評価するとよい。まず、ある回のセッション、もしくはセッションの一部の時間をクライエントが希望するやり方で行なう（質問も書き物もなしでクライエントがしゃべるだけ、など）。次に治療者の提案に従って同じようにセッションを行なう（治療者がときどき質問をして、要約を書いてもらったり、情動と思考を結びつけるために図を描いてもらったりする）。両方やってみたあと、お互いにそれぞれの方法について有効な点とそうでない点をあげていく。そしてそれぞれの構造のよいところを組み合わせた治療計画を探るとよい（例、「質問も要約もなしでしゃべりたいときには、私がサインを出します。先生は5分ほど話を聞いたあとに、その内容を要約します。私たち2人が重要な考えだと判断した

ら、それを書きだすようにします」)。

● **変化は不可能だという確信**

　人格障害のクライエントが、自分は変われないと確信していることは珍しくない。セラピスト自身もそう考えていることが多い。事実、人格障害の定義として、「内的体験および行動」の、「柔軟性に欠け」「安定」した「持続的様式」があげられている（APA, 1994, p.629）。クライエントは変われないと治療者が思いこんでいるとしたら、治療にとってマイナスである。なぜなら治療者のその見通しは、治療者自身の行動や治療の結果に影響するからである。治療者がクライエントは変われないと信じていると、治療を始めたとしても途中で行き詰まるとしかたがないとあきらめてしまう。逆に変われると信じていれば、治療が行き詰まったときにも積極的な問題解決の姿勢で臨み、治療計画を調整して、クライエントの変化をめざすだろう。「同じような問題にぶつかったとき、クライエントが人格障害でなければどうするだろう」と自問するとよい。あるいは「変化は必ず起きるのだから、それを早めるためには治療計画をどう変えればいいだろうか」と。

　そこでクライエントが自分は変われないと信じている場合はまず、自分も含めて、クライエントがかかっているメンタルヘルスの専門家が、その信念を強めていないかどうかを確認するところから始める。専門家が善意から、クライエントの問題は一生続くだろうと告げることは多い。もしもそうなら、治療者自身は変化が可能であると信じていることと、今の治療方法は昔の治療方法とは違う結果をもたらす可能性があることをまず話し合う。

クライエント：そんなことをして何になるんですか。私はこれ以上変われません。生まれたときからこんなふうだったし、これからもずっとそうなんです。
治療者：自分が変われないという考えをどこで身につけたのですか。
クライエント：明々白々でしょう。何年治療を受けても全然変わってないんですから。
治療者：昔かかっていた先生たちは、この件について何とおっしゃっていましたか。
クライエント：先生みたいに「お優しい」先生もいたけど、でも考えれば考える

ほど、グレイソン先生の言うほうが正しいんです。

治療者：グレイソン先生は何とおっしゃいましたか。

クライエント：音楽的才能をもって生まれてくる人間もいれば、そうでない人間もいる。それと同じように、人とうまく付き合う能力をもって生まれてくる人間もいれば、そうでない人間もいる。グレイソン先生は優しく言ってくれました。私はもう少し他人に腹を立てないことを覚えれば、それで十分だ。みんなと同じように人付き合いできるようになる望みはなさそうだと。

治療者：つまりグレイソン先生は、少しなら変われるけれど、大きくは変われないとおっしゃったのですね。

クライエント：ええ。そして私は少し変わりました。だからもう余計な努力をしてもしかたがないんです。これ以上よくなるはずがありません。

治療者：これについてはちゃんと話し合っておかないといけませんね。あなたがどれぐらい変われるのか、グレイソン先生はどうやって知ったのでしょう。

クライエント：訓練と経験のたまものでしょう。

治療者：先生のところで治療を受けたのはいつ頃ですか。

クライエント：2、3年前です。

治療者：それは今私たちがしているのと同じようなタイプの治療ですか。

クライエント：いいえ違います。いろんなことについて話すのが中心でした。ホームワークのようなものはありませんでした。

治療者：経験上ご存じだと思いますが、治療にはいろいろなやり方があります。そのやり方によって、問題に対処する方法も違っています。

クライエント：ええ知ってます。

治療者：さらに毎年いろいろなことがわかってきて、新しい治療方法が編み出されては検証されています。5年前には変えられないと考えられていたことも、今では簡単に変えられます。たとえば1970年代には、私はパニック障害に対する治療法をよく知りませんでした。でも今ではとても簡単に治療できるとわかっています。

クライエント：グレイソン先生が間違ってたと言いたいんですか。

治療者：そうではありません。当時としては正しかったのかもしれません。グレイソン先生が使っておられた治療法では。

クライエント：でも先生は、私が変われると考えているんですね。

治療者：そうです。課題を出して、家で勉強したり実験したりしてもらうことで、変われると考えています。

クライエント：もしも変われなかったらどうするんですか。原因が先生や治療方法にあるんじゃなくて、私にあるとしたら。

治療者：あなたは変わりたいですか。

クライエント：もちろん。このままじゃ惨めです。

治療者：私の経験から言うと、変わりたいと思っていれば道は見つかるものです。何度も治療のやり方を変えて、うまくいく方法を探さなければならなかったとしても。

クライエント：悪いんですけど、私には信じられません。

治療者：信じる必要はありません。ありがたいことに、信じていなくても変わることはできるのです。治療を受けているほかの人たちも、自分が変われると信じているわけではありません。あなたにお願いしたいのは、あなたの助けになると思われることを試してもらうことと、それが効果があったのかなかったのかを正直に教えてもらうことです。そうすれば治療計画を調整することができますから。

クライエント：そういうことならできますね。

治療者：では試してみましょうか。

クライエント：はい。

治療者：変化もないのに、信頼だけで私の治療に付き合ってもらうのはいやですから、きちんと治療目標を設定しましょう。そして何週間かごとに進み具合を確認して、確実に目的地へ向かえるようにしましょう。

　ここで治療者は、変化というものに関する中心的な信念に直接向き合っている。変化の信念についてはクライエントとオープンに話すことが大切である。なぜなら自分は変われないという絶望感は、変わろうとする努力を損なうからである。たとえばこのクライエントは、自分はこれ以上変われないと信じている。クライエントがこのような信念を抱えていると、治療が行き詰まったときに、これが自分の人生の現実だと考える。そしてどんな進歩があったとしても、たんについていただけで、まぐれだと考えるだろう。自分の姿勢が原因となって、治療が行き詰まるとあきらめ、進歩してもそれが信じられなくなるのである。

　治療者はクライエントに、変化が可能だという自分の意見に同意するよ

うに強制していない。変化に関する信念はしばしばスキーマによって引き起こされているため、簡単に変わらない。変化が可能だと信じさせようとして言い争いをするよりも、納得できる理由をもって変化の可能性を示すほうがよい。クライエントには変わるための計画を信じるように要求せず、ただ計画に参加してもらう。そしてフィードバックによって、治療者と一緒に治療の進み具合を評価してもらうのである。

　過去の治療者が倫理に反した行為や、専門家として許されない行為をしたことが明らかなケースを除いては（クライエントと性的関係をもつ、など）、その治療者をけなしたり、治療方法に疑問を投げかけたりするのはよくない。能力的に見て疑問があるような治療者であっても、クライエントにとってはいろいろな点で助けになっていた可能性がある。そのような場合、過去の治療者に対するクライエントのポジティブな反応を傷つけても、治療上何の益もない。治療方法が違うことと、精神療法が年々発達していることを強調すれば、他の治療経験をけなすことなくクライエントに希望をもたせることができる。

　自分から変わる計画と、それを評価することにクライエントが同意した、そのときが本当の治療の始まりである。大切なのは、明確で達成可能な変化目標を立てることである。「親密な友人関係を築く」といった大づかみな目標は、「相手と楽しく会話をする」などの小さな目標に細分化して、着手しやすくする必要がある。治療目標の設定手順については本書の第3章で詳しく説明した。また目標の達成度合いは、オール・オア・ナッシングの見方を避け、連続的変化としてとらえなければならない。連続的変化として見れば、進歩も後退も認識できる。「うまく変化できましたか」のような二分法的な質問をすると、否定的な答えが引き出されることが多い。変化に関して否定的なスキーマをもつクライエントは、進歩よりも後退に目が行きがちだからである。

　なかなか進歩せず、しょっちゅう後退するクライエントに対しては、目標を目に見える形で非常に細かく設定することが大切である。また、変化については比喩を用いて説明すると、クライエントも治療者もあまり失望せずにすむことが多い。とくに効果的なのは「らせん階段」の比喩である。ある境界性人格障害のクライエントは、自殺未遂で入院して、すっかり気力を失っていた。この1年で4回目の入院であった。らせん階段の比喩が、この後退に対するクライエントの認識をどう変えるかに注目してほしい。

クライエント：またここに戻ってきました。もう自分にうんざりです。先生もそうですよね。私のことはもうあきらめてください。変わりっこないんですから。

治療者：（しばらく考えて）あなたが変わったかどうか、どうすればわかるのでしょうね。

クライエント：え？

治療者：らせん階段を上ったことがありますか。

クライエント：はい。

治療者：くるりと1周りして外を見ると何が見えますか。

クライエント：木と建物でしょうか。

治療者：もう1周りすると何が見えますか。

クライエント：同じ木と建物。

治療者：まったく同じように見えるでしょうか。

クライエント：ええ。

治療者：本当ですか。見えているものに何か変化がないでしょうか。どんな小さなことでもいいんですけど。

クライエント：たぶん、景色の見え方が少し違うでしょうね。木は少し上のほうまで見えて、建物は窓の中がのぞけるかもしれません。

治療者：つまり見ている物は基本的に同じでも、見え方が少し違うということですね。

クライエント：そうです。

治療者：らせん階段を上っているときは自分が先に進んでいると思うでしょうか。

クライエント：何を言おうとなさっているのかわかってきました。

治療者：何でしょう。

クライエント：同じ場所にいるように思えても、前に進んでいることがある、ということでしょう。

治療者：ええ、そうです。自分が前進しているのか立ち止まっているのかを知る手がかりは、見え方が変わっているかどうかしかないでしょうね。（考えて）あなたとはこれまでに何度もこの病院で一緒に努力してきました。今回の入院とこれまでの入院とでは何か違いませんか。私たちが進歩していると教えてくれるような違いが。

クライエント：そうですね……これまでの入院では、先生の顔を見るなり、怒鳴って当たり散らしていたけれど、今日はそうしませんでした。
治療者：それはどうしてですか。
クライエント：先生が私を入院させるのは、私が嫌いなんじゃなくて、私のことを心配しているせいだと信じているからだと思います。
治療者：それは進歩だと思いますか。
クライエント：ええ。
治療者：ほかに何かないでしょうか。どんなに小さくても私たちが前に進んでいるとわかるような、見え方の変化が。

　変化についてらせん階段などの比喩を利用すれば、人格障害の特徴である行動パターンが何度繰り返されても、治療者もクライエントも、進歩を信じて熱意と希望をもちつづけることができる。スキーマを変えるためにたゆまず努力し、行動パターンを変える実験を繰り返すうちに、クライエントは変わり、人格障害の診断基準にあてはまらなくなる。治療期間の関係でこの目標を達成できなくても、クライエントは第2軸の困難を克服するためのスキルを身につけることはできる。治療期間の長短にかかわらず、治療マニュアルを使えばスキルの獲得や学習内容の定着が促され、その後時間をかけてクライエントはゆっくりと変わりつづけていけるのである。

第 8 章
短期療法で『練習帳』を使う

ク ライエントがほんの数回のセッションを求めてやってくることは珍しくない。このような短期的な治療になるのは、クライエント自身の希望であることもあれば、保険上の制約による場合もあるし、引っ越しなど生活事情によるケースもある。クライエントの抱える問題が１つだけなら、数回のセッションでも十分治療できる見込みがある。回数は少なくても、『練習帳』を使えば、セッション中に学んだことや変われたところを強化できる。家で『練習帳』に書かれていることを読み、ワークシートを作成することによって、セッション中に話し合った内容が補強されるのである。また作成したワークシートはクライエントにとって学習内容の要約であると同時に、クライエントが混乱したり「行き詰まったり」している箇所を教えてくれるものでもある。セッション中に話し合った原則をワークシートの作成を通じて実際に適用してみれば、クライエントが将来治療者から離れても、話し合った考え方を利用して問題解決していけると、クライエントも治療者も確信できる。また『練習帳』は短期の治療終了後も、引きつづきクライエントの力になる。『練習帳』を使うときに治療者の助けがあるほうが望ましいクライエントもいるが、多くのクライエントは治療者の助けがなくても自習マニュアルとして使うことができる。

　複数の問題や、複合的に絡み合った問題を抱えたクライエントを短期で治療するのは、治療者にとってかなりの難題となる。以下本章は、複数の問題を抱えたクライエントに短期療法を行なう際のトラブルシューティングと考えてもらってよい。まず短期療法を求めてやって来た次の３人のクライエントが直面する状況を検討してみよう。

●●●

　カーラは初めての予約のとき、泣きながらやって来た。うつ状態になって５カ月。昨日工場長から、工場が年末に閉鎖されるという話があった。人口３万5000人のこの地域で2000人が職を失うことになる。夫とは何カ月ももめていて、離婚の可能性もあった。新しい勤め口を探すために町を出ることになると、子どもの養育権を失うかもしれないと心配している。夜はよく眠れず、食欲もないという。保険では８回のセッションしかカバーできない。

●●●

　初めての面接のときジュアンは、終始そわそわと落ち着かない様子だった。パニック発作を訴え、冷たい汗をかいて真夜中に目が覚めるとのこと。

8年前、海軍にいた時代にヘリコプターの墜落事故で3人の仲間を失ってから、「神経をなだめるために」深酒をするようになったという。2年前に除隊してからは、3カ月と1つの仕事が続いたためしがない。生きることは空しく、何の望みもないと話す。現在勤めている会社のカウンセラーの紹介で、3回のクライシス・カウンセリングを受けにやって来た。

●●●

　アーリーンは22年間激しい気分変動を経験していると話した。たいていはうつ状態にあるが、周期的に恐怖を感じたり怒りを感じたりして、カミソリで手首を切る。「気分が高揚」すると、治安がよいとは言えない地域なのに夜中でも外をふらつくことがある。ひとり暮らしで友人はほしいが、人が「信じられない」。公的補助が受けられるのは、月2回、年10回のセッションまで。

●●●

　上の3人は、問題の数や複雑さに比べて、非常に短い時間枠の中で援助を必要としているクライエントの典型例である。本章では、カーラやジュアンやアーリーンのセッションの時間を有効に生かすために、次の4つの『練習帳』の使い方を提案する。①治療の柱として使う、②セッション間のつなぎとして使う、③治療の補助として使う、④治療終了後の手引きとする。各クライエントにどの方法を使うかは、何回セッションができるのか、どんな問題を抱えているのか、意欲がどの程度あるか、治療者なしで『練習帳』を使う力があるかなどによって決まる。しかしまず、治療目標を決めることの重要性を再確認しておきたい。なぜなら、迅速に明確な目標を決めることが、短期療法成功の土台となるからである。

短期療法における目標設定

　短期療法の場合、目標設定はとくに重要である。セッションの回数が限られている以上、もっとも緊急でもっとも重要な問題を、クライエントと協力してできるだけ早く割り出すことが重要である。短期療法ではクライエントが抱える問題をすべて解決することはできない。カーラやジュアンやアーリーンのようなクライエントには、(a)1つか2つの問題を解決し、

(b)それ以外の問題を自力で解決できるスキルを学習してもらうことができれば、短期療法としては大成功である。

　治療目標の設定を援助する方法については第3章で述べている。ふつう短期療法では、もっとも緊急を要する問題、もしくは複数の困難のもとにある問題から着手する。とくに緊急を要する問題がないときは、適切な概念化によって、複数の困難の中でまずどの問題に着手すべきかを決めることができる（Persons, 1989）。短期療法におけるこの2つの目標設定の方法を、カーラとジュアンの例で説明する。

●緊急性に基づく目標設定

　カーラは最初のセッション時に危機的状態にあった。うつに苦しんでいるうえに、勤め口をなくし、離婚の危機に瀕し、子どもの養育権を失うのではないかと恐れていた。8回のセッションでは、問題を1つか2つ解決して、残りの問題を解決するのに必要なスキルをいくつか教えるのが精一杯である。治療者は、すぐにできる援助としてどのようなものに焦点を絞るべきなのだろうか。カーラは何をすればいいかわからず、取り乱して涙にくれるばかりだった。最初のセッションの後半、治療者はカーラが治療目標を設定できるように援助をした。

治療者：問題の背景をいろいろと話していただいて助かりました。本当につらいでしょう。手助けを求めてこちらにいらっしゃったのはとてもよかったと思います。セッションは今日を除いてあと7回です。7回のセッションでこれら全部の問題を完全に解決することは、おそらく難しいと思います。でも、できるだけ多く解決できるよう協力します。ぜひとも解決したい問題を、1つか2つあげるとするとどれになりますか。
（セッションの前半で書いたリストを指し示す。そこには「うつ、求職、夫との不仲、離婚が現実になったときの子どもの養育権、食欲不振と不眠」と書かれている。）

カーラ：（すすり泣きながら）わかりません。本当にわからないんです。

治療者：では私が考えるのを手伝ってください。問題の中には、今実際に起きているものと、まだ可能性にすぎないものがあります。現実の問題から始めるのがよいように思うのですが、それはどれでしょうか。

カーラ：（リストを見ながら）うつは確かです。仕事がなくなるのも間違いありません。夫との仲は滅茶苦茶です。食欲はないし、夜も眠れません。

治療者：では養育権は、今現在の問題ではないのですね。それにもしも離婚しなければ、この問題は起きませんものね。
カーラ：はい。でも、もしも子どもたちを失うことになったら、私には耐えられません。
治療者：実際に離婚ということになったら、子どもさんを手放さずにすむように全力を尽くすことになるでしょう。でも今は、目の前の問題に集中することです。先ほどあげた問題のうち、今いちばん大変なのはどれですか。
カーラ：どれも大変です。でも毎朝目が覚めると夫との仲が心配になります。それにずっと憂うつで、そのせいでまともにものを考えることができないんです。
治療者：それでは、うつが和らいで、夫婦間の問題がある程度落ち着けば、少しは楽になりますか。
カーラ：ええ、もちろん。でもどっちも無理だと思います。
治療者：ともかくやってみましょう。必要なら何度でも治療計画を見直しますから。その前に1つだけ確認させてください。仕事の件はどうですか。ほかを優先されたのはなぜでしょう。
カーラ：工場の閉鎖までまだ9週間ありますし、しばらくは失業保険がおりるので何とかやっていけます。
治療者：つまりこの問題は何とかする時間的余裕があるということですね（カーラがうなずく）。
治療者：それに、うつの問題と夫婦仲の問題が解決できたら、たぶん食欲も戻るし、夜も眠れるようになるのですね。
カーラ：たぶん。
治療者：よくわかりました。たしかに、うつと夫婦仲が、あなたにとっていちばんの問題のようです。ではこの2つの問題のうち、まずどちらに焦点を合わせるべきだと思いますか。
カーラ：わかりません。先生はどう思われますか。
治療者：私にもわかりません。そう、どっちの問題が先に起こりましたか。
カーラ：夫とはずいぶん長い間もめています。私はフランクに腹を立て、フランクはもう私にうんざりしています。
治療者：そもそもあなたのうつは、夫婦間の問題に関係していると思いますか。

カーラ：そうは思いません。でも離婚することになったらどんなことが起きるのかを考えると、絶望感に襲われます。離婚がいいわけありません。
治療者：どうやら両方の問題を解決しないといけないようですね。家でうつを和らげる課題をやってみるお気持ちはありますか。そうすればセッションの時間はかなり、夫婦間の問題を考えるために使えるんですが。
カーラ：やります。でも何をすればいいんでしょうか。
治療者：今日帰る前に本を1冊お渡しして、うつを和らげるにはその本をどう使えばよいのかお話しします。毎週セッションの最初10分ほどを使って、勉強してこられた内容を確認し、あなたの落ち込みについての質問があればそれに答えます。そして残りの時間を夫婦仲の問題にあてましょう。それでよろしいですか（カーラがうなずく）。
治療者：問題を一緒に解決するために、フランクにここに来てもらうことはできると思いますか。
カーラ：できると思います。でもその前に電話で話したがるかもしれません。フランクは、精神療法の先生には変な人が多いと思っていますから。
治療者：喜んで電話でお話ししますよ。ではこの本の説明をしましょう。それがすんだら、フランクのスケジュールも考えて次回の日取りを決めましょう。

（『練習帳』を取り出し、「はじめに」とパート10を読んでくるように言う。また「週間活動記録表」［ワークシート10-4］の書き方を示して、次回までうつの状態を記録してくるよう伝えた。）

　ここでは治療者が手を貸して、カーラにとってもっとも切迫した問題を素早く割り出している。カーラはひどいうつ状態にあり、最初は問題に優先順位をつけることも難しかったため、治療者はカーラの発見を促すような質問を重ねた。クライエントが危機的状況にあり、いくつもの問題に押しつぶされそうになっているときは、もっとも差し迫った心配事の解決に焦点を絞るとよい。差し迫った危機に関連する問題が解決されれば、そのほかの問題（カーラの場合は子どもの養育権の問題）は解消されるか、解決が容易になる。

● 概念化に基づく目標設定

　ジュアンは、クライシス・カウンセリングを受けるように指示されて短

期療法（3回）を受けにやって来た。ジュアンは互いに関連し合う複合的な問題を抱えており、3回というセッション回数では事態を大きく改善することは難しい。治療者はこの短い時間を、本人に理解できる言葉で問題を概念化し、定義することにあて、いずれ問題は解決可能だという希望をもたせようとした。3回のセッションを受けたあとジュアンの胸に希望が宿っていれば、自ら問題解決に向けて必要な手段をとる可能性が出てくるからである。

　1回目のセッションの最後に、治療者はジュアンに『練習帳』を勧めて、家で「はじめに」とパート1を読んでくるように言い、さらにワークシート1-1「あなた自身の問題を確認してみよう」を使って、自分が経験している問題を書き出してくるように指示した。2回目のセッションで、ジュアンが作成したワークシート（図❽-1）を検討した。

図❽-1　ジュアンのワークシート

▶▶▶ワークシート1-1　あなた自身の問題を確認してみよう

環境の変化、生活状況　転職、引っ越し

身体反応　夜中に冷たい汗をかく、疲労感

気分　パニックを起こす、神経質になる、いらいらする、腹が立つ

行動　すぐに仕事を辞める、深酒をする

思考　自分の人生が忌まわしい、自分はろくでなしだ、何かよくないことが起こりそうだ

治療者：ワークシートがきちんと埋められていますね。これで何かわかったことがありますか。
ジュアン：問題が山のようにあることですね。
治療者：そうですね、たしかに。今日は、あなたの問題がそれぞれどんなふうに関わり合っているのかを考えてみたいのです。それを理解することが、気分を和らげることにつながりますから。
ジュアン：私は絶望的なケースじゃないかと思うんですが。

治療者：ともかく考えてみましょう。このワークシートを見て1つ気がついたことがあります。「環境の変化、生活状況」の項目で、仕事と住まいを変えたことしか書いていませんね。

ジュアン：それくらいしかありません。

治療者：先週、8年前に海軍の友人がヘリコプターの墜落事故で亡くなった話をされましたね。その事件はあなたにとって大きなストレスになっていると思うのですが。

ジュアン：でもそれは大昔の話です。今の私に影響を与えているはずがありません。

治療者：それについてなんですが、パート1に出てきたBさんのことを覚えていますか。（『練習帳』を繰って、10ページにあるBさんの問題リストのところを開く。）Bさんは「環境の変化、生活状況」の項目で、子どものときに性的虐待を受けたことと、最初の夫と2番目の夫に暴力を振るわれたことをあげています。どれも何年も前の出来事です。Bさんはこれらの出来事に影響されていないと思いますか。

ジュアン：それは影響されているはずです。わかりますよ。テレビドラマで、父親にされたことで40年間苦しみつづけた女性の話を見たことがありますから。

治療者：テレビではどうなったのですか。

ジュアン：家族の前で、みんなに打ち明けました。本当につらいことだったんですが、そうすることで、その出来事をいわば受け入れられたんです。

治療者：つまり過去のつらい出来事が、さまざまな問題を引き起こして女性を苦しめていたのですね。その出来事と向き合い、それについて人と話すことによって、ようやくある種平穏な気持ちになることができた、と。

ジュアン：そうです。

治療者：これはあなたのヘリコプターの事故と似ていませんか。

ジュアン：どういうことですか。

治療者：あなたは事故のことを思い返して平静でいられますか、それとも心に浮かんでくるたびにいまだに苦しくなりますか。たとえば真夜中、汗びっしょりになって目が覚めるときなどはどうですか。

ジュアン：まだ平静ではいられないようです。

治療者：では事故についてワークシートに書いてください。それから、ほ

かの問題が事故の経験と関連していないか探ってみましょう。
ジュアン：わかりました。
(ワークシート1-1の「環境の変化、生活状況」の欄に「ヘリコプターの墜落」と書く。)
治療者：ヘリコプターの墜落事故と関係のありそうな問題はありませんか。
ジュアン：お酒ですね。それと神経質になること。いつもではありませんが。
治療者：お酒とこの事件がどう関連していると思われますか。

　2回目のセッションで治療者はジュアンが、仲間が死んでいったヘリコプターの墜落事故を目撃したことと、今抱えている問題との間につながりがあることを理解できるように援助している。治療者は、ジュアンの問題はPTSD（心的外傷後ストレス障害）によるものと概念化していた。深酒、神経質さ、パニック発作、いずれも仲間が事故で死ぬのを見た直後から始まっていることから、これらの問題がPTSDに付随するものと考えたのである。もしこれが正しければ、ジュアンの場合、このトラウマに焦点を絞って治療するほうが、個々の問題に向かうよりも効果が上がるだろう。しかし治療を進めるには、ジュアンがこの概念化に納得しなければならない。今現在これほど苦しんでいるのに、過去の出来事の意味に焦点を当ててどうする、と拒否されれば、治療は先に進まない。

　ジュアンが、事故ははるか昔のことであり、現在の問題に影響を及ぼしているとは考えられないと否定したときに、治療者は『練習帳』パート1のBさんに注意を向けさせ、過去の出来事が深い心の傷となってBさんの現在の生活に影響を与えていたことに目を向けさせた。ここで治療者は、過去の出来事は重要ではないというジュアンの信念を、直接否定することを避けている。自分自身についての情報を軽視しがちな人も、他人の似たような情報を評価するとより客観的になれることは臨床的に知られているが、治療者はこの特性を利用しているのである。

　ジュアンはBさんの問題に過去の事件が関連していることは理解できた。テレビドラマで見た肉親による性的虐待の話を思い出したのである。Bさんの問題について話し合ったジュアンは、自分のトラウマがBさんのトラウマと似ている点があることに気づく。治療者はテレビの似たような情報を利用して、ジュアンの現在の問題とトラウマとの間の関連性を概念化させた。さらに、ジュアンが思い出した、テレビの女性がトラウマから

回復する過程は、問題解決のためになぜその治療手順が必要なのかを説明するきっかけとして使えそうである。

● **スキル構築の重要性**

　治療期間がいかに短くても、問題解決へ向かう中間目標としてスキルの構築が求められる。学ぶべきスキルは、問題を概念化する手法かもしれないし、問題領域に関係する思考を同定し検証する手法かもしれないし、問題解決のためにアクションプランを工夫する手法となるかもしれない。

　『練習帳』の各章では少なくとも1つのスキルを学習することができる。『練習帳』からパートを選んで課題を出すことによって、学習中のスキルが何であるかをはっきりと示すことができる。クライエントは目の前の苦しみに気を取られて、たった1つの問題しか目に入らないかもしれないが、『練習帳』を使うことによって、ある問題を解決するためのスキルが他の問題にも応用できることに気づくことができる。治療で『練習帳』になじんでいれば、クライエントが独力で、現在進行中の問題や将来起きるかもしれない問題の解決に『練習帳』を活用できるようになる。たとえばジュアンは、ワークシート1-1について治療者と話し合ううちにそこで学んだことに興味をもつようになり、3回のセッションが終わったあとも、『練習帳』を続けて読むかもしれない。『練習帳』に出てくるクライエントたちはジュアンと同じような問題を経験している（Cさんはパニック発作を経験し、Dさんはアルコール依存症の治療中、Bさんは絶望感を訴え、いくつものトラウマをくぐり抜けてきている）。『練習帳』には、ジュアンが不安、パニック、絶望感、飲酒問題、転職を繰り返す問題などを乗り越えるために使えるスキルがいくつも載っているのである。

『練習帳』を中心に短期療法を行なう

　カーラの治療は、短期療法に『練習帳』を組み込むことによって、8回のセッションの効果を倍増できた例である。短期療法で解決をめざす問題として、カーラはうつと、夫との不仲という大きな問題を2つ選んだ。治療者は『練習帳』を利用することによって、同時に2つの問題に気を配れ

るよう計画を立てた。

カーラはうつに対する認知療法の手法を学ぶために、家で『練習帳』を使うことにした。しかしカーラが人生の困難に対する抑うつ的な反応（自己批判的で、ものごと全般をネガティブに考え、希望を失っている）を克服するには、何らかの手助けが必要となるだろうと治療者は考えていた。一方、カーラは努力することに慣れており（フルタイムで働いて子どもたちを育てている）、今の気分を何とかしようと必死になっている様子も見受けられる。そこで治療者は、うつの克服には、毎回10分程度時間を取ってカーラの質問に答え、作成されたワークシートを利用して学習の進み具合を確認すればよいだろうと判断した。

もちろん、カーラにとって必要なスキルの学習が予想以上に大変だとわかったら、当初の計画は修正できる。しかし、カーラがうつの問題に関して『練習帳』を使いこなしているかぎり、セッションの時間の大部分は、夫婦間の関係改善と葛藤解消にあてられる。また『練習帳』はカップル治療でも使うことができ、お互いの怒りの背後に隠れているホットな思考の同定と（パート5）、アクションプランと行動実験を利用して関係改善に必要な変化の構築をカーラとフランクに教えることができる（パート8）。

カーラの例からわかるように、クライエントが大きな問題を2つ以上抱えている場合は、一方の問題は『練習帳』を使って改善するように勧め、セッションではもう一方の問題に力を注ぐというやり方がとれる。ただし家で『練習帳』を使うほうの問題は、解決方法が単純で、クライエント1人の努力でほぼ解決できるようなものでなくてはならない。クライエントによってはうつは解決の難しい非常に複雑な問題となりうるが、カーラの場合は夫婦問題よりもうつのほうが対処しやすいだろうと考えられたのである。セッションの時間はもっぱら複雑なほうの問題にあて、毎回少しずつ時間を割いてクライエントが作ってきた『練習帳』のワークシートを確認するとよい。毎回ワークシートを確認することで、予期せぬ問題が起きたり、クライエントの誤解があったときにも、すぐに気づいて必要な介入を行なうことができる。

さらに治療効果を上げるには、1つのスキルが複数の問題の解決に使えることを指摘するとよい。たとえばカーラとフランクはカップル治療で、怒りが爆発する直前に感じたことを同定し検証する方法を学習することができるが、カーラはこれと同じスキルを、うつを和らげるために思考記録

表の作成で練習している。カーラは、セッション中や家で学習しているスキルが幅広い問題の解決に使えると知って、職探しのあいだも自分を支えるために思考記録表を利用することにした。

『練習帳』をセッション間のつなぎとして使う

　セッションの間隔が大きくあく場合、クライエントの学習を導く「つなぎ」として『練習帳』を使うことができる。高いスキルとやる気のあるクライエントならば、セッションの間隔が何週間もあいても、治療マニュアルを手引きとして使うことで乗り越えていける。また、1人では変化への意欲を維持できなかったり、必要な知識やスキルを欠いていたりして、通常はセッションの間隔があくと治療効果の上がらないクライエントでも、『練習帳』のように紙に書かれた素材で学習を継続させる仕組みがあれば状況は変わってくる。

　アーリーンは問題対処のスキルと能力を欠くクライエントの典型例である。慢性的にうつや恐怖や怒りに悩み、自傷行為を繰り返し、夜中に治安の悪い場所を歩くなど自分を危険にさらすような行動を取り、社会から孤立している。治療による助けを必要としているが、公的補助では1年に10回、月2回までのセッションしか受けられない。週に数回、情動的危機に襲われる可能性が高いことを考えると、情動に対処するスキルを教えて、夜中の徘徊や自傷行為をやめさせる必要がある。またどのようなときにどの程度、人を信用してよいのかを学習することも効果があるだろうと考えられた。

　アーリーンは『練習帳』から新しい対処法を学んだ。とくに最初のほうのパートが非常に役に立った。とらえどころのない激しくつらい感情にしばしば押しつぶされそうになるアーリーンは、最初、自分が抱いている情動を区別することができなかった。まず、状況、情動的反応、思考、行動の区別を、かなり苦労しながらも学び、これが役に立つものだということを知った。次に、「とてもいやな感じ」と言う代わりにその情動に名前をつけようと、手擦れができるほどパート3を読み返した。治療者は情動を特定することのメリットを理解してもらうために、アーリーンが対処グリ

ッドを作り、「悲しみ」「怒り」「恐れ」など、情動ごとに対処する方法をまとめるのを援助した。対処グリッドについては、本書175ページ（図❼-2）に具体例をあげている。

　1年目の10回のセッションでは、アーリーンがパート1～4のスキルを学習し、問題となるさまざまな状況（情動面でも対人面でも）に対する対処計画の立案（パート8）を手助けすることに専念した。アーリーンは少しずつ対処計画を利用できるようになり、何かにつけ突っかかってくる隣人もうまくかわせるようになった。悲しいときや恐ろしいときに、対処グリッドを使うことも覚えた。しかし怒りに我を忘れたときには、いまだに自傷行為に訴えることが多かった。

　『練習帳』のおかげで、アーリーンは2年目のセッションも同じ治療者と行なうことになった。『練習帳』を使うと、セッション中の話し合いの焦点が絞られるため、治療者とクライエントとが激しくやりとりしなければならない場面が少なくなる。事実アーリーンは、過去の治療関係で耐えられないほどの不安を経験してきていた。『練習帳』は、1年目と2年目の間の治療者とのつなぎ役を果たし、アーリーンは来年もここで治療を続けようという気持ちを維持できた。1年目の最後のセッションでアーリーンと治療者は、引きつづき『練習帳』を手引きとして、習得しつつあるスキルの練習を続行する計画を立てた。

　アーリーンの例からわかるように、『練習帳』は、短期療法の学習内容を拡張するだけでなく、スキルの強化にも使うことができる。クライエントがほんの数回しかセッションに来られなければ、セッションの間隔を数週間あけて、その間は家で『練習帳』を使って学習を進めてもらえばよい。クライエントが危機的状況にある場合は、セッションを3、4週連続で行なったあと、最後のほうを数週あけて行なうことで、学習したスキルを実際に使用する時間をクライエントに与える。最後の予約までの間に、クライエントは『練習帳』を用いて、問題への対処と解決を行なうことができる。セッションの残った時間は、クライエントが『練習帳』を使って1人で解決できない問題や、クライエントの変化を妨げる障害の対処にあてることができる。

『練習帳』を治療の補足として使う

　『練習帳』は短期療法の補足としてもふさわしい働きをする。ジュアンは会社のカウンセラーの指示で、3回のクライシス・カウンセリングを受けにやって来た。治療者は最初の2回を使って、ジュアンの現在のさまざまな問題と、友人を失ったヘリコプター事故のトラウマとの間につながりがあることに気づくように援助した。3回目のセッションで治療者は、ジュアンがPTSD症状を乗り越えるために何ができるかを検討した。

　治療者はジュアンに、地元の復員軍人病院で、PTSDとアルコール依存症の治療を受けるように勧めるとともに、家で『練習帳』を使って、不安やパニックなどの情動的反応について知識を深めてはどうかと提案した。さらにそれぞれの問題を解決するスキルを学習するには、どのパートを読めばよいのかをメモにして渡した。もちろん本書第4章から第6章に記した治療プロトコルを参考にしている。

治療終了後の手引きとする

　短期療法を受けたクライエントが、治療終了後も学習を続けようとするとき、『練習帳』は参考書兼手引き書として使える。『練習帳』はクライエントが治療を求める1つひとつの問題を直接扱っているわけではないが、幅広い問題の解決に使える「共通要素」的なスキルを教えている。具体的には、問題を理解するスキル、感情を同定するスキル、感情と結びついた思考を同定するスキル、思考を裏づける事実と矛盾する事実を集めるスキル、問題状況に対して別の見方を見つけ出すスキル、アクションプランと対応策を工夫するスキル、コアビリーフを評価するスキルである。

　治療終了後のクライエントに『練習帳』を使うよう指示するときは、各人のスキルの長所短所に応じて指示を変えることができる。自分の情動についてよく知り、思考も柔軟なクライエントなら、1人で無理なく『練習帳』を使いこなせるだろう。一方、特定のスキルが欠けているクライエン

トには、そのスキルを教えているパートだけを学習するように指示できる。本章で取り上げたクライエントを例にすれば、カーラは治療に来たときから精神療法に必要なスキルをいちばん多くもっていた。アーリーンはもっともスキルに欠け、ジュアンは2人の中間である。

　カーラはスキルレベルが高く、『練習帳』を総合的な治療終了後プログラムとして使うことができた。カーラのうつは、治療者に多少助けてもらいながら『練習帳』を利用したことで、短期療法の間にかなりよくなっていた。治療中にカーラは『練習帳』を使って、うつを持続させている思考や、夫に対する怒りを支えている思考を同定し、検証した。さらに治療終了後も『練習帳』を使ってうつに働きかけ、5カ月後うつは完全によくなった。カーラはその後も『練習帳』の各パートを利用して、生活の中に立ち現れるあれこれの問題を解決していった。

　また1人でパート9を使ってコアビリーフ「私は役立たずだ」を見つけ出し、このコアビリーフが、多くの対人関係の底に潜んで、夫との不仲をもたらし、夫への憤りを生んでいたことに気づいた。そしてパート9のワークシートを利用して、このコアビリーフに対する知識を増やし、別の信念「私は十分役に立つ人間だ」に置き換えていったのである。

　ジュアンは『練習帳』を使い、不安をもたらしている思考や感情について学びつづけた。なかでも、状況に対する情動的反応の同定の学習に、『練習帳』が役立った。また不安を募らせる思考を同定することもできた。そこには、繰り返し現れてくる、友人たちが死んだヘリコプターの墜落事故のイメージも含まれている。復員軍人病院での集団療法は、一部、認知行動療法に基づいて行なわれたため、短期療法で『練習帳』を使っていたジュアンには、自分が他のクライエントより一歩先んじているように感じられた。

　アーリーンは治療期間中さまざまな方法で『練習帳』を使った。1年目は『練習帳』を使って感情を同定することと、感情を、行動、思考、状況、身体的経験などと区別することを学習した。2年目は思考を同定、検証することとともに、『練習帳』のパート5～7のヒントを利用して他人や人生の状況に対する自分の反応を確認して評価することを学んだ。これらのスキルを身につけ、アーリーンの気分はいくぶん楽になった。

　アーリーンの調子は、生活の中のストレッサーの数と強さに応じて大きく変動した。『練習帳』が効果を発揮するのは、アーリーンの調子が比較

的よい状態にあるときである。このようなときは、学んだスキルのおかげでいろいろなことがいっそう調子よくできるように感じられた。しかし情動機能が低下している間は、しばしば『練習帳』を使うことを忘れたり、わざと使わなかったりした。植物状態のようなうつに陥ったり、自分自身や他人に対して激しい敵意を感じたりもした。

　短期治療を実施している期間であれば、治療者が手を貸して、2、3日で情動のバランスを取り戻すことができた。けれども年間10回のセッションを使い果たしたあとでは、何週間も連続して「いやな日」を経験することがあった。2年目にこのパターンに気づいた治療者とアーリーンは話し合って、3年目は危機的状況に陥ったときだけセッションを行ない、調子が落ちている期間をできるだけ減らそうとした。治療者はアーリーンに、困難な状況に陥ったときは、まずとりあえず『練習帳』を使ってみるようにと指示した。そして『練習帳』を使って2、3日経っても情動的に安定しないときに、治療者に予約の電話を入れることにした。

その他の治療の併用

　短期療法を行なっているクライエントには、治療マニュアル以外にも、効果的なさまざまな治療法の併用が考えられる。たとえばカーラには、『練習帳』使用に加えて、抗うつ薬の投与を行なえばさらに効果が上がっていたかもしれない。しかし第4章で述べたように、うつの再発率の低下をもたらすのは『練習帳』で教えられているスキルであって、抗うつ薬の投与だけではうつの治療として十分とは言えないだろう。これまでうつや不安など気分に関わる問題を治療するときに薬だけに頼ってきた医師も、治療プロトコルに『練習帳』を加えれば、治療に幅と深みをもたせられるだろう。

　ジュアンは復員軍人病院におけるアルコール依存症とPTSDの集団療法を含めて、さまざまな治療サービスの恩恵を受けた。クライエントが物質乱用を抱えている場合は、アルコホーリクス・アノニマス（AA）、ラショナル・リカバリー、SMARTリカバリーその他の治療プログラムを紹介するとよい。アーリーンは薬物療法のほか、福祉による職業訓練支援、共同

体による慢性的精神病に対する治療プログラムなど、さまざまなサービスの利用に助けられた。そのほか、クライエントが助けを得る方法としては、メンタルヘルスと直接関係のない共同体の活動（教会、ボランティア団体、各種活動グループ、カルチャー教室、高齢者センター、芸術団体、地域のソフトボールリーグ、文化的な催し、など）に参加することがあげられる。

　短期療法では、『練習帳』を使った認知療法が唯一の介入となることも、治療計画のほんの一部として『練習帳』が使われることもある。いずれの場合も、複数の問題を抱えたクライエントに『練習帳』を使用するメリットは、そこで教えられているスキルが人生のさまざまな局面で利用できるということである。『練習帳』で教えられるスキルや対策は、まず間違いなく、クライエントが経験する多くの困難に対して効果的な介入となるだろう。クライエントにとって『練習帳』は、短期間の治療では対処しきれない問題を解決するときに必要となるツールがしまってある道具箱なのである。

第 9 章

集団療法で『練習帳』を使う

外来患者を対象として認知療法による集団療法を行なえば、費用も比較的安く、しかもうつ、不安、カップル間の問題、ストレス、痛み、物質乱用、摂食障害など多くの問題に対して十分な治療効果がある。対象が集団であっても、問題に焦点を当てて、積極的で指示的な治療を行なう点は個人療法と同じである。本章では『練習帳』を利用して集団に対する認知療法を組み立て、誘導する方法について説明する。

　グループを組織する前に、いくつか決めておかなければならないことがある。治療期間が決まっているのか、いないのか。1人の治療者が担当するのか、コアセラピストがつくのか。診断、性、年齢その他の要素が同じクライエントを集めるのか、多様なグループにするのか、などだ。集団療法は回数の制限があってもなくても同じように効果があるが、あとで述べるように、回数がオープンなセッションでは内容が多少違ってくる。認知療法や集団療法、『練習帳』を初めて経験する治療者は、それらのアプローチやスキルに触れて慣れるまでは、コアセラピストとともに治療にあたるとよいだろう。

　同じ診断をもつクライエントを集めてグループを作ると、全員に同じ治療プロトコルを使えるというメリットがある。しかし、集団療法開始時に合わせて同じ症状のクライエントばかりいつも何人も簡単に集まるわけではない。認知療法のスキルはさまざまな問題に効果があり、診断の多様なクライエントを集めてもそれぞれに治療効果が見られる。グループの中に異なる診断をもつクライエントが混じっていることは、クライエントにとっては何の問題にもならない。ただし治療者には、個人とグループの両方のニーズに応じられるだけの幅広い知識と、柔軟性が要求される。

　性、年齢、民族その他の要素については、グループやクライエントの治療目標によって、均質なほうがよいかどうかが決まる。共通性が高いほうが、クライエントは安心して治療に参加し、交流し合える一方で、さまざまなクライエントが含まれていることは、人間の問題は年齢や性や経済状態、受けた教育、民族などの壁を越えて共通していることを学ぶ機会にもなる。たとえば、あるうつの集団療法の参加者たちは、80歳の男性と22歳の女性が同じような否定的な思考をもち、しばしばそれをそっくり同じ言葉で表現するのを聞いて驚いた。どう見てもまるで異なる2人の人間が同様の認知をしたという事実は、思考とうつとが結びついていることを学習する絶好の機会となった。

どのようなグループにするかが決まったら、実際にグループを構成する。第1回目のグループセッションの前に、候補者1人ずつに面接して、各人の問題、やる気、治療に対する期待を評価し、参加者を選抜するとよいだろう。個人セッションを行なえば、参加者に会って各人の治療目標設定の援助を行ない、それぞれ独自の欲求を確認し、あらかじめ決めてあるグループのガイドラインに合わない場合は、そのクライエントを外すことができる。

集団認知療法の原則

　集団に対する認知療法は、個人に対する認知療法と同じ手順で進められる。まず参加者は認知療法になじんでいって、それから段階を追って各スキルを学習していく。個人療法で治療者との関係が重要であったのと同じように、集団療法では集団内の関係が重要になる。そのため治療者は、参加者が前向きな姿勢で互いに結びつきを強め、プラスの影響を与え合うように工夫することが大切である。これによって参加者の間に、各人の変化目標を支え合う協力関係が築けるように力づけていくのである。グループでもめごとが起きたときは、参加者の意思疎通を図ることによって解決を促す。

　個人療法の場合と同じように、グループセッションも、話し合うテーマの設定、簡潔な要約、紙に書き込んだり話したりするスキルの訓練によって構造化される。また治療プロセスの中心になるのは協力関係と誘導による発見であるので、これについては第1章のガイドラインに従ってほしい。クライエントは面接時間の内外で新しいスキルを練習し、信念を検証する。個人療法と同じく、『練習帳』の章立てを利用すれば毎回のグループセッションの内容を組み立てることができる。

●テーマの設定

　毎回のセッションの最初には、治療者とクライエントとで話し合いたいテーマのリストを作る。治療者は、前回のセッションで話し残した話題や、ホームワークの確認、新しい学習内容に関する話題をあげてリストに載せ

る。クライエントが助けを得たい個人的問題や疑問に思うことをあげたり、各自の学習の進み具合を発表したりすることもよくある。

あげられた項目が多くなりすぎたときは、1つのテーマにまとめられる項目がないかを考えてみるとよい。たとえば2人のクライエントが、先週それぞれの起こしたパニック発作について話したいと言うのなら、1つのテーマとして扱うとよい。さらに別の参加者から自動思考の同定方法について質問が出たら、それもパニック発作のテーマに組み込むことができる。この例では、パニック経験を理解するために、思考記録表の左から3つの欄（「自動思考」まで）を使えるかしれない。

● 協力関係

個人認知療法の説明で、認知療法における協力関係について触れたことを思い出してほしい。治療者とクライエントが力を合わせて、互いに了解した問題の解決に臨むというものであった。同じような姿勢は集団療法でも培われる。集団療法では参加者全員がそれぞれのテーマに取り組み、互いに質問し合って経験的な証拠を集めたり、自動思考や信念を検証したりすることを学習する。1人の参加者が自分の信念を検証しているときには、他の参加者は別の証拠に光を当てるような提案や質問を投げかける。

● 要約

個人認知療法では学習内容をしっかり身につけてもらうために、次のテーマに移る前に、話し合った内容を簡潔に要約してもらうようにした。集団療法では、そのテーマに取り組んだクライエントに要約してもらってもよいし、別のクライエントでもよい。要約は板書してもよいし、後日参照できるように各自の『練習帳』に記入してもよい。さらに治療者はそのテーマに関連する『練習帳』のページまたはパートをクライエントに伝えて、理解を深めるために読んだり、全体の場で話し合った学習ポイントを練習したりしてもらうとよいだろう。

● クライエントからのフィードバック

治療者は各参加者に、集団で学習することの効果、学習のペース、治療者の姿勢、そのほかクライエントの進歩と学習に影響を及ぼす要素について、意見や感想を尋ねるとよい。治療方法を調整したり、各参加者の学習

進度を測ったりする目安となる。

● ホームワーク

　ホームワークは、個人、集団を問わず治療に欠かせない要素である。理想を言えば、ホームワークの内容は、第1章のガイドライン（33～37ページ）に従って、クライエントと協力して考える必要がある。だが、こうした原則に従って参加者1人ずつについて課題を考える時間はとても取れないだろう。そこで参加者全員に、練習課題において治療者が重視したい原則を意識させるようにする。たとえば、実際の問題と関連している、難しくない、実際的である、スキルが構築できる、参加者にとって重要であるなどの原則を示して、課題を考えるのに協力を求めるのである。これらの原則や、全体の場で学習した内容、各人の治療目標、スキルレベルなどを考慮して、クライエントと治療者で協力して課題の内容を決めるとよい。学習が進んだ上級グループであれば、クライエント同士でお互いのホームワークを考え合うこともできる。知識を深めたり、スキルを向上させたりすることが必要な場合は、『練習帳』の各パートや練習課題が適当なホームワークになるだろう。

集団認知療法における『練習帳』

　グループセッションでは、参加者が毎回『練習帳』を持参して、不十分だった練習を完成させたり、互いのホームワークを検討し合ったり、メモを取ったり、進歩の様子をグラフにしたりしているうちに、セッションの焦点が定まり、参加者のスキルが向上していく。『練習帳』を下敷きにして集団療法を行なうときは、毎週1つ（またはいくつか）のパートをホームワークとして割り当てる。順番は『練習帳』のとおりか、もしくは治療プロトコルで必要とされる順（本書第4～6章を参照）となる。あるスキルが難しいという声が上がったなら、セッション中に時間を取ってそのスキルを説明し、練習してもらう。

　例として、8回のセッションで、思考記録表の作成、行動実験の実施、アクションプランの立案に必要なスキルを教える組み立てを以下に示す。

1回90分のグループセッションが8回と、集団療法開始前と終了後に1回ずつ個人セッションを行なう。それぞれの回にふさわしいと思われる課題を『練習帳』から例示してある。8回のセッションを12回にする方法と、追加4回分のセッション内容も合わせて説明する。

● 事前個人セッション

> **事前個人セッションプラン例**
> - クライエントを評価、診断する。
> - 治療目標を設定する。
> - 『練習帳』を用いた集団療法の概要を説明する。
> - 各パートのテーマ、ワークシート、うつや不安の評価表など、『練習帳』を紹介する。
> - ホームワークを出す：はじめに、パート1、2が候補。またクライエントの問題と関係があれば、パート10、11、12や『練習帳』のうつ評価表、不安評価表も考慮に入れる。

　集団療法に先立つ個人セッションでは、達成すべき重要な目標が3つある。クライエントの評価と診断、個人ごとの治療目標の設定、集団療法の紹介である。まず最初に、現在の問題、病歴、診断、機能レベル、治療への期待、その他の要素を見て、そのクライエントが予定しているグループにふさわしいかどうかを判断する必要がある。集団療法では個人別に長い治療時間をとれないため、緊急の問題をいくつも抱えているクライエントや、自殺の危険性が高いクライエントには、集団療法の代わりに個人療法を受けるか、少なくとも集団療法に加えて個人療法も受けるよう勧めたほうがよいだろう。セッション中に、集団療法とその他の選択肢を比較して、メリット、デメリットについて話し合い、集団療法の形式がクライエントのニーズに合うかどうかをクライエント自身が検討できるとよい。

　クライエントが集団療法に合っていて、クライエント自身も参加したいということであれば、次はクライエントの治療に対する期待と治療目標について話し合う。本書第3章のガイドラインに従って、集団療法の期間に達成できそうな無理のない目標を設定するように援助する。具体的小目標

を設定するときには治療者の助けが必要なことが多い。できるかぎり目に見える測定可能な目標を設定しておけば、集団療法の間もクライエントは自分で進歩を測ることができる。

集団療法で『練習帳』の利用を計画している場合は、クライエントに『練習帳』を紹介し、これをどう使ってグループセッションを構成していくか説明しておくとよい。最初から、家でも積極的に学習することに慣れるように、この個人セッション時に1回目のホームワークを出してもよい。たいていの場合1回目のホームワークは、「はじめに」とパート1、2を読むことになる。クライエントがはっきりとした気分面の問題を抱えている場合は、パート10、11、12をホームワークとして考えてもよい。うつや不安に苦しむクライエントには、うつ評価表や不安評価表に記入してもらい、ワークシート10-2、あるいは11-2の点数グラフに初回の点数とするように勧める。このようにあらかじめ『練習帳』に目を通し、練習しておくことで、クライエントは認知療法の考え方になじみ、グループセッションではさらに理解を深めていけることになる。

● 第1回グループセッション

> **セッションプラン例（第1回）**
> ● 参加者に自己紹介してもらい、それぞれの目標を確認する。(15分)
> ● 参加者に集団認知療法を紹介する。(5分)
> ● セッションのテーマを設定する。(10分)
> ● パート1の内容を確認する：問題を理解する。参加者の経験を例に、5要素モデルを説明する。『練習帳』17ページの「ヒント」を取り上げる。(20分)
> ● パート2の内容を確認する：思考と他の要素が関連していることを説明するような実例がないか尋ねる。(15分)
> ● 情動を同定し、そのレベルを測る方法を紹介する。(15分)
> ● ホームワークを出す：パート3、4が候補となる。(5分)
> ● 参加者からのフィードバックを引き出し、それに応える。(5分)

1回目のセッションで大切なことは、参加者を紹介し、グループの結びつきを強め、参加者を集団療法になじませ、『練習帳』に対する最初の反

応と学習の進み具合とを確認することである。それから新しいスキルを紹介し、ホームワークを出し、最後にクライエントの意見や感想を尋ねる。これらすべてを90分で終えるには、グループリーダーが十分な能力をもち、セッションを意図的に構造化しようとしなければまず不可能である。時間配分はセッションプラン例に記してあるが、1回目のセッションでもっとも重要な作業は、参加者の間に共感を育み、グループの結束を固めることであるから、グループ内に協力的な雰囲気を作り出すために時間が余分に必要であれば、作業の時間配分を変えたり、いくつかの学習予定を多少犠牲にしてもかまわない。

● 参加者に自己紹介をしてまるもらい、各人の目標を確認する

　1回目のセッションの冒頭で、参加者に自己紹介を行なってもらい、もしよければ各人の治療目標を発表するようにと促す。全員の前で目標を発表することによって、参加者は目標達成に向けて互いに支え合えるようになる。またクライエントに目標を再確認してもらえば、個人セッションにおける目標設定をクライエント自身がどのように理解したかを知ることができる。

　参加者にパート10～12の必要箇所を読んでもらい、うつ評価表や不安評価表に記入している場合は、最初の数分を割いてその部分に関する一般的な質問に答えたり、ワークシート10-2や11-2のグラフに転記されたスコアを確かめたりする。クライエントの症状を確認し、その後の変化を追うために、評価表のコピーを取っておくとよい。うつや不安に苦しむクライエントには毎週評価表に記入してもらい、グラフに点数を転記して持ってきてもらって内容を確認するようにする。

　集団認知療法になじませる

　クライエントの自己紹介と治療目標の確認がすんだら、次は集団による認知療法のやり方、治療に期待されるもの、守るべきガイドラインを説明する。グループセッションでは何がどのように行なわれるのかを伝えておけば、参加者はセッションに何を期待すればよいのかがわかり、毎回のセッションから最大の効果が得られるように準備できる。以下のような説明をすれば、各ポイントについてクライエントと話し合いを深めることができるだろう。

1. 「集団療法をうまく進めていくためのガイドラインを少しお話ししておきます。まず、ここで他の参加者から聞いた話を外部に漏らさないこと。つまり他の参加者について聞いた話は、家族や友人にも話してはいけないということです。自分のことについては、話したければ話してもらってかまいません。けれどもここでお互いに聞いたことについては、プライバシーが守られなければなりません。よろしいですか。わからないことはありませんか」。
2. 「ここでは全員が一丸となって問題に取り組みます。そこでみなさんの間で不公平が起きないように時間調整をすることになります。つまり、好きなだけ話せないこともあるということです。あるいは、今週はほかの人の問題について考え、別の週はご自分の心配事が取り上げられる、ということもあるかもしれません。時間配分が不公平だと感じたときは、セッション中か、セッションの最後に意見や感想を伺う時間を設けますので、そのときにもちだしてください。毎回の最後5分間はみなさんの意見を聞く時間にあてます。そこで自分に役に立ったことや、気に入らなかったことなどを発表してください」。
3. 「次からは、毎回決まった形式で行ないます。最初に、その日に扱うテーマを決めますから、毎回何を達成したいのか家で考えてきて、それをまず発表してください。次は、前回学習した内容を確認します。そして、みなさんがホームワーク（『練習帳』を読む、ワークシートを埋める、行動実験を行なう、など）をするうちに学んだことを話し合ってもらいます。次に新しいスキルを紹介して、みなさんで話し合ったり練習したりしてもらいます。そのあと全員が目標に近づけるように、それぞれに次のホームワークを出します。最後の5分間で意見や感想を聞かせてもらいます。このようなプランはいかがでしょう。何か質問はありませんか。ここをこうしてほしいという要望でもかまいません」。
4. 「認知療法では、問題解決のための手法を身につけることが非常に大切だと考えています。毎週、新しいことを学んでいきますが、それを実際に使ってみて、自分の生活で役に立つかどうかを確かめていただきたいのです。そのため毎週、『練習帳』を読んだり、ワークシートに書き込みをしたり、新しい行動や態度を日常生活で試したりといったホームワークが出ます。これはグループ学習を進めるうえで面白い部分になると思います」。

● セッションのテーマを決める

グループセッションの進め方について話し合ったあとは、参加者に1回目のテーマを決めてもらう。グループリーダーは今回の学習内容を説明し、参加者と協力して、それぞれの内容をわかりやすく考えるには誰が出したテーマで話し合うとよいかを決める。

● 『練習帳』に対する最初の反応と学習の進み具合を確認する

認知療法の紹介が終わったら、事前個人セッションで出しておいた最初のホームワークを取り上げる。それぞれが読んできた内容と記入したワークシートを全体の場で確認する。たとえば問題理解のための5要素モデルの図（パート1、図1.1）をボードに描き、参加者に、この1週間の経験の中で5つの側面が結びついていると気づいた例があればあげてほしいと言う。このような簡単な練習は深い自己開示を要求することもないので、グループの一員として参加者が話をするよいきっかけとなる。またリーダーは、参加者全員がワークシート1-1「あなた自身の問題を確認してみよう」をきちんと作成できているかどうか確認する。ワークシート1-1に関する疑問は、『練習帳』の17ページにあるヒントを使って解決するとよい。

参加者がパート2も学習してきていれば、たった今話し合ったモデルをもとに、思考と他の4つの要素との関係について学んできた内容を要約してもらうこともできる。さらに参加者の生活の中で思考が他の要素と結びついている例をあげてもらい、ワークシート2-1「思考とほかの領域の関係を見つけよう」にどう書いたかを話し合うようにしてもよい。

● 情動を同定し、そのレベルを測る方法を紹介する

情動の同定とレベルの測定方法を紹介するにはさまざまなやり方があるが、どんなやり方にせよ、グループリーダーが一方的に講義するよりも、実際に経験しながらの練習のほうが望ましい。参加者に特定の状況を想像してもらい、その中から情動的反応を見つけてもらうようにしてもよいし、知っているかぎりの情動を示す言葉をあげて、『練習帳』34ページにあるような気分一覧表をグループ独自に作ってもらうこともできる。そのあとで、自分が感じている気分にどうすれば気づけるかについて話し合ってもらってもよい。

参加者が気分を言葉で表せるようになったら、次は気分のレベルの測定へと話を移す。気分の強弱の例と、両者の感じ方の違いを実例であげてもらう。また気分のレベルのとらえ方が人によって違うことを話し合い、それぞれ自分の気分をとらえられるような評価スケールを考えてもらう。このとき、誰にでもあてはまるスケールではないことに注意を促す。ある悲しさのレベルを30と見積もる人もいれば、60と見積もる人もいる。人はみな独自の気分の幅を経験しているものである。

● ホームワークを出す

　1回目のグループセッション後のホームワークとしては、パート3が一般的である。パート3には気分の同定とレベル測定についての説明と練習が示されている。ワークシート3-1「自分の気分に気づこう」と3-2「気分のレベルを測ろう」に、各自の治療目標と関連する状況に結びつけて記入してもらう。たとえば大勢の前でしゃべれるようになることを治療目標にあげているクライエントは、自分がそのような状況に置かれていると想像し、目標達成を妨げている気分を同定し、その強さを測るようにする。
　参加者がパート3を簡単にこなすと考えられるときは、パート4もホームワークに加えてよい。パート4では思考記録表が紹介され、状況、気分、思考の区別を学ぶ（パート4の考え方は2回目のセッションで説明される）。

● フィードバック

　セッションの最後の5分間は、参加者からのフィードバックにあてる。セッションの中で役に立ったことと、改善できそうなところをそれぞれ発表してもらう。各参加者にとって意味のあった学習ポイントを要約してもらうとよい。進行ペース、時間配分、グループリーダーの態度、そのほかセッションの進め方について気がついたこともあげてもらう。ただし、ここで参加者同士の仲違いを処理する時間の余裕はないので、他の参加者への攻撃が出ないように、建設的な意見を求めていることを強調しておく。「これは、私がみなさんにいやな経験をさせていないかどうかを伺うための時間です。どんな意見でもかまいません。伺った意見をもとに、全員がプラスの経験を得られるように工夫します。けれども他の参加者に関する意見がある場合は、よいことだけを言うようにしてください。でなければ言われた人は、悪く言われたことを気にしながら1週間を過ごすことにな

りますから。他の参加者について否定的な意見がある場合は、紙に書いてあとで私に渡すか、次のセッションの最初にその問題を取り上げてください。そうすれば、セッションのテーマとして時間をとって話し合うことができます」。

　グループリーダーは、その日のグループセッションにおける参加者の姿勢について肯定的なフィードバックを与えることで、建設的な意見の具体例を示すとよい。さらに、好ましくない側面があると教えてもらったことに感謝して、否定的なフィードバックを受け入れるときのお手本を示すこともできる。たとえば参加者から、セッション中に自分の問題を十分話すことができなかったという苦情が出たときは、次のように答えるとよい。「そんなふうに感じられたことを教えていただいてありがとうございます。これは集団療法の難しさの1つなのですが、ときとしてみなさん1人ひとりの要望を満たせないことがあります。今日ご自分がなおざりにされたのは、ほかの人が大事にされたせいだと感じていらっしゃいますか」。

　このように応じれば、クライエントの否定的な意見を受け入れる姿勢があることが伝わるだろう。グループリーダーは、集団療法には現実問題として限界があることをあらためて告げたうえで、参加者の不満を解明するためにさらに説明を求めている。本人だけでなく他の参加者も、リーダーがこの参加者をとくになおざりにしたと感じていたならば、リーダーはそうならないように細心の注意を払うと約束し、次回のセッションで引きつづきこの問題について話し合うことにするだろう。この参加者の不満が特殊な例であり、本人のスキーマによって引き起こされたと考えられるときは、第7章で述べた原則に従って対応するとよい。

●第2回グループセッション

> **セッションプラン例（第2回）**
> ● セッションのテーマを設定する。(10分)
> ● ホームワークを確認する：パート3とワークシート3-1、3-2。(15分)
> ● パート4の内容を確認する：思考記録表の紹介、概要、目的。(10分)
> ● 思考記録表の最初の3欄を、参加者の経験を例にして具体的に説明する。(20分)

- 自動思考とは何かを説明し、自動思考の同定の練習をする。
  （20分）
- ホームワークを出す：パート4、5が候補となる。（10分）
- 参加者からのフィードバックを引き出し、それに応える。（5分））

　2回目のグループセッションも、テーマの設定とホームワークの確認から始まる。ホームワークは毎回セッションの最初のほうで確認すること。参加者のスキル向上度を測り、誤解を正し、ホームワークをすることの大切さを強調する。第2回セッションでは、初めてのテーマとして、思考記録表の作成と自動思考の同定が導入される。

　グループリーダーはセッション開始の瞬間から、参加者のスキルの構築に注意を注ぎ、参加者がどのスキルをマスターしているかをつねに確認しながら、個人の質問や経験がグループ全員の新しいスキルの構築に利用できないかと意識しつづける。今日は何を話し合いたいですかと参加者に尋ねると、最近起こしたパニック発作、自殺企図、対人関係における葛藤など、さまざまなテーマがあがってくるだろう。セッションで取り上げるテーマは、新しい認知スキルを学習するときの焦点となるため、このセッションでどのテーマについて詳しく考えるかを全員で決める。不安について話し合うことに決まれば、不安と結びついている自動思考を同定する方法を説明するという形がとれる。

　以下のスケッチは第2回のグループセッションの一部である。ある参加者が出したテーマをきっかけにして、グループ全員が、思考と感情の結びつきを知り、経験を分析して思考記録表に書き込むことを学び、自動思考を同定する練習へと入っていく様子が見て取れる。

治療者：ループ、次はあなたの出した話題です。ショッピングモールへ行くのが不安で、それについて話したいということでしたね。
ループ：ええ、この感情を本当に何とかしたいんです。怖くてしかたがありません。
治療者：先週怖くてたまらなくなったときの話をしてください。
ループ：はい。土曜日の朝、近所の人が、午後一緒に買い物に行かないかと誘ってくれたんですが、ショッピングモールに行くことを考えただけで動揺してしまって、耐えられませんでした。

治療者：こうやって話していても不安そうな口ぶりですね。土曜日の朝、いちばん神経が高ぶっていたとき、どんなことが頭をよぎりましたか。

ループ：モールの人混みの中で、気分が悪くなっているイメージが浮かびました。どっちへ行けばいいのかわからなくなり、何を苦しんでいるのか人に説明できずにいる自分の姿が思い浮かびました。ここで気を失ったら、誰もどうやったら私を助けられるかわからない……私は家にいることにしました。近所の人には気分がよくないからと言いました。

治療者：さっき自分の感情が「怖くてしかたがない」とおっしゃいましたね。これまででいちばん怖かったときを100、ほんの少しだけ怖かったときを1とすると、土曜日に味わった怖さはどれぐらいでしょうか。

ループ：90くらいです。

（ここで治療者はボードに、思考記録表の状況、気分、自動思考の欄を書く。）

治療者：これは思考記録表を使って経験を理解する方法を示すのによい機会です（図9-1のように各欄に記入する）。ループ、土曜日の朝の経験がこのとおりだったか確認してもらえますか。

ループ：そのとおりです。

治療者：あとでみんなでループの経験をふり返って、家にいる以外の選択肢がなかったかどうか話し合うことにしますが、その前にみなさんに知っていただきたいのは、思考記録表を使えば、どんな経験も同じように吟味できるということです。状況と気分と自動思考とを区別することによって、思考が気分や行動にどのような影響を与えているのかを詳しく見ることができます。ループの頭に浮かんだイメージや思考が、ループの気分や、家にいようという決心にどう影響したのでしょう。何か考えがある人はいませんか。

図❾-1　ループの思考記録表

①状況	②気分	③自動思考（イメージ）
いつ どこで 誰　が 何　を	❶どう感じたか ❷それぞれの気分の 　レベル　（0～100%）	❶そのように感じた直前に頭の中に何が思い浮かんだか。そのほかの考え、イメージなど ❷気分につながる「ホットな」思考を○で囲む
●土曜の朝 ●隣人があとで一緒にショッピングモールに行こうと言う。	●恐怖　　　　90%	●ショッピングモールの人混みの中で不安になった自分の姿 ●どっちへ行けばよいのかわからなくなり、何を苦しんでいるのか人に説明できずにいる自分の姿 ●気を失ったらどうなるのか。 ●誰もどうやったら私を助けられるかわからない。

　第２回セッションの目標の１つは、思考と気分と行動との関連を明確にすることである。ループ以外の他の参加者にも、この１週間で情動が強まったときに思い浮かんだことをあげてもらってもよい。ループの思考記録表の下に、他の参加者の経験を書き加えれば、同時に複数のクライエントに対応することができる。または各自に先週のつらい出来事を１つ選んで、『練習帳』のワークシート5-1か別紙を使って、思考記録表に状況、気分、自動思考を記入してもらってもよい。

　ループのテーマは、全員に思考記録表（最初の３欄）の記入方法を教えるきっかけとなった。この部分を記入するには、参加者が学んだばかりのスキル（状況と気分を同定し、気分のレベルを測る）と新しいスキル（自動思考を同定する）が必要である。ここで『練習帳』パート５に入り、自動思考を同定する方法を教えるとよい。その際『練習帳』61ページにある「ヒント」を利用するようにと伝えておけば、次回までのホームワーク、つまり気分が高ぶったときの自動思考の同定に役立つだろう。

　あるテーマから何を学ぶかは、グループの学習の進み具合や、スキルの上達度合いに応じて変わる。セッションがまだ２回目か３回目なら、ある

問題状況は自動思考を同定する例として使われるが、回を重ねれば同じ状況を、自動思考を支持する根拠や否定する根拠を探ったり、別のもっとバランスの取れた思考を見つけ出したりするのに使うことができるようになる。さらに進めば、同じテーマを利用して、仮定やコアビリーフを同定し、コアビリーフを支持する根拠、否定する根拠を集め、別の仮定や信念を構築し、行動実験やアクションプランを工夫することになる。

●第3回グループセッション

> **セッションプラン例（第3回）**
> ●セッションのテーマを設定する。(10分)
> ●ホームワークを確認する：パート5。(15分)
> ●参加者のワークシート5-1、5-2、5-3から例を取って、自動思考と、とくにホットな思考を同定する方法について、具体的に説明する。(30分)
> ●自動思考を支持する根拠と否定する根拠がどういうものであるか説明し、それを集める練習をする。(20分)
> ●ホームワークを出す：パート6とワークシート6-1が候補となる。(10分)
> ●参加者からのフィードバックを引き出し、それに応える。(5分)

3回目のセッションの目的は、思考記録表の自動思考までの欄を完成させるスキルを確実なものにすることと、次の2つ、根拠と反証の欄について説明し、問題状況における思考の評価に取りかかれるようにすることである。テーマとしてあげられる問題は、どんなものであっても、自動思考、とくに「ホットな」思考の同定スキルの向上に利用できる。ループがほかにもテーマとなるような不安の経験をもっているかもしれないし、他の参加者が友人との口論について話し合いたいと言い出すかもしれない。また重いうつと闘っている参加者もいるだろう。『練習帳』61ページの「ヒント」を利用して、参加者同士で助け合って、話題になっている問題と関連する自動思考を同定するようにするとよい。そうすることで参加者全員が、他の参加者のテーマでの学習プロセスに積極的に関わることができる。

ホットな自動思考について疑問をもたれそうなところは、このセッション中に説明しておく。クライエントがなぜそのような情動的反応を示すか

を説明するホットな思考は、ほかの自動思考以上に思考記録表の残りの部分との関わりが深いため、この段階でホットな思考を同定する力を育てておくことが重要である。

　探り出した自動思考がホットな思考かどうか、参加者同士で、その思考が当事者の気分をもっともよく説明しているかという点から考えてもらうとよい。たとえばジョンが、土曜日に妻と口論になったときのうつ（レベル80％）を説明するホットな思考として「僕のせいじゃない」を選んだとする。このとき他の参加者は、この思考はうつではなく、気楽さや怒りを生むものだと指摘するだろう。ジョンの見つけた気分がうつで正しいとすれば、他の参加者は質問を重ねて（『練習帳』61ページの質問を利用する）、ホットな思考を探っていく。

ペギー：たしかにあなたのせいじゃなかったでしょう。でもあなたを落ち込ませたのは、口論なんじゃないかしら。
ジョン：わかりません。何度も何度も同じ口論を繰り返しているような気はするんですが。
デヴィッド：どのようなことで落ち込んでいるんでしょう。
ジョン：僕らの結婚がダメになるんじゃないかと考えています。
ペギー：結婚生活がダメになったとしたら、あなたはどうなるというんでしょう。
ジョン：僕の人生は終わりです。
デヴィッド：もしそんなふうに考えたら、僕だって気が重くなりますよ！
治療者：ではこれが、ホットな思考なのでしょうか。
一　同：はい。
治療者：ジョン、あなたはどう思いますか。「僕の人生は終わりだ」が、土曜日気分が落ち込んだことを説明するホットな思考だと思いますか。それともまだほかの自動思考を探ったほうがよさそうですか。
ジョン：いえ、僕もそう思います。今もそう考えてますし、おかげで気分が滅入っています。
治療者：たぶん今日はみんなが、その考えに対処するのを手伝ってくれると思いますよ。

　ジョンのホットな思考を題材にして、参加者に、この思考を裏づける根

拠と否定する根拠（思考記録表の「根拠」と「反証」）を集める方法を教えることができる。その際大切なのは、どういうものが根拠でどういうものが根拠にならないかという基準をきちんと伝えることである。クライエントの思いこみや感情は根拠にはならない。根拠や反証として記録表に書き込むべきなのは、実際の出来事や経験である。『練習帳』79ページの「ヒント」を参考に、他の参加者からジョンに質問してもらい、「僕の人生は終わりだ」という結論に矛盾する事実を探すとよい。

　思考記録表の根拠欄と反証欄を全員で完成させることのメリットは、たいていの人は、自分の信念よりもほかの人の信念についてのほうが柔軟な目で評価できるという点にある。ジョンはうつの底にある信念を評価する手助けが得られるし、他の参加者は、ほかの人の問題というやりやすい条件のもとで根拠集めの練習ができる。全員でジョンの思考記録表の根拠・反証欄を埋めたら、この時間に学習したことを参加者に要約してもらい、次週のホームワークをどうするかを話し合う。

　通常はパート6（根拠についての説明）を読むことと、いくつかの状況を取り上げてワークシート6-1（思考記録表の反証欄まで）を書き込んでくることがホームワークになる。参加者が、より活動的な課題を追加することもある。たとえばジョンは、夫婦間の問題を解決するために妻の希望を尋ねてみたり、もしも離婚になったら助けてもらえるかどうか友人に訊いてみたりしてもよい。

● 第4回グループセッション

> セッションプラン例（第4回）
> ● セッションのテーマを設定する。（10分）
> ● ホームワークを確認する：パート6とワークシート6-1。（30分）
> ● 参加者の経験から例をとって、自動思考を支持する根拠と否定する根拠を集める方法について具体的に説明する。（30分）
> ● ホームワークを出す：ワークシート6-1の練習を続ける。（10分）
> ● 参加者からのフィードバックを引き出し、それに応える。（10分）

　4回目のセッションでは、思考記録表の反証までの欄を完成させるのに必要なスキルの定着をめざす。必要なスキルは、気分を同定し、そのレベルを測定すること、自動思考を同定すること、ホットな思考を特定するこ

と、検証したいホットな思考を選んでそれを裏づける根拠と否定する根拠を集めることである。参加者が作成してきたワークシートに目を通して、必要に応じてポイントを再確認する。その際、具体例をたくさんあげる必要がある。思考記録表の作成を全員が手伝う場合は、参加者同士のやりとりの過程から、思考記録表に記入できるような情報が得られることも多い。その実例を、デヴィッドが「他人は信用できない」という思考を検証する以下の会話に示す。

治療者：デヴィッド、他人は信用できないという根拠はどこにありますか。
デヴィッド：僕は2度離婚しています。父親に捨てられ、近づいた相手は1人残らず僕を傷つけました。人は、いつかは相手を傷つけるものです。
治療者：そう話していてどんな気分ですか。
デヴィッド：悲しいです。強さは90％ほどです。
治療者：興味深い観察ですね。練習の実例として、あなたの話をボードに書いてもいいですか。
デヴィッド：どうぞ。
（治療者はボードに、デヴィッドの思考記録表として根拠の欄までを書いた。図❾-2）
治療者：デヴィッド、この結論を否定する証拠となるようなことがらはありませんか。
デヴィッド：1つもありません。
治療者：「他人は信用できない」というデヴィッドの思考を否定するようなことがらはどうやって探ればよいのでしょうか。誰かデヴィッドに提案できる人はいませんか。
ヴィクトリア：デヴィッド、これまで人を信用して傷つけられなかったことはないんですか。
デヴィッド：ありません。
パ　ム：私たちはどう？　ここにいるみんなは信用できませんか。
デヴィッド：そうですね……少しは信用してます。
パ　ム：私たちの中であなたを裏切るような真似をした人がいますか。
デヴィッド：僕が思いつくかぎりではありません。これまでのところは。
治療者：この人たちは、信用できると思えるようなことはしていませんか。
デヴィッド：そうですね。みんな僕のことを心配しているように見えます。誰も僕のことを笑わないし、僕を傷つけるようなことを言った人もいな

いと思います。

治療者：ここにいる人が、あなたを傷つけるようなことを言ったりしたりしていないということは、何を意味するのでしょう。

デヴィッド：先生が僕に何を言わせたいのかわかっています。先生は僕に、自分が間違っていた、人は信頼できると言わせたいんでしょう。

治療者：いいえ、あなたが間違っていることを証明したいのではありません。あなたは十分に、人は自分を傷つけることがあると言えるだけの証拠をもっています。私は、ここにいる人たちがあなたを傷つけることを言ったりしたりしていない、ということが何を意味しているのかを考えているのです。

デヴィッド：たぶんここのみんなはほかの人とは違うんでしょう。ここは現実世界とは違うのだと思います。

図❾-2　デヴィッドの思考記録表　根拠欄まで

①状況	②気分	③自動思考（イメージ）
いつ どこで 誰が 何を	ⓐどう感じたか ⓑそれぞれの気分のレベル（0～100%）	ⓐそのように感じた直前に頭の中に何が思い浮かんだか。そのほかの考え、イメージなど ⓑ気分につながる「ホットな」思考を○で囲む
●木曜日午後7時30分。グループセッションで信頼について話し合っているとき	●悲しみ　　90%	●他人は信用できない。 ●人は、いつかは結局相手を傷つける。

ト　ム：デヴィッド、君は僕をどれぐらい信用している？
デヴィッド：半々、50％くらい信用していると思う。
ト　ム：君にもっと信用してもらうには、僕はどうすればいいんだろう。
デヴィッド：それには時間が必要だと思う。

　このやりとりの中で、参加者は質問を重ねることによってデヴィッドのこれまでの人生における信頼の問題と、グループの中で現れてきた信頼問題に取り組んでいる。参加者たちにとって、グループ内の人間関係の問題に対処することが、同時に、スキルの構築となっている。治療者はこのやりとりから得た情報をもとに、ボードの思考記録表の「反証」の欄を図❾-3のように埋めた。

④根拠	⑤反証	⑥適応的思考	⑦今の気分レベル
自動思考を裏づける事実	自動思考と矛盾する事実	別の新しい考え／視野を広げた考え ⓐまったく別の新しい考えか、視野を広げて見たバランスのとれた考えを書く ⓑそれぞれの考えについて、どの程度確信できるか、数値で評価する　　　(0～100％)	「気分」の欄に書いた気分について、あらためて評価する 　　　(0～100％)
●2度離婚 ●父親に捨てられた。 ●親しかった人間は1人残らず自分を傷つけた。			

図❾-3 デヴィッドの思考記録表　反証欄まで

①状況	②気分	③自動思考（イメージ）
いつ どこで 誰　が 何　を	❶どう感じたか ❷それぞれの気分の 　レベル（0～100%）	❶そのように感じた直前に頭の中に何が思い浮かんだか。そのほかの考え、イメージなど ❷気分につながる「ホットな」思考を○で囲む
●木曜日午後7時30分。グループセッションで信頼について話し合っているとき	●悲しみ　　　90%	●他人は信用できない。 ●人は、いつかは結局相手を傷つける。

④根拠	⑤反証	⑥適応的思考	⑦今の気分レベル
自動思考を裏づける事実	自動思考と矛盾する事実	別の新しい考え／視野を広げた考え ❺まったく別の新しい考えか、視野を広げて見たバランスのとれた考えを書く ❻それぞれの考えについて、どの程度確信できるか、数値で評価する　　（0〜100％）	「気分」の欄に書いた気分について、あらためて評価する 　　（0〜100％）
●2度離婚 ●父親に捨てられた。 ●親しかった人間は1人残らず自分を傷つけた。	●このグループの人はある程度信じられる。 ●ここの人は裏切るようなことはしていない。 ●ここの人は傷つけることを言わない。 ●ここの人は心配してくれるようだ。 ●ここの人は自分のことを笑わない。 ●トムは50％信じられる。		

第9章　集団療法で『練習帳』を使う

参加者は質問を重ね、ある情報が本当にその思考に対する根拠と言えるか意見を述べ、自分自身の情報を提供する。ほかの人の思考記録表の作成には、どの参加者もかなり熱心に取り組む。というのは、自分自身の思考に欠けているものを認めるよりも、ほかの人の思考に足りないものを見つけるほうがずっとやさしいからである。参加者の多くは、他人の手助けをしているときのほうが、『練習帳』で説明されている考え方がよくわかるとコメントしている。そしてこれが、自分が信じこんでいる信念を評価することを学ぶ第一歩になる。

　「他人は信用できない」という信念はデヴィッドのコアビリーフの1つかもしれない。もしそうなら、パート9の練習課題をホームワークにすればデヴィッドには有効だろう。とくにワークシート9-5のコアビリーフに関する記録や、新しいコアビリーフを構築して強化するためのワークシート（9-6、9-7、9-8、9-9）を使えば、やがて他人を信用することを学んでいけるはずである。これらのワークシートや練習は、最初セッション中に行ない、その後ホームワークとして家で続けてもらうとよい。

● 第5回グループセッション

> **セッションプラン例（第5回）**
> ● セッションのテーマを設定する。(10分)
> ● 参加者個々の目標達成度合いを確認する。(20分)
> ● ホームワークを確認する。(20分)
> ● 参加者の経験から例をとって、別の新しい考えについて説明する。(5分)
> ● 参加者の経験から例をとって、バランスのとれた考え方について説明する。(5分)
> ● 作成を始めた思考記録表（反証まで）のつづきとして、適応的思考を構築する練習をする。(20分)
> ● ホームワークを出す：パート7とワークシート7-1、7-2が候補となる。(5分)
> ● 参加者からのフィードバックを引き出し、それに応える。(5分)

　参加者個々の治療目標の達成度合いは、参加者本人やリーダーがセッションごとにおおまかに確認しているはずだが、5回目のセッションは、各

参加者が妥当な進歩を示しているかどうかをきちんと評価するのに適当な段階にある。クライエントがうつや不安を和らげることを望んでいた場合には、毎週うつ評価表や不安評価表（ワークシート10-1、11-1）に記入し、点数をワークシート10-2や11-2のグラフに転記しているはずである。このグラフを5回目のセッションで確認するとよい。しかし5回目、6回目のセッションで学習する予定のスキルが身につくまでは、ふつう点数は大きく下がらないため、この時点では点数が横ばいでも、経過が思わしくないと考える必要はない。しかし点数が急激に上がっている場合は、補助治療の必要なケースがある。クライエントに『練習帳』の課題をこなすスキルがあるかどうかを再確認することは当然として、個人療法、カップル療法、家族療法などの形態をとったほうがよいのか、薬物療法の必要があるのか、あるいは、問題の概念化をやりなおしたほうがよいのかなどを考えなければならないかもしれない。

　行動の変化を目標に掲げているクライエントは、この時点で、妥当なペースで進歩しているかどうかを確かめる。回避行動については、気分を同定し、それを支える自動思考を見つけられるようになったこの段階で対処できる。なかには治療を始めて1カ月くらいたったこの頃に、当初の目標を変更するか、小さなステップに分ける必要があると気づくケースもある。目標を再調整した場合は、『練習帳』にその旨を書き込んでおくこと。

　5回目のセッションの主な目標は、思考記録表の「適応的思考」欄の導入、つまり、別の新しい考えや、よりバランスの取れた考えを導き出すことである。大切なのは、適応的思考は、これまでに集めた根拠と反証から作られるのだとクライエントに理解してもらうことである。『練習帳』102ページの「MEMO」は、どうすれば適応的思考を構築できるか簡単に説明している。また103ページの「ヒント」には、クライエントが自問自答しながら思考記録表の適応的思考欄を埋めていけるような質問項目を載せてある。この質問を利用して、ホームワークで作成してきた思考記録表のつづきとして適応的思考を記入してもらうとよい。

　全員が少なくとも1回は、他の参加者の手を借りて別の思考やバランスのとれた思考を構築する練習ができるように考えて、複数の参加者の事例で思考記録表を埋める。こうして書き込まれた適応的思考に対して、それぞれの確信度を個人個人で記入する。この段階でクライエントが自分の状況への新しい見方をほとんど信じていないことは珍しくない。確信度が低

いのは、新しい考えがうまく構築できていないせいなのか、それともたんに本人にとって目新しいだけで、他の参加者には信じられるものなのか、参加者間で助け合って考えるとよい。

　たとえばデヴィッドは作成してきた思考記録表のつづきとして、適応的思考の欄に「誰もが信用できる」と書き、確信度0%と記したとする。これは適応的信念としては適当ではない。なぜならこれは根拠欄に書いた事実と食い違うからである（図❾-2）。他の参加者たちは、これは誰にとってもあまり信じられない内容だと指摘して、デヴィッドに手を貸して、「信用できる人間もいるだろう。信頼を築くには時間がかかる」といったよりバランスのとれた思考を作り直させるかもしれない。デヴィッドにとっては10%しか確信できない見方であったとしても、他の参加者は、これがデヴィッドの生活の中から集めた事実にマッチし、かなり信頼度の高い見方だと考えるだろう。

　全員が適応的思考の欄にある程度確信できる考えを記入したら、最後の「今の気分レベル」欄で気分をもう一度測定させる。適応的思考に対する確信度が中〜高程度の場合は、クライエントは気分レベルの変化を経験するはずである。気分の変化が見られない場合は、『練習帳』111ページのトラブルシューティングを参考にすると理由を突き止めやすい。このセッション以降、クライエントは独力で思考記録表の作成ができるようになる。

●第6回グループセッション

> **セッションプラン例（第6回）**
> - セッションのテーマを設定する。(10分)
> - パート7とワークシート7-1、7-2を確認する。(35分)
> - 行動実験について説明し、計画を立てる。(30分)
> - ホームワークを出す：パート8の前半とワークシート8-1が候補となる。(10分)
> - 参加者からのフィードバックを引き出し、それに応える。(5分)

　6回目のセッションも、適応的思考の構築に焦点を合わせ、思考記録表の作成練習を続ける。思考記録表を作成したあとも気分が変わらないときは、『練習帳』111ページのトラブルシューティングを再確認する。適応的思考に対する信頼度が上がらないときは、思考記録表で集めた根拠以外の

情報が必要となることが多い。なかなか信じられないクライエントには、行動実験を行なって新しい思考を検証してもらうと効果がある。

これまでのセッションでも、参加者ごとに行動実験を勧めているかもしれないが、この6回目のセッションは、グループ全体で行動実験について詳しく話し合うのに適当な段階である。参加者は互いに協力して興味のもてる行動実験を計画し、まだ完全に信じられない適応的思考を検証したり、新しい対処行動を試してその効果を評価したりできる。たとえばループは、自分が避けている状況に直面するような実験を工夫するかもしれないし、デヴィッドは、いくつかの状況でもっと人を信頼して行動し、何が起こるかを観察することを考えるかもしれない。行動実験の計画の立て方は『練習帳』のパート8で説明されている。ワークシート8-1は7回目のセッションに向けて適当なホームワークとなる。

●第7回グループセッション

> **セッションプラン例（第7回）**
> ● セッションのテーマを設定する。(10分)
> ● ホームワークを確認する：パート8。(25分)
> ● アクションプランについて説明し、練習をする。治療目標の達成度合いを再評価する。(25分)
> ● 再発予防について話し合う。(15分)
> ● ホームワークを出す：パート8の後半とワークシート8-2、学習内容の要約作成が候補となる。(10分)
> ● 参加者からのフィードバックを引き出し、それに応える。(5分)

8回計画の集団療法の場合は、7回目のセッションで集団療法を終える準備に入る。参加者は、自分が今も経験している問題について質問があれば出し、目標に向けてどれぐらい進歩しているかを再評価し、治療終了後も回復をめざして歩んでいくための計画を立てる。第7回のグループセッションは、アクションプラン（ワークシート8-2）をきちんと説明するのに適当な段階である。なぜならアクションプランは、集団療法が終わったあとも目標達成に向けて進んでいく方策として使えるからである。治療で学んだ他のスキルとともに、アクションプランもまた再発予防の一端を担うこととなろう。

集団療法が8回で終わらない場合は、7回目のセッションはこれまでに学習した内容の確認とスキルの継続練習にあてるとよい。そしてアクションプランを紹介し、ワークシート8-2を使って目標達成に向けての具体的な手順を考えてもらう。

●第8回グループセッション

> **セッションプラン例（第8回）**
> ●セッションのテーマを設定する。(10分)
> ●ホームワークを確認する：パート8。(30分)
> ●参加者が作成してきた学習内容の要約と、達成された目標を確認する。(30分)
> ●各人の今後の計画について話し合い、最後の挨拶をする。(20分)

　集団療法が8回のセッションで終わる場合は、この最終セッションで、学んだことを再確認して補強し、学習や練習を続けるための各人のプランについて話し合い、互いに最後の挨拶をし、終了後個人セッションのスケジュールを調整する（本書237ページを参照）。リーダーは、これから先も『練習帳』を手引きとして変化への努力を続けるよう参加者を励ます。参加者各自が、自分にとってどのスキルがもっとも役に立ち、どのスキルがまだ練習が必要かをまとめるのもよい。また各自が変わるために続けている計画について話し合い、今後どんな努力をすればよいのか互いにアドバイスして励まし合うこともできる。集団療法終了後も個人的に集まって、努力を支え合ったり、問題解決を助け合ったりしようと提案をする参加者もいるかもしれない。

　参加者がこの先も『練習帳』を使って自分のコアビリーフを同定し、変えていこうと計画している場合は、『練習帳』パート9について簡単に触れ、学習のガイドラインを示してもよい。その際、他の各パートは1週間ほどでマスターできたかもしれないが、パート9の練習は数カ月かけるよう作られていることを伝えておく必要がある。クライエントによっては8回のセッションの間に、すでにコアビリーフを同定しているかもしれない。その場合は、パート9の最初にメモしてもらっておくとよい。

　グループセッションが12回ある場合は、これまでの内容の学習にもっと

時間をかけることができる。たとえば、ホットな思考の同定（8回プランでは3回目の内容）に2週間かける。このスキルを身につけるには1週間では足りないことが多い。さらに言えば、どのスキルも十分にマスターさせるには、各段階にもう少しずつ余分に時間をかけたいところである。もし参加者が8回目までに十分スキルをマスターしてきている場合は、以後のセッションではさらに進んだスキルを教える。

● 第9回グループセッション

> **セッションプラン例（第9回）**
> ● セッションのテーマを設定する。(10分)
> ● ホームワークを確認する。(20分)
> ● 参加者の経験から例をとって、仮定を同定する方法を説明し、練習をする。(15分)
> ● 参加者の経験から例をとって、コアビリーフを同定する方法を説明し、練習をする。(10分)
> ● 参加者の経験から例をとって、下向き矢印法を説明し、練習をする。(20分)
> ● ホームワークを出す：パート9の最初とワークシート9-1から9-5が候補となる。(10分)
> ● 参加者からのフィードバックを引き出し、それに応える。(5分)

　9回目のセッションは、仮定とコアビリーフの具体的な説明にあてることになるだろう。下向き矢印法を使えば、コアビリーフを同定しやすい。参加者は、コアビリーフが自分の生活の中でどのような働きをしているかを示す具体例をあげる。参加者にコアビリーフを見つけてもらう方法と、それをクライエント自身の言葉で表現してもらうことの大切さについては、本書の第7章とパデスキー（Padesky, 1994a）を参照のこと。コアビリーフを正しく同定して初めて、スキーマの変更が可能になる。そこで9回目以降のセッションのホームワークとして、セッション中に見つけたコアビリーフが実際に働いているかどうか、その週の生活の中で意識するという課題が出てくる。コアビリーフを正確にとらえるために、必要ならば文言は変えてもかまわないと伝えておく。ホームワークでコアビリーフにつながるイメージや記憶を探ってもらって10回目のセッションで話し合って

もよい。

●第10回グループセッション

> **セッションプラン例（第10回）**
> ● セッションのテーマを設定する。(10分)
> ● ホームワークを確認する：パート9。(20分)
> ● 新しいコアビリーフを同定する方法を説明し、練習をする。(30分)
> ● 新しいコアビリーフを裏づける根拠を探す方法を説明し、練習をする。(10分)
> ● ホームワークを出す：パート9の後半と、ワークシート9-6と9-9が候補となる。(15分)
> ● 参加者からのフィードバックを引き出し、それに応える。(5分)

　10回目のセッションでは、新しいコアビリーフを見つけ、あるいは構築し、強化する方法を示す。繰り返すが、新しいコアビリーフの構築と強化の概要については、本書第7章とパデスキー（Padesky, 1994a）を参照のこと。大切なのは、クライエントにとって意味のある言葉で新しいコアビリーフを表現させることである。新しいコアビリーフが、否定的なコアビリーフと言葉のうえで対になっていなくてもかまわない。たとえば否定的なコアビリーフが「私は駄目な人間だ」だったとすると、新しいコアビリーフとしては「私は立派な人間だ」から「私は人に受け入れられる人間だ」、「私は自立した人間だ」、「私の意見は重要である」にいたるまで、幅広く考えられる。

　新しいコアビリーフを固めるにはふつう数ヵ月の練習が必要である。そこでグループセッションの参加者には、パート9後半で紹介されているワークシートは、セッション中に学習を始めてから、面接終了後もかなり長い間つづけて学習しなければならないことを伝えておく。新しいコアビリーフを強化するには、コアビリーフに関する記録（ワークシート9-6）が中心的な役割を果たす。このワークシートは、新しいコアビリーフを裏づける情報を積極的に集めるためのものである。使い始めてしばらくは、新しいコアビリーフを肯定する事実をなかなか見つけられないだろうが、そのうち、記録に書き加えることを毎日何かしら見つけられるようになる。

参加者同士で、ワークシート9-6に記入するのに適当なことがらを互いに指摘し合うことができる。他の参加者による示唆の価値を認めないクライエントにも、ともかくそれを書きつけて、確信度を測定してもらうようにする。そのクライエントは、「参加者の1人が私のことを好きだと言った。確信度10％」と書くかもしれない。こうして、クライエント自身はほとんど信じていなくても、新しいスキーマ「私は人に好かれる」を支持する証拠の断片が存在することを示しておくのである。

　ワークシート9-9もワークシート9-6と同じだが、9-9は現在の情報ではなく過去の情報を記入させる点が異なる。このワークシートを使えば、新しく育んでいるスキーマに照らして、過去の人生を再構成することができる。書き込めるようなことを何も覚えていない時期があったとしても、記憶のある時期だけでも記入するよう促す。非常につらい人生を送ってきたクライエントでも、各年代にいくつかは、新しい適応的スキーマを支持する小さな出来事が見つかるものである。現在の根拠を探すのも、過去にさかのぼって根拠を探すのも、どちらも新しいスキーマの強化に役立つ。

● 第11回グループセッション

> **セッションプラン例（第11回）**
> ● セッションのテーマを設定する。（10分）
> ● ホームワークを確認する：パート9。（25分）
> ● 新しいコアビリーフを強化する手法として、スケールの利用を説明し、練習をする。（20分）
> ● ホームワークを出す：ワークシート9-7と9-8。治療終了後もつづけてパート9のワークシートを使う計画の立案。（30分）
> ● 参加者からのフィードバックを引き出し、それに応える。（5分）

　11回目のグループセッションでは、新しいコアビリーフの同定と強化を継続する。新しいスキーマを支持する情報を探す一方で、スケールを導入して、スキーマによる二分法的な経験のとらえ方を切り崩していく。ワークシート9-7を使えば、新しいスキーマに対する確信度の経過を追うことができる。最初のうち何週間かは新しいスキーマへの確信度が0に近いことが多いが、ワークシート9-6や9-9を利用して根拠を集めるにつれて、新しいコアビリーフへの確信度が高まっていく。

根拠を集め出して数カ月がたつと、新しいコアビリーフへの確信度はたいてい40%から60%程度まで上昇する。ここまで来ると、さほど苦労しなくても新しいコアビリーフを支持する根拠が日常的に見つかるようになる。その段階にいたるまでワークシート9-6に書き込むことがらを探しつづけるには、励ましが必要である。そこで集団療法が終わりに近づいたら、治療の終了後も『練習帳』パート9を学習しつづけることの大切さを強調しておく。行動実験の課題を設定し、その結果をワークシート9-6に書いもよい。たとえば「他人は信用できない」という否定的なコアビリーフをもっているクライエントに、他の参加者が手を貸して、この信念を積極的に検証する実験手順を考えられるように手助けするかもしれない。実験から得られたポジティブな結果はすべて、新しい信念「他人は信用できる」を支持する根拠としてワークシート9-6に記入できる。

　新しいコアビリーフへの確信が育ちつづけて、元の否定的なコアビリーフと同じくらい強くなる——これが理想的なスキーマ変更の結果である。対になるスキーマが十分に発達したことで、否定的な情報も肯定的な情報も同じように認識でき、さまざまな状況において信念や行動を柔軟に選択できるようになる (Padesky, 1994a)。「他人は信用できる」「他人は信用できない」のどちらも同じように信じている人間は、状況に応じて相手を信用したり信用しなかったりできる、より望ましい状態にあると言える。

　ワークシート9-8はコアビリーフによるオール・オア・ナッシングの二分法的なとらえ方ではなく、スケールを使って経験を数値化させる。数値化は、自己に関するコアビリーフ（「私は強い」）についても、他者に関するコアビリーフ（「他人は信用できる」）についても、世界に関するコアビリーフ（「善は悪と同じくらい強い」）についても、仮定（「頑張りつづければ成功する」）についても可能である。スケールを使って信念を数値化するときは、ポジティブな形で表現するほうが効果的である。たとえば「自分は弱い」という信念への確信度を90%とするよりも、「自分は強い」という信念への確信度を10%とするほうが、はるかに自信が高まる。

　スケールによる測定は、証拠集めと並んで、新しいコアビリーフを育むカギとなる。証拠集めは、否定的なコアビリーフに合う情報だけを認知する傾向を克服するはたらきをし、スケールは、絶対的なコアビリーフによる二分法的なものの見方を弱めるはたらきをする。何度も繰り返してスケールを使えば、自分の経験をバランスよく評価できるようになる。バラン

スよくものが見つめられるようになれば、否定的なコアビリーフだけではすべての経験がとらえられないことに気づき、その結果新しいコアビリーフが強化される。自分のことを弱い人間だと考えているクライエントには、ワークシート9-8を使ってさまざまな状況下で自分の強さを測らせるとよい。測定を繰り返すと、そのクライエントは自分がまるきり弱い人間というわけではなく、状況により限られているとはいえ強さも兼ね備えていることに気づくだろう。

11回目のセッションで最後のテーマは、集団療法終了後も新しいコアビリーフを検証し、強化しつづける計画を、各参加者に立ててもらうことである。参加者により異なるが、たとえば、『練習帳』の学習を毎週決まった時間に行なうスケジュール、気分が落ち込んだときの対応策を含む再発防止計画、ワークシートの記入や行動実験の計画などの立案である。

● 第12回グループセッション

> **セッションプラン例（第12回）**
> - セッションのテーマを設定する。（10分）
> - ホームワークを確認する。（40分）
> - 再発防止について話し合う。（20分）
> - グループセッション終了後の個人セッションのスケジュールを調整する。（10分）
> - 参加者同士で最後の挨拶をする。（10分）

グループセッションの最終回は、目標達成と再発防止をめざす各参加者の今後の学習計画を確認する。また参加者に最後の挨拶をしてもらい、終了後個人セッションのスケジュールを調整する。

● 終了後個人セッション

> **終了後個人セッションプラン例**
> - セッションのテーマを設定する。
> - 治療目標に向けてどれぐらい進歩したかを確認する。
> - 『練習帳』のうつ評価表や不安評価表、そのほかクライエントの進歩が測定できるものを確認する。
> - 治療を続ける必要があれば、ふさわしい機関や治療プログラム

を紹介、推薦する。
- いっそうの進歩に向けて、今後の学習計画の内容を確認する。

　可能ならば、最後のグループセッション終了後に個人セッションを行なって、各参加者が治療目標に向けてどれくらい進歩したかを確認したい。これによってグループセッションでクライエントが何を学んだのかの確認もできるし、クライエントと話し合って目標達成の支えとなりそうな他の機関や治療プログラムを紹介することもできる。最後に、再発防止策についても、さらに詳細に話しておくとよい。

　本章で紹介した8回／12回のグループセッションによる集団療法プランは、認知スキルの構築にポイントを絞っている。特定の問題を抱えたクライエントに対して集団療法を行なうケースや、すでに個人療法や集団療法のプログラムを終了したものの、まだ構造化された治療を必要としているクライエントに対して安価なアフターケア・プログラムを提供するケースなどでは、また別の集団療法プロトコルを考えることもできるだろう。集団療法の計画は、実施環境や各種要素、参加者の人数などに応じて調整が可能である。セッションが8回未満であったり、参加者のスキルの上達が遅れたりした場合は、治療者がそのグループにとってもっとも役に立つスキルを判断し、時間の許すかぎりそのスキルに焦点を絞ってセッションを進めるべきである。クライエントのグループには2つとして同じものがなく、治療者には柔軟な対応が求められる。参加者からのフィードバックを参考に、適切なペースで学習を進めてほしい。

トラブルシューティング

● 参加者の進度に差がある場合

　参加者の学習進度に差が出ることは避けられない。大切なのは進度の差を予測したうえで、対処計画を立てておくことである。高度なスキルを学べる段階にあるクライエントもいれば、基本的なスキルに未習熟なクライ

エントもいる。熟練した治療者は両者のニーズをバランスよく満たしながら治療を進めていく。

　学習進度の差を調整する１つの方法は、新しいスキルに取り組む際に、つねに前のスキルを強調することである。たとえば進んでいる参加者はホットな思考を裏づける／否定する根拠を探る準備ができているのだが、そうでない参加者は、まだホットな思考を同定できずにいるとする。このようなときは、まずボードに思考記録表の反証欄までを書き、参加者の経験を例にして、根拠・反証欄（４番目と５番目の欄）の記入方法を説明しながら、自動思考とホットな思考を同定する（３番目の欄）スキルや手順をたえず強調するとよい。自動思考の欄に時間をかけて触れることで、学習の進んだクライエントにとっては学習内容の確認と練習になり、遅れているクライエントにとってはあらためてスキルを学習する機会となる。同時に根拠欄の記入は、全員にとって新しい学習内容になる。こうすることで、学習が進んだ参加者はより複雑な新しいスキルの学習に入ることができ、同時に学習が遅れている参加者は現段階のスキルの練習を続けながら、次の学習内容に見通しをもつことができる。

　学習進度の違いに対応する２つめの方法は、クライエントのスキルレベルに応じてホームワークを変えることである。こうすれば、参加者全員が各自適切なスキルを家で練習できる。本章では参加者全員に共通のホームワークを出す形のプラン例を示しているが、参加者１人ひとりについてのホームワークを協力して考えることもできるし、本来そうあるべきものである。もちろん何人かの参加者に、同じあるいは似たようなホームワークを出すことも少なくない。話し合いの中で１人ひとりに違うホームワークを出すことは時間のかかる作業である。しかしその分クライエントは、各自の回復に適したスキルを練習することができる。

　進度差に対処する３つめの方法は、学習が進んでいる参加者とそうでない参加者にペアを組ませることである。参加者は２人１組になってセッション中に練習に取り組んだり、セッション以外にも別に時間をとってスキルの練習を行なったりできる。学習が遅れているクライエントは助力を得られ、学習が進んでいるクライエントは人に教えることを通してさらに理解を深めるという関係が理想である。ただしこの手法はどのグループでも使えるわけではない。治療者は各ペアの関係が前向きで、どちらの参加者にとっても有益なものになるよう、とくに注意を払って見守る必要がある。

●参加者が発言しない場合

　ある参加者が発言しないとき、それが問題になる場合もあれば、ならない場合もある。グループセッションの場で発言がなくても、認知療法のスキルを学び、練習し、身につけているケースもある。ある男性クライエントはその典型であった。治療者が何度水を向けても、グループセッション中は一言もしゃべらなかった。しかし集団療法終了後の個人セッションでは、この男性は教えられたスキルを理解し、練習し、自分のものにしていることをはっきりと示してみせた。全体の場では意見も感想も述べなかったが、このクライエントはスキルを身につけ、行動を変え、顕著な回復を見せたのである。

　沈黙している参加者に対しては、こまめにホームワークをチェックして、クライエントのスキルが向上し、目標に近づいているかどうかを確認することが大切である。発言のある参加者の場合は、セッション中の発言から進歩の様子を見て取ることができるが、発言しないクライエントについては、課題から見て取れるフィードバックが治療上貴重なものになる。

　さらに治療者は、セッション中の沈黙から、それに伴う仮定や信念の評価に向かうこともできる。沈黙の底にある仮定や信念をセッション中に検証するのは珍しいことではない。次の会話では、口数の少ない参加者を相手に下向き矢印法を使ってもらっている。

治療者：ローズ、これまでみんなの前で口を開かなかった、その沈黙について話す気になってくれてありがとう。今日は下向き矢印法を使ってみましょう。これは私たちの気分や行動の底の深いところにある信念を見つけ出す方法です。さて、みんなの前でもっとしゃべる、というのは、あなたの側から言えばどういうことだと思いますか。

ローズ：わかりません。私は口を開くのが不安なだけです。

治療者：最悪の場合、何が起きると思いますか。

ローズ：みんなに笑われると思います。

治療者：ここにいる人たちに？

ローズ：はい。

治療者：もしも私たちが笑ったとしたら、それはあなたにとっては何を意味しますか。

ローズ：私が恥ずかしい思いをするということです。みんなが私の欠点を知ってしまいますから。
治療者：もしも私たちが欠点を知ったとしたら、それはあなたについて言えばどういうことでしょう。
ローズ：さっきみなさんは根拠を探すことについて話していましたが、これは私が欠陥人間だという根拠になります。そのことをみなさんに知られるのは恥ずかしいです。
治療者：あなたは自分が欠陥のある人間だと信じているのですね。
ローズ：はい。そう思います。
ここで治療者はボードに次のように書いた。

みんなの前でしゃべったら、人は笑うだろう。
（みんなが笑うことは、あなたにとって何を意味するのか？）
↓
みんなが私の欠点を知るだろう。
（それはあなたについて言えば、どういうことか？）
↓
みんなが私が欠陥人間だと知るだろう。
（それはあなたについて言えば、どういうことか？）
↓
私は欠陥のある人間だ。

　この例は、ローズにとって、口を開いてしゃべったらみんなに笑われるという仮定を確かめる実験の機会となった。笑われるという信念をみんなの前で明かすことだけでもとても危ないことのように思えるとローズは話したが、グループリーダーは他の参加者がローズの話にどう反応しているか観察してみるようローズに指示した。実際には誰一人笑っている者はなく、なかには気遣わしげにローズを見る参加者もいることにローズは気づいた。そこでローズは『練習帳』のワークシート8-1を使って、自分の信念を明かすという最初の実験について記録した。ローズの予想は「みんなに笑われる」だったが、実験の結果は「誰も笑わず心配そうに見る」だった。ローズは信念の検証を続けるため、セッション中に発言するという実験を続けることにした。治療者はローズに、『練習帳』パート９に「私は

欠陥のある人間だ」というコアビリーフを書きとめ、ときが来たらそれに取り組むようにと励ました。

　グループセッションの場で見られる沈黙その他の行動の底にある信念や仮定を評価することで、一般的な対人関係の問題に伴う認知が明らかになることもある。こういった信念を確認することで、潜在的な問題領域に対処する手がかりが得られる。

　最後に、口数の少ない参加者に対しては集団の場で話す機会を与えることが大切である。ただし発言を強要するのではなく、話したいときにはいつでも自由に話せると感じさせるようにしなければならない。

●予定どおりに進まない

　本章では8回もしくは12回のグループセッションで『練習帳』を使う方法を説明した。しかしこの案どおりに進もうとしても、実際には遅れたり、進みすぎたりすることがあるだろう。先行している場合には、グループのペースに合わせてそのまま進め、余った時間は、より複雑なスキルの練習にあてるとよい。参加者が基本的なスキルをすでに身につけていれば、余った時間で、他の問題領域にスキルを応用できる。たとえば、うつに取り組んできたクライエントなら、そこで学んだ認知面や行動面のスキルを、不安や対人関係などに適用するのである。

　しかし、計画より学習が遅れるケースのほうが多い。最低でも、6回目のグループセッションまでに学習予定のスキル——思考記録表の作成と、信念と行動を評価する実験——だけは学べるようにする。これらのスキルは、ほとんどの参加者にとって気分を改善し、行動を変えるのに役立つからである。

　予定から遅れ出したら、セッションの時間配分を見直すことである。学習内容の説明や参加者の経験談、一部の参加者にしか役立たない話し合いのいずれかに時間を割きすぎていないだろうか。また、時間配分や学習のペース、セッションの組み立て、内容についてどう思うか、参加者の意見を聞くのもよい。参加者の大半が各スキルをマスターできるように十分時間をかけることがいちばん大切だが、それと同時に、毎週学習が前に進んでいくよう考えなければならない。

●オープングループの場合

　本章では参加者を固定したグループについて説明した。つまり参加者全員が同時に治療を始め、同時に治療を終える。しかし期間を固定しないオープングループ形式が基本になるケースもある。この場合、新規の参加者がどの回から入ってくるか、ある参加者がどの回で終わりになるか、決まっていない。オープングループ治療のガイドラインは、固定グループで参加者の学習進度が異なる場合のガイドラインと大きくは異ならない。治療者として大切なことは、習熟した参加者のニーズと、経験の浅い参加者のニーズとのバランスをとることである。毎回、基本的な学習内容と新しい学習内容の両方を示すことによって、全員の役に立つ情報を提供することができる。

　オープングループで、進んだ内容を学習する場合は、経験の浅い参加者のために基本を強調すること。また毎回のセッションを、認知モデルの確認と、思考記録表の最初の3欄のスキルの確認から入るのもよいだろう。経験を積んだ参加者に新人への説明をさせれば、すでに学習した内容の確認と練習になる。同じことで、習熟度の高い参加者には、できるだけその場で実践してもらうとよい。新しい参加者はそれで認知療法になじみやすくなる。セッション全体を通じて、経験のある参加者には原則の説明や学習内容の要約、グループ全員の学習に役立つ事例の提示などを求める。比較的新しい参加者には、各自のスキルレベルに応じて練習に参加するように促す。

　参加者の進度が異なる場合でも示唆したように、学習の進んだ参加者と経験の浅い参加者にペアを組ませる方法もある。経験の浅い参加者を集団療法になじませる目的でこの方法をとることもあるし、比較的基本的なスキルを向上させるために行なうこともある。治療者は2人の進み具合を観察して、双方ともポジティブな学習経験ができるように注意を払っておくことが必要である。

第10章

入院患者に『練習帳』を使う

精神疾患のために入院している患者の精神療法にはさまざまな困難が伴う。入院患者は重大な人生の危機や、自殺未遂、重度のうつ、薬物依存などを経験してきているケースが多く、たいていの場合、人格障害も含めていくつもの診断を抱えてその症状と苦闘している。このような患者はかなりの割合で十分な社会的支援を得られず、家族関係も機能していない。さらに、精神科における入院期間の短期化傾向も、これらの困難に拍車をかけている。

一方、入院患者の治療には都合のよい側面もある。まず危機に直面しているときは、精神療法の核となる非適応的スキーマが表面化していることが多いため、それを見つけ出して焦点を据えるのに好都合であること。次に24時間の集中治療体制が敷けること。通常、病院の治療プログラムに加えて、週に数回、あるいは毎日でも専任のセラピストと個人セッションの機会をもてること。こうして、患者が日常的義務から解放されている期間に集中してセッションを行なえるため、ふつうよりも短時間でスキルを修得する患者も多い。

本章の前半では、短期の入院患者の治療に『練習帳』を利用する方法を例をあげて説明する。後半は、病院の各種専門スタッフを対象に、『練習帳』を使って治療プログラムの効果を高める方法をいくつか紹介する。

入院患者に個人療法を行なう

入院患者に対する認知療法も、原則的には第4章から第6章で説明した診断別の治療プロトコルや、その他の章で概説した治療のガイドラインに従って行なう。ただし、患者に自殺念慮が認められる場合は、過去の自殺企図や現在の自殺衝動に結びついている認知にとくに注意を払う必要がある。これらの認知は絶望と関わっていることが多い。絶望は、自殺念慮形成を予測する最良の指標であることが明らかにされている（Beck, Weissman, & Kovacs, 1976; Weishaar & Beck, 1992）。絶望は「絶対によくならない」「助けになるものは何もない」「将来に何の楽しみもない」「失敗は運命づけられている」「こんなふうに感じることを止める方法は、自殺しかない」などの思考の形で現れることが多い。人生は容赦のない苦しみに満

ちていると思えるとき、自殺は魅力的な選択肢に見えてくる。そのため自殺念慮のあるクライエントには、まず絶望にまつわる思考から対処する。

ときとして患者が絶望に関して、シュナイドマン（Shneidman, 1985）が述べたようなアンビバレントな思考をもっていることがある。つまり生きたいと望みながら死にたいと望む、あるいは救われたいと願いながら、黙って死なせてほしいと願っているという状態である。治療は希望を育むことに焦点をおいて行ない、生きたいという思考や欲求を強める一方で、死にたいという思考や欲求を弱めていく。また問題解決能力の低さも自殺の危険性と関連している。自殺願望のある患者は、問題に対して解決方法を見つけ出すことができず、これはとくに人間関係の問題に関して顕著である（Weishaar & Beck, 1992）。このような患者に認知療法を行なう利点の1つは、問題解決能力を向上させるスキルを教えられるところにある。たとえば自分の気分や思考に気づくことは、問題への理解を深める助けになり、実験とアクションプラン（『練習帳』パート8）を使えば、問題解決をめざして自分が変わる計画を立てることもできる。

患者が自殺企図や自殺念慮をきっかけとして入院した場合は、そこに焦点を絞って治療を行なう。退院するまでに、人生の危機に対して破局的でない見方をし、未来への希望をもち、自殺以外にも選択肢があることを信じられるようにしておく必要がある。

患者の入院期間は、1日未満から数週間以上と、かなりばらつきがある。以下、入院期間9日、セッション7回の患者を例に、自殺念慮のある入院患者に『練習帳』を使う方法を説明する。治療計画は、入院日数、診断、患者のスキル修得スピードに応じて変わる。治療のペースは患者の学習速度や入院日数に応じて変わるが、スキル構築の手順そのものは『練習帳』の章立てにそのまま従ってもらえばよい。

●●●

ジャンは28歳。8歳と10歳の2人の子どもを育てるシングルマザーであり、郵便局員として働いている。本人の話では、4カ月にわたって大うつ病に相当するさまざまな症状があったとのこと。また、20年間、気分変調にも苦しんでいる。さらに境界性人格障害の診断基準も満たしている。ジャンの母親はアルコール依存症で虐待癖があり、今もジャンをあれこれと批判する。父親はジャンが3歳のときに家を出た。それ以来、母親は再婚もせず、決まった男性もつくらなかった。ジャンは家にあった薬を手当

たりしだいに飲んで自殺を図り、入院した。

●●●

入院1日目

- 総合的臨床評価を行なう。
- 自殺の試みと関係する認知を評価する。
- 入院中の治療目標を設定する。
- 『練習帳』を紹介する。
- ホームワークを出す：『練習帳』のうつ評価表と不安評価表（ワークシート10-1と11-1）、ベックの絶望尺度（Beck, Weissman, Lester, & Trexler, 1974）に記入し、『練習帳』の「はじめに」とパート10の指定部分を読む。

　初回面接では、総合臨床評価に加えて、ジャンの自殺企図に伴う思考や信念や情動を評価し、記録した。一般に入院中の治療目標は、入院のきっかけとなった危機の解決にある。そこでジャンの治療の焦点を、まず自殺に関連する自動思考と感情に置いた。以下の対話は1回目のセッションの抜粋である。自殺に関連するジャンの自動思考の同定プロセスが見て取れる。

治療者：ゆうべ自殺しようとしたときのことを、もう少し詳しく話してもらえませんか。自殺を図る前や、薬を口にしたとき、どんな状況でしたか。

ジャン：ゆうべはこれまでで最低の夜でした。あんなに気分が滅入ったことはありません。私は1人で家にいて、母と口論した直後でした。

治療者：いちばん気分が滅入ったとき、どんなことが頭をよぎりましたか。

ジャン：私の人生は滅茶苦茶だと考えていました。母と話すたびに、自分は価値のない人間だと思えてくるんです。私はもうよくなりっこない。もうこれ以上やっていくのはいやだ。頑張ってみる値打ちさえない。このひどい気分を止めるには自殺するしかない、と思いました。

治療者：かなり絶望的になっていたようですね。

ジャン：そうです。それで薬を飲みました。こんな苦痛を味わいつづける

くらいなら死んだほうがましだと。
治療者：薬を飲む前に、ほかに何か考えやイメージが浮かびませんでしたか。
ジャン：子どもたちのことを考えました。でもあの子たちにとっても、私がいないほうがいいに違いないって思ったんです。

　この短いやりとりの中から、自殺に伴う次のような思考を取り上げることができる。

- もうよくなりっこない。
- これ以上やっていくのはいやだ。
- 頑張ってみる値打ちさえない。
- このひどい気分を止めるには自殺するしかない。
- こんな苦痛を味わいつづけるくらいなら死んだほうがましだ。
- あの子たちにとっても、私がいないほうがいいに違いない。

　治療者は認知モデルの説明に備えてこれらの思考を書きとめた。
　このセッションで治療者はジャンに『練習帳』を紹介した。認知療法がうつや自殺念慮に苦しむクライエントの治療に効果を上げてきたこと、『練習帳』はその認知理論の原理に基づいて書かれた治療マニュアルであることを説明し、『練習帳』を使えば、問題を助長している気分や思考や信念、行動、生活環境を見つけ、問題解決に使える技術を学ぶことができると伝えた。以下に、入院患者に『練習帳』を紹介するときに伝えられることがらを一覧にまとめた。口頭で紹介するだけでなく、内容をまとめたメモのようなものを渡すといいだろう。入院患者は概して非常につらい状況にあり、耳で聞いただけではとても覚えきれないと思われる。

MEMO

入院患者に『練習帳』を紹介する
- 『練習帳』の概要を説明し、使用の理由を説明する。
- 目次を見せる。説明のスピードはクライエントの様子を見ながら決める。
- ホームワークの大切さについて話し合う。
- 内容をまとめたメモを渡す。

●最初のホームワークとして考えられる例
『練習帳』うつ評価表（ワークシート10-1）
『練習帳』不安評価表（ワークシート11-1）
ベックの絶望尺度（Beck, Weissman, Lester, & Trexler, 1974）
「あなた自身の問題を確認してみよう」（ワークシート1-1）
パート10の一部を読む（ほかの気分に関わるパートのほうがふさわしい場合はそちらを指示する）。
パート2と3（次のセッションまでに24時間以上あれば）

『練習帳』を簡単に紹介したところで、患者と一緒に目次を眺め、『練習帳』の全体構成と、教えるスキルについて説明する。ただし入院中に『練習帳』を全部終えるわけではないときちんと説明しておくこと。入院患者はつらい時期にあり、集中力や記憶力が低下しているため、負担を軽くするために、実際、ホームワークで読む分量を減らすケースが多い。たとえば重要な段落やヒントにマーカーを入れて読む部分を限定してやり、そこだけを使って、セッション時に話し合ったり、ワークシートを埋める手引きとしたりする。

『練習帳』の練習をこの期間にできるだけ多くやってもらうことも大切である。ホームワークにきちんと取り組んでもらうには、初回のセッション中に1つ2つ一緒にやってみるとよい。

セッションの最後に、患者と話し合って次回までのホームワークを決める。どんな課題にするかは、患者の精神的苦痛の程度や、次回のセッションまでの時間、病院のスケジュールの中でホームワークに割ける時間によって変わってくる。ジャンは比較的よい状態であったので、うつ評価表と不安評価表の作成、『練習帳』の「はじめに」とパート10「うつを理解しよう」を読んでおくことが課題になった（患者が強い精神的苦痛を感じていたり、重いうつで体が衰弱したりしているときは、課題は手早く終えられる具体的なものにする。たとえば1つか2つの段落を読み、ワークシート10-4「週間活動記録表」を看護師の手を借りて作成するなど）。またジャンには自殺念慮があり、絶望感をあらわにしていたため、ベックの絶望尺度（Beck, Weissman, Lester, & Trexler, 1974）への記入も課題とした。

次のセッションまでの間隔が2、3日あく場合は、翌日にセッションがあるときよりも課題を多めに出す。起床から就寝まで患者の行動が病院の

プログラムによりスケジュール化されている場合は、『練習帳』を使って1人で勉強できる時間が少なくなる。入院患者にできるホームワークの量は、個別の治療のために患者が割ける時間によっても左右されるのである。

初回のホームワークとして考えられるのは、『練習帳』のうつ評価表、不安評価表、ベックの絶望尺度（Beck, Weissman, Lester, & Trexler, 1974）である。これらの評価表は記録として残るため、症状の強度や頻度について基本データとなる。入院時の点数をその後の点数と比較すれば、患者の回復を追跡することができる。

入院2日目

- テーマを設定する。
- ホームワークの内容を確認する。
- 『練習帳』うつ評価表と不安評価表の点数を、ワークシート10-2と11-2のグラフに転記する。
- 認知モデルを紹介する。
- 思考記録表の状況、気分、自動思考の欄を紹介する（入院のきっかけになった自殺企図を例に説明する）。
- ホームワークを出す：パート1、2、3。ワークシート1-1、2-1、3-1。

入院の翌日、2回目のセッションを行なった。ジャンとの間に共感関係を築くためにちょっとしたおしゃべりをしたあと、この日のセッションで話し合うテーマを決めた。まず治療者は、『練習帳』パート10に対するジャンの感想を聞き、薬物療法に関する質問に答えた。次にうつ評価表と不安評価表の点数をワークシート10-2と11-2のグラフに転記する方法を教えながら、この機会を利用して、ジャンの症状の内容と頻度を手早く確認した。

2回目のセッションの主な目的は、認知モデルの紹介と思考記録表の「自動思考」欄までの導入である。これらの考えを紹介する際には、入院のきっかけとなった自殺企図を例にして説明すれば、ジャンの経験と直接結びつけられるはずである。次の対話は治療者がジャンに思考記録表を紹介する場面である。

治療者：（『練習帳』の42〜43ページを開きながら）この思考記録表を使うと、自分の経験を理解しやすくなります。どうやって使うか、例としてあなたの入院直前の自殺の試みを取り上げてみましょう。まず、そのとき誰かと一緒にいましたか。

ジャン：1人でした。子どもたちは父親のところに行っていましたので。

治療者：では、あなたはどこにいましたか。

ジャン：家にいました。午後4時頃でした。母との電話を終えた直後でした……母とは言い合いになったのです。

治療者：わかりました。今のお話で最初の欄を埋めることができます。今あなたに答えてもらったのは、いつ、どこで、誰が、何を、の4つです。次に、薬を飲む直前、あるいは飲んだ瞬間はどんな感じでしたか。

ジャン：昨日言ったように、最低最悪の気分でした。

治療者：そのときは、今までで最低の気分だったのですね。

ジャン：ええ。死のうと決心したのはそのときです。よくなりっこないのがわかっているんだから、頑張ってみてもしかたがないと思ったんです。

治療者：そのときほかにどんな考えやイメージが頭に浮かびましたか。

ジャン：自分の人生は滅茶苦茶だと考えていました。そしてもうこれ以上やっていきたくないと思いました。このひどい気分を止めるには自殺するしかないと思ったのです。

治療者：昨日話したときは、子どもたちのことが頭に浮かんだとおっしゃっていましたが。

ジャン：ちらっとですけど。あの子たちも、私がいないほうが幸せだろうと思いました。そして私も、こんな苦しみの中にいるよりも、死んだほうがましだろうと思ったのです。

治療者：お話を伺いながら、今おっしゃったことを思考記録表に書いていたんですが、こんなふうにまとめてみました。

（治療者とジャンは図⓾-1に書かれていることを確認する。）

治療者：あなたの経験を正確に表していますか。

ジャン：このとおりです。

治療者：私たちが今何をしているのかわかりますか。

ジャン：わかると思います。

治療者：ご自分の言葉で説明してみてもらえませんか。

ジャン：そうですね……先生は私が感じたり考えたりしたことをすべて書

き出したということのようです。

治療者：そのとおりです。思考記録表を使えば、自分が感じたことや考えたことを詳しく見ることができますし、それが自殺の試みにつながったと思われる様子もわかります。これが昨日お話しした、あなたが変化するための第一歩なのです。

セッションの最後に治療者は、『練習帳』のパート1～3の指定箇所を読み、ワークシート1-1、2-1、3-1を埋めるというホームワークを出した。

図⑩-1　ジャンの最初の思考記録表

①状況 いつ どこで 誰が 何を	②気分 ❶どう感じたか ❷それぞれの気分のレベル（0～100%）	③自動思考（イメージ） ❶そのように感じた直前に頭の中に何が思い浮かんだか。そのほかの考え、イメージなど ❷気分につながる「ホットな」思考を○で囲む
●自宅、午後4時 ●母親と電話で口論した直後	●うつ　　100%	●よくなりっこないのだから、頑張ってみてもしかたがない。 ●私の人生は滅茶苦茶だ。 ●このひどい気分を止めるには自殺するしかない。 ●子どもたちも自分がいないほうが幸せだろう。 ●こんな苦しみの中にいるよりも死んだほうがましだ。

入院3日目

- テーマを設定する。
- ホームワークの内容を確認する。
- 思考記録表の「自動思考」までの練習を続ける（自殺に関する現在の思考やその他の心配事など、前回とは別の例を利用する）。
- ホームワークを出す：パート4と5。

　3日目のセッションでは現時点での自殺衝動の検証に焦点を当て、状況と気分と思考を区別して思考記録表に記入する練習をしてもらった。ジャンは、生活の中でうつを助長した2つの問題状況、すなわち母親との電話と上司との軋轢をめぐる感情と思考とに気づいた。治療者はワークシート5-1「状況と気分と思考を区別して思い出そう」を何枚かコピーして渡し、発見したことを記入してもらった。この新しいスキルの学習を進めるため、課題として、パート4全部とパート5の一部を読み、ワークシート5-1を1、2枚作成するように指示した。

入院4日目

- テーマを設定する。
- ホームワークの内容を確認する。
- 思考記録表の残りの欄を紹介する。
- ホームワークを出す：パート5と6。うつ評価表、不安評価表、ベックの絶望尺度。

　4日目のセッションでは、ジャンが自動思考までを記入した思考記録表の内容を確認した。ジャンがこのワークシートに記入したのはセッションの直前だったが、そのすぐ前には、ジャンは集団療法のセッションに参加していた。ワークシートから、ジャンは思考と気分と状況を判別し同定す

る力を十分に身につけていることがわかった。そこで治療者は、前半だけ記入ずみの思考記録表を使って、残りの記入方法を教えることにした。

ジャン：とにかく死にたいのです。自分がまだこんなふうに感じるなんて信じられません。よくなっていると思っていたのに。
治療者：何があったのですか。話してみましょう。今どんなふうに感じていますか。
ジャン：今日のグループセッションでは、みんながそれぞれの入院のきっかけとなった自殺の試みについて話し合ったのですが、話が進むにつれて、どんどん気分が落ち込んでいくのです。
治療者：いちばん気分が落ち込んだとき、何を考えていましたか。
ジャン：グループセッションの直後にいちばん落ち込みました。部屋に戻ってベッドで横になり、天井を見つめていると、涙がこぼれて止まらないんです。
治療者：ベッドに寝て天井を見つめているとき、何が頭をよぎりましたか。何を考えていましたか。
ジャン：子どもたちのことと、私が死ねばあの子たちはもう私のことを心配しなくてもいいんだということを考えていました。私が自殺してもあの子たちはわかってくれるでしょう。私がいないほうが、あの子たちにとってはいいんです。みんなにとってもそうなんです。私はよくなりっこありません。私が生きていることでみんなに面倒をかけたくないんです。
治療者：お話の様子で絶望されているのが感じられます。これがあなたにとってどれほどつらいことか、わかります。今おっしゃったことを思考記録表に書いてみてはどうでしょう。役に立つかもしれません。
ジャン：書きかけていたんです。状況と気分については書きましたが、思考については書く時間がありませんでした。
治療者：ではここで書いてみましょう（ジャンが自動思考を記入する間、待つ）。たいへんうまくできるようになりましたね。さてこの中で、ホットな思考はどれだと思いますか。
ジャン：たぶん「よくなりっこない」と「私が自殺してもあの子たちはわかってくれるだろう」です。
治療者：どちらを考えたとき、滅入り方がひどいですか。
ジャン：「よくなりっこない」だと思います。

治療者：わかりました。ではそれについて詳しく見てみましょう。その考えを裏づける根拠はどこにありますか。

ジャン：私はもうかなり長い間、うつに苦しんでいます。この数時間の出来事を考えると、よくなっているとはとても思えません。

治療者：つまり、よくなりっこないという思考を裏づける根拠は、長い間うつに苦しんでいることと、今日のグループセッションのあと気分が落ち込んで自殺を考えるようになったことですね。ほかに根拠はありませんか。

ジャン：今はこれ以上思いつきません。

治療者：ではそれを根拠の欄に記入してください（ジャンが書いている間、静かに待つ）。次に、よくなりっこないという思考を否定する根拠は思いつきますか。

ジャン：いいえ、まったく。

治療者：では『練習帳』のパート6を見てください。ここには思考記録表の「反証」欄の書き方が書いてあります。まず79ページの「ヒント」を見てください。ここにあげられている項目は、ホットな思考を否定する根拠を見つけ出す手がかりになりそうな質問です。この質問に沿ってやってみましょう（ジャンが79ページを開くのを待つ）。この質問の中に、今とくに、これはと思われることはありませんか。

ジャン：（質問に目を通しながら）私は自分の進歩を小さく評価しすぎているのかもしれません。だとしても、こんなふうに逆戻りするようなことがあると、やる気を失ってしまいます。

治療者：ではあなたのホットな思考を否定する証拠の1つとして、自分の進歩を過小評価しているかもしれないことがあげられるのですね。それを反証欄に書いてください（ジャンが書くのを待つ）。ほかに「よくなりっこない」という思考を否定するようなことはありませんか。

ジャン：本当のところ、今日のグループセッションの前までは、気分が楽になりかけていました。昨日はずいぶん楽でしたし、トンネルの向こうに光が見えたような気さえしました。

治療者：それも大切なことですから、ぜひ書いておいてください（ジャンが書くのを待つ）。ほかにはどうですか。

ジャン：そうですね、この「ヒント」に書いてある質問を見ていると、子どもたちは私がよくなるだろうと思っていることがわかってきました。

治療者：お子さんたちは、何を根拠に、そう思っていると言いそうですか。

ジャン：これまでも気分が落ち込んで自殺を考えたけど、そのたびに抜け出してきたじゃないかと言われると思います。何ともない時期もけっこうあって、ときどき耐えられなくなるだけだと。

治療者：お子さんたちは、これまでも気分が落ち込んで自殺を考えることはあったけれど、そのたびに抜け出してきたじゃないかと指摘するだろうというのですね。つらい時期をくぐり抜けて、落ち込んでいないときもずいぶん長くあったと。これは大切な情報ですから思考記録表に記入してください（ジャンが書くのを待つ）。ほかに、「よくなりっこない」を否定するようなことは思いつきませんか。

ジャン：もう思いつきません。

治療者：ではちょっと先回りになりますが、思考記録表の「適応的思考」の欄を記入してみましょう。これはパート7で学ぶ中身です。この欄を記入するには、今書いた、よくなりっこないという思考を裏づける根拠と否定する根拠を全部よく見て、それをまとめる必要があります。

ジャン：私にできるでしょうか。

治療者：一度やってみましょう。

ジャン：ええと……私は長い間うつ状態にありますが、それでもいくらかは進歩しています。私がそれに注意を払っていなかっただけのようです。また今日のグループセッションのあとはひどく気が滅入りましたが、その前は気分が楽になってきていました。私はこれまでもつらい状況をたくさん乗り越えてきましたから、今回のこれも乗り越えられるかもしれません。

治療者：そうですね。今おっしゃったことを適応的思考の欄に書いてください（ジャンが書くのを待つ）。今書いたことをどの程度信じていますか。

ジャン：70％か75％くらいです。

治療者：さて今、こういう新しい考えを見ているとき、うつはどれぐらいのレベルで感じられますか。

ジャン：そうですね、このセッションが始まったときほど落ち込んでいません。60％くらいでしょうか。

治療者：それはよかった。では、思考記録表を最初から最後まで見直して、書き方のおさらいをしましょう。

（ジャンと治療者は図❿-2を見直す。）

次のセッションは1日おいて6日目に行なわれることになった。次回までの課題は、ホットな思考を見つける方法についてパート5を読み直すことと、パート6を読むこと、79ページの「ヒント」を利用して別のホットな思考を否定する根拠を探すこと。このとき検証する別のホットな思考は、

図⓾-2　ジャンの思考記録表

①状況 い　つ どこで 誰　が 何　を	②気分 ⓐどう感じたか ⓑそれぞれの気分の 　レベル（0〜100％）	③自動思考（イメージ） ⓐそのように感じた直前に頭の中に何が思い浮かんだか。そのほかの考え、イメージなど ⓑ気分につながる「ホットな」思考を○で囲む
●7月30日、グループセッションの直後 ●全員でそれぞれの自殺未遂について話し合っているとき	●うつ　　　99％	●私なんかいないほうがみんなにとっていい。 ●私が死んだら子どもたちは私のことを心配しなくてもよくなる。 ●自殺しても子どもたちはわかってくれるだろう。 （●よくなりっこない。） ●私が生きていることで子どもたちに面倒をかけたくない。

入院したての頃に作成しかけた思考記録表から選んでも、新しく記入しはじめた思考記録表から取り上げてもかまわない。また、うつ評価表と不安評価表、ベックの絶望尺度にあらためて記入するよう指示した。

④根拠 自動思考を裏づける事実	⑤反証 自動思考と矛盾する事実	⑥適応的思考 別の新しい考え／視野を広げた考え ❶まったく別の新しい考えか、視野を広げて見たバランスのとれた考えを書く ❷それぞれの考えについて、どの程度確信できるか、数値で評価する （0〜100%）	⑦今の気分レベル 「気分」の欄に書いた気分について、あらためて評価する。 （0〜100%）
●かなり長い間うつに苦しんでいる。 ●今日のグループセッションのあと、自殺を考えるようになった。	●自分の進歩を過小評価しているのかもしれない。 ●グループセッションの前までは気分が楽になりかけていた。 ●昨日はかなり気分が楽でトンネルの向こうに光が見えたような気がした。 ●これまでにも気分が落ち込んで自殺を考えたことがあるが、いつもそこから抜け出してきた。 ●落ち込んでいない時期もある。	●かなり長い間うつ状態にあっても、私は進歩しているし、これまではそれに注意を向けていなかっただけだ。 ●グループセッションの前までは気分が楽になりかけていた。 ●私はこれまでにもこんな経験をくぐり抜けてきた。（70〜75%）	●うつ　　　60%

入院6日目

- テーマを設定する。
- ホームワークの内容を確認する。
- 引きつづき、ホットな思考や、それを裏づける根拠と否定する根拠、さらに適応的思考の構築に重点を置く。
- ホームワークを出す：パート7。

　6日目に行なわれた5回目のセッションは、前回ホームワークで出したうつ評価表と不安評価表、ベックの絶望尺度の点数の確認から始めた。うつ評価表の点数は入院時の43から31に、不安評価表の点数は12から9に、絶望尺度の点数は18から14に低下した。点数から判断するとジャンは依然、強度のうつ、中程度の不安、強い絶望に苦しんでいることになるが、すべての数値が下降傾向にあることは、ジャンにとっても治療者にとっても励みになった。うつと不安の点数はそれぞれワークシート10-2と11-2に転記した。

　次に、ジャンがいくつも作成するようになった思考記録表の確認に入った。この段階でとくに注意を払ったのは、ホットな思考や、それを裏づける根拠と否定する根拠を見つけ出す能力である。ジャンの思考記録表の学習は確実に進歩しているようなので、治療者はジャンに『練習帳』のパート7（もっと別の考え方をしてみよう）を読むように勧め、うつがひどくなったたときは、引きつづき思考記録表を作成するように指示した。

入院7日目

- テーマを設定する。
- ホームワークの内容を確認する。
- 引きつづき思考記録表の確認。再発防止と結びつける。
- アクションプランを利用して、アフターケア計画を工夫する（『練習帳』パート8）。

- ホームワークを出す：うつ評価表、不安評価表、ベックの絶望尺度。アフターケア計画を立てる。

　7日目に行なわれた6回目のセッションでも思考記録表の練習を続け、上達してきたスキルがどのような点で再発防止に役立つかを話し合った。退院が数日後に迫っているためアフターケア計画を立て始めた。話し合いを進めるうえで、ワークシート8-2「アクションプラン」が役に立った。治療者は、退院について心配なことや恐ろしく思うことがないかとジャンに尋ねた。

治療者：あと2日で退院ですが、何か心配なことはありませんか。
ジャン：本当にもう退院できる状態なのか自信がもてません。病院の外ではこんなふうにうまくいかなかったら、どうすればいいんでしょう。ここではうまくやれましたけれど、病院の中には、外のようにやらなきゃいけないいろんなことがありませんから。
治療者：つまり今は気分が楽になってきているけれども、病院を出たらその気分が続かないのではないかと心配しているのですね。
ジャン：そうなんです。
治療者：これは思考記録表を使って検証するのによい機会かもしれません。『練習帳』の付録に白紙の思考記録表がありますから、そこを開いてください（ジャンが白紙の思考記録表を探すのを静かに待つ）。まず状況欄には何と書きますか。
ジャン：退院について話しているとき。
治療者：そうですね。最初の欄にそう書いてください（ジャンが書き込む間、黙って待つ）。では気分は？
ジャン：怯えていて、神経質になっている。
治療者：では気分欄にそう書いてください。レベルを書くのも忘れないように（ジャンが書き込むのを待つ）。次は退院に関するあなたの思考ですが、先ほどおっしゃった「本当にもう退院できる状態なのか自信がもてない」と「病院の外ではこんなふうにうまくいかないかもしれない」の2つがここに含まれます。この2点を自動思考欄に書いてください（ジャンが書くのを待つ）。退院についてほかに心配なことや、何か考えていること

　　　　があるますか。
ジャン：はい。家の環境は何も変わっていませんから、またぶり返して、自殺を考えるようになるんじゃないかと不安です。
治療者：それはとても心配ですね。ではそれも書いておいてください。ほかにどんなことを考えていますか。
ジャン：そんなところです。
治療者：これまでに気づいた自動思考の中で、ホットな思考はどれだと思いますか。
ジャン：またぶり返して、自殺を考えるようになるんじゃないか、です（項目を○で囲む）。
治療者：けっこうです。では根拠の欄を考えましょう。その思考を裏づける根拠はどこにありますか。
ジャン：確かな根拠はないと思います。過去に、一度はよくなったのに、その状態を維持できなかったことがありますが。
治療者：わかりました。それを書いてください（ジャンが書くのを待つ）。ほかにはありませんか。
ジャン：今思いつくのはそれだけです。
治療者：では反証を見てみましょう。先ほどのホットな思考を否定する根拠はないでしょうか。
ジャン：気分が落ち込んで自殺を考えそうになったときに備えて、その対処法を話し合いました。治療終了後のアフターケア計画もうまくいきそうに思えます。個人治療は続けるつもりですし、この本の勉強も続けます。先生は、必要があればもちろんのこと、とくに用事がなくても電話をしてきてもよいとおっしゃいましたし、それに、病院にいる間にいくつかの点で本当に自分が大きく変わったと思っています。
治療者：私もあなたが変わったと思いますよ。どれがいちばん大事な変化だと思いますか。
ジャン：自分について前より肯定的に見られるようになりました。これは考え方の変化と関係していると思います。
治療者：今あげたことを反証の欄に書き込んでください（ジャンが記入するのを待つ）。根拠と反証の欄に書いたことをもとにして適応的思考の欄を埋めるとすると、何と書きましょうか。
ジャン：そうですね、心の中では、自分がもう一度自殺を考えるとは思っ

ていません。私には大切な子どもたちがいますし、ここで学んだことからも、死が生よりも魅力的に見える状況に陥ることはないと信じています。

治療者：そう考えると、退院への不安はどうなりましたか。
ジャン：ほとんど消えています。
治療者：では今おっしゃったことに基づいて、最後の2つを記入してください（ジャンが適応的思考と気分レベルを書く間、黙って待つ）。

思考記録表ができあがると、治療者はジャンに、入院前には思考記録表を作成するスキルをもっていなかったことを思い出してもらった。ジャンにとってこのスキルは、将来うつが悪化して自殺を考えるようになるのを防ぐ貴重な財産となった。治療者は、病院での残り2日間、アフターケア計画を工夫しつづけるように勧めた。退院の日に行なわれる予定の最終セッションに先立って、看護師やソーシャルワーカーと一緒に計画を検討することも指示した。

入院9日目（退院日）

- テーマを設定する。
- ホームワークの内容を確認する。
- 回復の度合いを確認する。
- 学習したスキルを再確認し、スキルの上達をめざして練習を続ける計画を検討する。
- アフターケア計画を確認する。
- 今後ジャンがとりうる選択肢について話し合う。外来患者対象の個人療法のほか、部分的入院プログラム、アフターケアグループに入るなど。

病院での最後のセッションは、治療で達成したこと、修得したスキル、『練習帳』を使いつづける計画、アフターケア計画の確認にあてられた。ジャンはすでに外来患者として、別の治療者とのセッションの予約をとってあった。さらに治療者は、病院による夜間のアフターケアグループや部

分的入院プログラムに関するパンフレットをジャンに手渡した。ジャンは、次週少なくとも1回はグループセッションによるアフターケアプログラムに参加して、回復具合を報告すると約束した。

　各評価表を確認すると、うつ評価表の点数が27に低下、不安評価表の点数は9を維持、ベックの絶望尺度の点数はわずか9になっていることがわかった。この絶望尺度の点数は、ジャンはもはやひどい絶望感に襲われていないことを示している。うつと不安の点数をワークシート10-2と11-2に転記後、治療者はジャンに、うつ評価表を毎週記入して、その点数を、助けが必要かどうかの判断の目安にするように勧めた。うつの点数が35を超えたときは、部分的入院や集団療法を受ける必要があるかどうかを治療者に相談すると約束した。35点を基準に決めたのは、それ以下のときは自分で何とかできそうだというジャン自身のこれまでの観察に基づいている。病院でのセッションはこれが最後になるので、治療がうまくいったことにお互いに感謝して、別れの挨拶をした。

入院患者に対する治療プログラムのスタッフ用マニュアルとして『練習帳』を使う

　現在、入院患者に対する精神医学的プログラムの中で、主たる治療形式として認知療法を利用している病院は多い。治療プログラムに認知療法を加え、抗うつ薬による薬物療法と併用すると、うつの入院患者治療に有効なケースがあることがわかっている (Bowers, 1990; Miller, Norman, & Keitner, 1989)。さらに、認知療法によるアフターケアを行なうと、退院後のうつの再発率が低下するという研究もある (Thase, Bowler, & Harden, 1991)。ライトら (Wright, Thase, Beck, & Ludgate, 1993) は、入院患者対象プログラムへの認知療法の適用を詳述し、関連研究をあげている。

　病院で患者の治療に関わる各専門スタッフ全員が、『練習帳』を治療マニュアルとして活用するというやり方も効果的である。『練習帳』のもととなったマニュアル (Greenberger, & Padesky, 1990) を編んだ理由の1つは、病院の精神医学的プログラムにきちんとした焦点と構造を与え、入院期間の短期化を克服して治療効果を上げるためであった。最初のマニュアルは、複数の病院で、入院患者への毎日の治療とともに、部分的入院や外来患者

対象のアフターケアプランにも利用された。病院の全スタッフがこのマニュアルを統一的に利用することによって、患者は一貫した治療を受けることができた。入院中、部分的入院時、そして外来治療を通じて統一的な形でスキルを獲得していけるのである。マニュアルで教えられているスキルが、危機的状況を素早く安定させるとともに、退院後の外来治療の基礎ともなったため、患者もスタッフもこのマニュアルに肯定的な反応を示した。

プログラムに携わる各専門家全員が治療マニュアルとして『練習帳』を利用していれば、患者は1日を通してさまざまな状況で新しいスキルを学び、さまざまな機会にそのスキルを応用することができる。1日じゅう練習の機会に恵まれれば、入院期間が短くても認知療法のスキルは容易に学習できる。病院で集団認知療法を行なうときは、本書の第9章が参考になる。入院患者を対象とした集団療法はオープングループで行なわれることが多いが、その場合のガイドラインは本書の243ページにある。

以下、精神科医、看護師、レクリエーション療法士による『練習帳』の使い方の例を示す。

●精神科医

入院患者にとって主たる治療者となる精神科医は、本章の個人療法ガイドラインを利用してもらうとよい。精神科医は向精神薬を処方し、経過を監視するが、認知療法に通じた精神科医ならば、効果の確認されている認知的、行動的介入と生理学的介入とを組み合わせることの利点を知っている。とくに患者が投薬に関して、治療の効果を減ずるような信念や仮定をもっている場合には、この組み合わせが有効である。

薬物療法に関する否定的な認知には5つのパターンがある。①自分自身の強さとセルフコントロール（「自分の力で治すべきだ」）、②薬の影響に対する恐怖（「薬物依存症になるのではないか」）、③他人の目に対する恐怖（「子どもに知られたくない」）、④治療者との協力関係に関する問題（「医者は私のことなど気にかけていない。薬を押し売りしたいだけだ」）、⑤病気に対する誤解（「脳に問題があるということは、思っていたよりも重症なのだ」）（Wright, Thase, & Sensky, 1993, p.209）。

これらの認知を同定・検証すれば患者は服薬の指示に従うようになり、精神薬理学的治療と認知療法の残りのプログラムとを統合した治療が可能になる。以下の対話で、認知的介入を利用して、患者に精神作動薬の処方

を納得させる方法を例示する。

精神科医：あなたには抗うつ薬が効くかもしれないとお伝えしたとき、表情が曇って、目がうるみましたね。そのとき何か思考やイメージが頭の中をよぎりませんでしたか。

ジョー：自分がそこまで助けの必要な状態に陥るとは、思いもよりませんでした。自分がそんなに弱い人間だとは信じたくありませんね。自分の力で何とかできると思っていたんです。

精神科医：自分は薬なしで自力で回復できるようでなければならない、だから抗うつ薬を飲んだら自分は弱い人間になる、とお考えなのですか。

ジョー：そうです。

精神科医：この状況について別の見方はできないでしょうか。

ジョー：思いつきません。

精神科医：この科で受診されるたいていの患者さんは抗うつ薬を飲んでいらっしゃいますが、あのみなさんは薬のことをどう考えているのでしょう。

ジョー：その人たちのことは知りませんが、同室のソールとは付き合いがあります。ソールは病院に入ってから抗うつ薬を飲み始めたんですが、抗生物質を飲むようなものだと言っています。治りを早めてくれるのだと。

ジョー：つまりソールは、薬を飲むことを弱さの象徴とは考えずに、できるだけ早く回復するための道具と見なしているのですね。

ジョー：ゆうべは、薬を飲まないのは、インフルエンザにかかったときに抗生物質を飲まないようなものだと言っていました。

精神科医：抗うつ薬を飲むことに、あなたも違う見方を見つけられないものでしょうか。『練習帳』をどこまで読み進めていますか。

ジョー：パート5を終えて、パート6に入るところです。

精神科医：そうですか。ではワークシート6-1に今話している状況について記入してみましょう。状況欄には何と書きましょうか。

ジョー：ええと、そうですね。「先生が僕には薬が効くかもしれないと言った」でしょうか。

精神科医：ではそれを状況欄に書いてください（ジョーが書くのを静かに待つ）。ではそのときの気分とそのレベルはどうでしょう。

ジョー：先生と話を始めたときよりも、気分が滅入っています。うつが

85％です。

精神科医：では気分の欄に「うつ　85％」と記入してください。次に、気分が滅入ってきたとき、あなたは何を考えていましたか。

ジョー：私は弱い人間だ。薬の助けを借りずに回復できるようでなければならない、と。これを自動思考の欄に書くんですね。

精神科医：そうです。パート6では、ホットな思考を裏づける根拠と否定する根拠を集める方法について学びます。今晩パート6を読みながら、「私は弱い人間だ。薬の助けを借りずに回復できるようでなければならない」という思考を正しいとする事実と、これに矛盾する事実とを探されるとよいと思いますよ。またパート10の182〜184ページに抗うつ薬について書いてありますから、そこを読んでみるのもよいかもしれません。では明日お会いしたときに、どんなことを考えたのかを教えていただいて、それをもとに話し合いましょう。明日までにこの課題をする妨げになりそうなことはありますか。

ジョー：大丈夫です。

　薬物療法に関する信念に対処することで、薬の服用について患者との協力関係を築くことができる。精神薬理学的治療の効果が上がらない場合の根本原因の1つは、患者が医師の勧めに従わないことである（Thase & Kupfer, 1987）。認知療法を使えば患者が服薬の指示に従う可能性を高められる（Cochran, 1986; Rush, 1988）。さらに投薬を行なう精神科医が認知的介入を行なうことによって、治療の薬理的側面と、認知療法による治療プログラムとを統合できる。『練習帳』パート1には患者の問題を理解するための5要素モデルが提示してあるが、これを使えば、精神科医でも、そのほかの治療チームのメンバーの誰でも、薬理学的（身体的）介入が他の治療側面（認知面、行動面、環境面）と連動して気分を改善することを患者に説明できるだろう。

● **看護師**

　治療チームのメンバーの中で、患者との接触がもっとも多いのは看護師である。病院ではいくつもの役割を果たし、地域の集まりで患者と顔を合わせることもある。薬を配ったり、病院の毎日のスケジュールに従うよう促したり、個人セッションをしたりもする。看護師や他の治療関係者がみ

図⑩-3　バーバラの思考記録表

①状況	②気分	③自動思考（イメージ）
いつ どこで 誰　が 何　を	❶どう感じたか ❷それぞれの気分の 　レベル（0〜100%）	❶そのように感じた直前に頭の中に何が思い浮かんだか。そのほかの考え、イメージなど ❷気分につながる「ホットな」思考を○で囲む
●水曜、夜7時45分 ●両親と電話で話した直後。両親は明日の面会に兄を呼ぶつもりだと言った。	●怒り　　　　100% ●恐怖　　　　95% ●見捨てられた感じ 　　　　　　100% ●孤独感　　　100%	●両親は私が兄を嫌っていることを知っている。 ●両親は私が兄に会いたくないことを知っている。 ●両親は私のことも私の気持ちも気にかけていない。 ●両親はまた私よりも兄を優先しようとしている。 ●両親は私を愛していない。 ●事態は決して好転しない。 ●(この苦しみには耐えられない。) ●この苦しみを止めなくてはならない。 ●カミソリで手首を切るイメージ。 ●精神安定剤が必要だ。

④根拠	⑤反証	⑥適応的思考	⑦今の気分レベル
自動思考を裏づける事実	自動思考と矛盾する事実	別の新しい考え／視野を広げた考え ❶まったく別の新しい考えか、視野を広げて見たバランスのとれた考えを書く ❷それぞれの考えについて、どの程度確信できるか、数値で評価する　（0〜100%）	「気分」の欄に書いた気分について、あらためて評価する。 　　（0〜100%）
●こんな気持ちはいやだ、こんな気持ちになりたくない。 ●手首を切ればこの苦しみが消える。 ●精神安定剤を飲めば気分が鎮まる。	●これまではもっとひどい苦しみに耐えてきた。 ●これまでに手首を切ったり精神安定剤を飲んだりしたとき、一時的に苦しみがやんだだけだった。 ●手首を切ったり精神安定剤を飲んだりしてみても、明日の家族との面会の助けにはならない。	●このような気持ちに対処するのはいやだが、遅かれ早かれやらなければならない。 　　　　　　（45%） ●どうせ学ばなければならないなら病院にいていくらかでも守ってもらえるうちのほうがいい。　　（40%） ●先生と話して、面会の前に両親に説明してもらうことができそうだ。　　　　（60%） ●気持ちが落ち着かなくても1時間後には精神安定剤を飲むことができる。　　（60%）	●怒り　　100% ●恐怖　　80% ●見捨てられた感じ　　90% ●孤独感　70%

な認知療法を適用できれば、その協働的なはたらきで治療効果は大幅にアップしうる。

患者が心配事を最初に打ち明ける相手は看護師であることが多い。間近に迫った家族療法セッション、医師の腕前、病院のシステム、薬の安全性、予後のことなど、心配の種はつきない。こうしたことに関する患者の質問、要望、疑問はすべて、認知療法のスキルを使い、習熟する機会となる。

バーバラ（37歳、女性）の例をあげよう。バーバラは手首を切って精神病院に入院した。精神科医は、気分が高ぶって自己破壊衝動に襲われたとき、あるいは自分がコントロールできなくなることへの不安を和らげるために「必要に応じて」飲むようにと、精神安定剤を処方した。バーバラが『練習帳』のパート7を終えた段階で、本人や担当の精神科医も含めて治療チームのメンバー全員が、「必要に応じて」薬を飲む前に、まず思考記録表を書くという共通理解をもった。こうしてバーバラは、気分の高ぶりを手がかりとして認知的対処スキルを適用することを学習していった。

ある晩、バーバラがナースステーションにやって来て、手首を切りたい衝動に襲われているので精神安定剤がほしいと言った。看護婦は、一緒に思考記録表を作成してみて、それでも精神安定剤が必要なようなら飲みましょうと答えた。2人はバーバラの病室に戻り、ワークシート7-2を使って思考記録表（図❿-3）を作成した。

思考記録表を書いてみると、バーバラの自殺衝動は消えていた。看護婦とバーバラは翌日の家族との面会のために行動計画を立てた。兄と顔を合わせない手段があること、万が一顔を合わせることになったときに手助けが得られることを考えると、気持ちが楽になった。看護婦によるこの介入は、バーバラが学んでいることを強化、拡張するものであった。薬を飲んだり手首を切ったりしなくても、激しい情動や衝動をコントロールして収められるという証拠が、また1つ得られたのである。

看護師が患者にうまくスキルを教え、認知的介入を行なえるようになるには、時間と訓練が必要である。条件が整い、看護師にこのような介入が可能になれば、患者の認知的学習環境の向上に大いに貢献するはずである（Padesky, 1993c）。

●娯楽療法士、作業療法士

精神科の入院患者に対する治療の一環として、週に何度か、娯楽療法士

や作業療法士による絵画、工芸、スポーツ、音楽などの活動を行なっている病院は多い。これらの活動はさまざまなレベルで治療によい影響を及ぼすと考えられる。うつや焦燥の患者にとっては、活動を維持するだけでも治療効果がある。うつの患者には、喜びや達成感を与える活動がとくに効果的である。

　入院患者を対象に認知療法のプログラムを行なうとき、娯楽療法士や作業療法士が認知療法の原理を応用すれば、活動から最大の治療効果を上げられる。たとえば最初にその活動がどんな結果に終わるかを患者が予測すれば、あとで実際の経験と比較することができる。うつに苦しんでいる患者は、その活動を楽しめない、効果がない、うまくできないなどと予測することが多いが、実際にやってみると、楽しかった、効果があった、達成感があるなどの感想が語られる。このような経験をとらえて、患者が抱いている否定的な自動思考に気づくことで、行動の選択にその思考がどのような影響を及ぼすかを確認してもらうことができる。

　フランク（62歳、男性）が精神病院に入院したのは去年の10月だった。娯楽療法の一環として、患者たちは病院に飾るハロウィーンのカボチャを彫っていた。みんなはフランクの作品を褒めたが、本人は、カボチャの左目の上にうっかりつけた傷が気になってしかたがなかった。フランクは自分の失敗が気に入らず、他の患者の作品と一緒に飾られるのを拒んで、カボチャを部屋に持ち帰った。翌日娯楽療法士はフランクを見つけて、簡単な個人セッションを行なった。

療法士：フランク、カボチャの件でのあなたの行動について話をしたいんですが。
フランク：何か話すことがあるんでしょうか。
療法士：左目がああなって、がっかりされているのは知っています。あれがいちばんの問題だったんですか。
フランク：がっかりしたなんてもんじゃありませんよ。ちょっと手が滑っただけで全部ダメになっちまいましたからね。ぶちこわしです。
療法士：カボチャがダメになったとおっしゃるんですね。
フランク：そう、ダメになった。
療法士：ほかの人はあなたのカボチャについて何と言っていますか。
フランク：ああ、みんなは気に入っているみたいですね。でもみんなにはあ

の傷がちゃんと見えてないんじゃないですかね。私は気になってしかたがないですけどね。

療法士：あの傷がほかの人にとっては大したことではないのに、あなたにとってはとくに大したことなのだとは考えられませんか。

フランク：どういうことですか。

療法士：あなたには自己批判的なところがありますし、完全主義の傾向もあります。あのカボチャは本当にダメなのか、それともあなたの自己批判と完全主義のせいで大きな問題に見えているのか、どうなんでしょう。

フランク：私にはわかりません。

療法士：わかっているのは、ほかの人たちはあなたのカボチャがよい出来だと言っていることだけですね。

フランク：ええ。でも私の目にはそう見えませんけど。

療法士：あのカボチャで気に入っているところはありませんか。

フランク：あの左目が最後の一彫りだったんですけど、そこまではなかなかうまくいっていました。思うような仕上がりだったのに、最後の最後でぶちこわしです。

療法士：では左目を彫るまでは気に入っていたんですね。

フランク：ええ。

療法士：そこまででいちばん気に入っていたのはどこですか。

フランク：口と歯のリアルなところですか。あそこがいちばんの出来です。

療法士：つまり左目以外はどこも気に入っていて、とくに好きなのは口と歯ですね。

フランク：そう言えばサミーが、あの傷は本物の傷跡みたいで、カボチャが悪党のように見えると言っていました。実は私はカボチャを悪党っぽく仕上げたかったんですが。ゆうべ部屋で眺めていたら、サミーの言いたいことがわかったような気がしました。

療法士：つまりあの傷が、あなたの狙った効果を高めている可能性があるのですね。

フランク：かもしれません。

療法士：フランク、今朝あなたの担当だったから知っているんですが、『練習帳』のパート7をやっているところですよね。今話し合った内容を一緒に思考記録表にまとめておきたいんです。『練習帳』を出してみてくれませんか。

（療法士は付録のワークシート7-2を開き、フランクに鉛筆を渡した。療法士とフランクは一緒に図❿-4の思考記録表を作成した。）

療法士：根拠と反証から、カボチャとあなたの彫り方について別の考え方を見つけられませんか。

フランク：そうですね。どうやらうまく彫れているところも結構あるみたいですね。みんなは気に入ってくれてるようですし、あの失敗のせいでぶちこわしというわけではなさそうです。

療法士：今おっしゃったことを、適応的思考のところに書きましょう（フランクが書き込む間、黙って待つ）。カボチャの作品について今のように考えると、がっかりした気持ちはどの程度ですか。

フランク：ほとんど感じませんね。20％か30％くらいでしょうか。

療法士：では最後の欄に「20〜30％」と書いてください（フランクが書くのを待つ）。さて、今学んだことをまとめてもらえますか。

この例からもわかるように、娯楽療法で認知療法を利用すれば、活動による治療効果が増大し、患者のスキル学習と回復の手助けとして十分な役目を果たすことができる。

ふつう入院患者に対する治療は、危機的状況にある患者を安定させるためのものであり、精神療法的な介入をフルに行なうものではない。しかし、退院後もたいていの患者は、部分的入院による治療プログラムやアフターケアプログラムを利用したり、外来患者として治療を続けたりすることになるため、アフターケア担当者が『練習帳』に通じていて、『練習帳』をつづけて使うように指示すれば、患者は一貫した治療をつづけて受けられる。また退院後の治療が、入院中に学んだスキルに基づいて行なわれるので、患者も安心できる。退院前に治療者や病院スタッフが、患者がすでに達成したことと、外来患者としてまだ対処の必要があることとを確認しておき、『練習帳』でまだ学習していない箇所は、退院後の治療計画に組み込むとよい。

図⓾-4　フランクの思考記録表

①状況	②気分	③自動思考（イメージ）
いつ どこで 誰　が 何　を	ⓐどう感じたか ⓑそれぞれの気分の 　レベル（0〜100％）	ⓐそのように感じた直前に頭の中に何が思い浮かんだか。そのほかの考え、イメージなど ⓑ気分につながる「ホットな」思考を○で囲む
●水曜日、午後3時半。 ●娯楽療法で彫っていたカボチャに傷をつけた。	●がっかり　　75％	●⟮ダメにしてしまった。⟯ ●ぶちこわしにした。

④根拠	⑤反証	⑥適応的思考	⑦今の気分レベル
自動思考を裏づける事実	自動思考と矛盾する事実	別の新しい考え／視野を広げた考え ❶まったく別の新しい考えか、視野を広げて見たバランスのとれた考えを書く ❷それぞれの考えについて、どの程度確信できるか、数値で評価する　（0〜100%）	「気分」の欄に書いた気分について、あらためて評価する。（0〜100%）
●左目の上に彫るつもりのなかった傷がある。	●ほかの人たちはこのカボチャが気に入って、彫り方がうまいと言った。 ●左目以外は全部気に入っている。 ●リアルな口と歯がとくに気に入っている。 ●カボチャの傷は本物の傷跡のように見え、そのせいでカボチャが悪党面に見える。これは私が望んでいた効果だ。	●うまく彫れているところもかなりある。　　　　　　（80%） ●みんなは気に入っている。　　（70%） ●あの傷はカボチャをダメにしていないかもしれない。　（70%）	●がっかり　　　20〜30%

第10章　入院患者に『練習帳』を使う

トラブルシューティング

●患者が重いうつ状態にある

　重いうつや不安に苦しんでいる患者や、学習を妨げるような精神病性の特徴をもつ患者は、集中力を欠いていることがあり、『練習帳』を読んで、その内容を理解することも難しい。そのような患者に対しては、治療の初期段階では行動面での介入が効果的である。身だしなみを整える、入院患者の集まりに出席する、病室を出て集団活動室に座るなどの基本的な活動を促せば、患者は治療プログラムに参加していることになり、こうした活動がきっかけで気分が明るくなることもある。

　『練習帳』は、患者が使える状態になった段階で治療に組み込めばよい。認知療法を行なう病棟にいる患者は、他の患者が『練習帳』を使っているところを見るだけで、多少なりとも『練習帳』になじんでいく。重いうつが和らぎ、集中力が保てるようになったら、『練習帳』を治療に導入できる。

　最初の課題としておそらく患者は、行動と気分の関係について書かれている箇所を読むことになるだろう。そこを読めば、最近なぜ自分のうつが和らいだのかがわかる。もしくは、活動とうつとの関係を説明しているパート10の後半部分を読んでもらってもよい。ここも、このような患者が学習を始める際の適当な出発点と言えるだろう。パート10には週間活動記録表（ワークシート10-4）のほか、活動記録から学ぶ質問シート（ワークシート10-5）がある。これらを実践すれば、入院の初期段階における回復についての理解につながる。患者のうつが重いときは、引きつづき活動記録表に取り組んでもらって、気分の改善を図る。

　患者の集中力が回復して、ものを読んだり、覚えたりして、本を利用できる能力が高まったら、『練習帳』のほかの部分も利用できる。重いうつの患者に『練習帳』を読んでもらうときは、患者の力に応じて1日あたりに読むページ数を調整する必要がある。重度のうつや慢性的なうつの患者に対する認知療法の詳細については、ブラックバーン（Blackburn, 1989）、スコット（Scott, 1992）、スコットら（Scott, Byers, & Turkington, 1993）を参照

のこと。

● 短期入院

　精神科の入院期間はここ数年かなり短くなってきている。新しい治療の考え方として、できるだけ早く拘束のない段階へ移すことが強調されているからである。入院期間が24時間であっても24日間であっても、『練習帳』は退院後の学習の基礎を固める役割を果たす。認知療法は、限られた時間の中でも、問題理解のモデルを示して、対処スキルを身につけられるという希望を患者に与えることができる。

　入院期間が短いほど、治療目標に優先順位をつけることが大切になる。精神科への入院の最重要目標が自殺の危機の解消であれば、『練習帳』の、全部とは言わないまでもほとんどの練習項目を、自殺の問題に関連づけて行なうとよい。患者の絶望的な姿勢が自殺衝動を助長しているのなら、絶望の軽減を治療の第一目標に据える。そして、ワークシートは、優先順位の高い目標に焦点を絞って作成する。

　患者が24時間しか入院していなくても、入院中の治療プログラムによる精神療法の効果は期待できる。治療者も患者も心得ておかなければならないのは、入院時の治療は、治療全体の一部でしかないということである。治療は病院を出てからも続く。『練習帳』のパート1やパート10は、短期入院の患者にも、問題の新しいとらえ方を示すものとなる。患者が『練習帳』に興味をもてば退院後も使いつづけるだろう。理想的な形は、入院中のプログラムと同じ治療思想に基づいて、部分的入院やアフターケアプログラムが実施されることである。そうすれば、入院中に始まった精神療法による変化はその後も続くだろう。入院時と退院後の治療の一体化により、スキルの獲得や回復の持続を促進できるのである。

第11章
認知療法の訓練に『練習帳』を使う

精神療法を学ぶ学生や現場の治療者にとって、『練習帳』と本書とは、認知療法の主要な手法やプロセスについて紹介する文献となる。治療者が認知療法に興味を抱くのは、精神療法の資格課程を修了したあとであることが多い。課程修了後のコースで認知療法に触れた治療者も、1期や2期のコースをとっただけでは、認知療法の複雑さはマスターしきれないと言う。現在、認知療法を行なっている治療者の多くは、参考文献を読んだり、ワークショップに参加したりして認知療法を修得している。もっぱら独習で認知療法を学んできた治療者にとって、『練習帳』は認知療法の基礎の再確認に適当な手引きとなるだろう。『練習帳』の説明やワークシートの内容を確認していくうちに、クライエントに認知療法のスキルを段階的に教える方法について深く理解できるのである。

認知療法を指導する立場にある者は、治療プロセスの説明に『練習帳』を使うことができる。たとえば『練習帳』に書かれているヒントや質問は、セッションで使う質問法のひな形として教材になる。また本書では『練習帳』の使い方を診断ごとに提案しているため（第4章～第7章）、主要な参考文献と合わせて、認知療法プロトコルのレシピとしても使える。治療でつまずきそうな箇所を示し、その対処法を提案する「トラブルシューティング」は、認知療法を始めて日の浅い治療者の力になることだろう。

経験の浅い治療者は、治療を急ぐあまり、クライエントに基本的なスキルを教える過程をなおざりにしがちである。しかしさまざまな研究から、基本的なスキルが治療効果を上げ、再発率を下げることがわかっている (Jarrett, & Nelson, 1987; Neimeyer, & Feixas, 1990; Teasdale, & Fennell, 1982)。『練習帳』では、基本的スキルを教えやすいよう丁寧に記述しており、クライエントの理解度と定着度を確認できるようなワークシートも設けている。経験の浅い治療者は、治療効果を極力上げるために、本書40ページの「認知療法スキルチェックリスト」を使って、今治療しているクライエントがすでにマスターしているスキルはどれで、どのスキルはまだ練習が必要かを定期的に確認するとよい。

認知療法で最高の治療成果が上がるのは、熟練した治療者がきちんと治療プロトコルに則って行なったときである (DeRubeis, & Feeling, 1990; Hollan, Shelton, & Davis, 1993; Thase, 1994)。『練習帳』は認知療法の各プロトコルの主要原則を押さえている。本書と『練習帳』を合わせて読めば、認知療法の手法の詳細が理解できるはずである。掲げられた各臨床例を通じて、多

様なクライエントの問題にこの手法を適用する際の複雑さも見て取れることだろう。

ワークショップ

　治療者は認知療法のトレーニングを、数時間から数日程度のワークショップで受けることが多い。ワークショップでの訓練には現実的な利点がいくつもあるが、欠点として、数時間で詰め込んだ知識は、なかなか身につけて利用しにくいということがある。また、ワークショップで簡単に説明されただけのことはその詳細や微妙な部分は、ワークショップ終了後すぐに忘れられてしまうという問題もある。

　『練習帳』は、クライエントによる認知療法実践を支援するだけでなく、治療者がワークショップで学んだことを実践する助けにもなる。ワークショップで『練習帳』を直接使用すれば、治療者の学習効果はいっそう高まるだろう。『練習帳』をワークショップに組み込む際のガイドラインを以下にいくつか掲げる。

●**概念化**は広く行ない、『**練習帳**』で**理解を深める**

　治療者を対象としてワークショップを行なうときは、講義だけでなく、治療の実例を示したり、練習を行なったりすると効果的である。ワークショップの指導者は参加者のために明確な学習目標を立てて、目標達成のためにはどのような教授方法がもっとも有効かを考えなければならない。ワークショップが不評のときによく出る不満は、「指導者は自分の専門分野については詳しいようだが、現実に来週セッション予定のクライエントに使えそうな新しい対応を学べなかった」である。一般に評価の高いワークショップとは、治療の現場ですぐに使えそうな情報が教えられるワークショップである。

　たいていのワークショップでは、そこで教えられている介入がどのような理論を下敷きにし、どんな研究によって支持されているかが大まかに説明されるが、このような幅の広い概念化により、参加者は広く理論的背景をつかみ、学んだ介入法をより適切に使えるようになる。

残りの時間は、具体的な臨床適用法の教授にあてる。『練習帳』には具体例として使える標準的な臨床例があげられているので、それをもとに参加者に話し合いをしてもらい、治療の練習をしてもらうとよい。たとえばうつの認知療法のワークショップならば、『練習帳』のAさんとBさんを取り上げることで、クライエントの認知療法に対する反応を解説できる。参加者に、Aさん、Bさんと治療者との対話や思考記録表（パート7など）を読んでもらい、うつの症状、病歴、治療者との関係、認知療法のスキルレベルなどについて2人を比較してもよい。AさんとBさんはうつのパターンも治療への反応もまったく違うため、うつの認知療法の微妙な部分を教えるのに適当な例となるだろう。

●誘導による発見

認知療法において、誘導による発見の手法は治療のカギを握る。そこで認知療法について教えるときには、誘導による発見とは何かを具体的に説明し、実際に練習させることが大切である。アーロン・T・ベック博士のワークショップでは、参加者に実験を行なわせることが多い。ベック博士は、不安に関するワークショップを無味乾燥な講義で始めるのではなく、まず参加者に不安を呼び起こすような場面を想像させる。そして誘導による発見の手法を利用して、不安の核となっている認知と、感情的／身体的反応、行動衝動を見つけさせる。その後、参加者から得られた情報を巧みに織りまぜながら、不安に関する認知理論を見事に解説するのである。

『練習帳』各所の「ヒント」の質問項目を利用すれば、参加者に誘導による発見のプロセスを説明しやすい。さらに参加者には、「ヒント」を見直しながら、このワークショップで実際に使われている（そして自らクライエントに対して使うことになる）誘導による発見の手法を総括するよう求める。指導者がワークショップの中で誘導による発見をモデル化しているため、参加者はそこでの指導の様子を、自分のクライエントに対して誘導による発見の原理を適用する際の手引きとすることができる。ワークショップ中に『練習帳』を併用すれば、そこで行なわれている誘導による発見についての理解はいっそう進む。

●参加者による実践

ワークショップでは、誘導による発見の練習として、ロールプレイや治

療例の実演などを利用して、治療技術を実際に使わせる。教えられた手法をすぐに使うことで、参加者はそのスキルの利用が難しいのかやさしいのかを肌で知り、他の参加者と指導者からフィードバックを受けて、学んだ方法を磨くことができる。失敗があったとしても、どうすれば改善できるかを議論することによって、参加者全員が理解を深める機会になる。またロールプレイで革新的な手法が使われた場合も、それを取り上げて話し合うことで参加者はさらに学習を進めることができる。

　『練習帳』はワークショップ参加者の練習を構造化する素材になる。たとえばワークシートを使ってロールプレイの練習をすれば、治療者による介入法に焦点を当てることができる。2人1組、もしくは少人数でグループを作らせてロールプレイをさせるとよい。少人数グループの場合は、1人が主治療者、1人がクライエント、残りのメンバーは2人のやりとりを観察して助言を与える役に回ればよい。ワークショップ後『練習帳』を使って治療を行なう予定の治療者は、ワークショップでロールプレイをしておけば、『練習帳』を治療に組み込む自信が得られるだろう。いくつものグループに分かれた場合には、あとでロールプレイで学んだことや見つかった問題点を全体で話し合わせると、練習の効果を最大にできる。残った不明点について、指導者が治療例を実演してみせてもよい。

　参加者にスキルの学習と練習をさせるもう1つの方法は、ワークショップ中に『練習帳』のワークシートを自ら使って、認知療法の手法を参加者自身の信念や情動に適用することである。本書の著者の1人であるパデスキーはワークショップの指導を行なっているが、参加者に、問題のあるクライエントや臨床状況に対する自身の思考や情動的反応を同定させたことが何度もある。参加者は最初単独で、その後グループで、『練習帳』が教える治療スキルを利用して自己の信念を評価し、情動的反応のレベルを測定し、治療に関する各自の悩みを解決する行動実験を工夫する。治療現場の問題にスキルを適用するこのようなやり方について、参加者からは、認知治療スキルを学ぶのに役立つだけでなく、実際の仕事上も有益であるという声が寄せられている。

●治療プロトコルと『練習帳』の関連づけについて

　治療者を認知療法の治療プロトコルに従いやすくするために『練習帳』を使わせたいのなら、『練習帳』が治療プロトコルとどう結びついている

かをワークショップで説明してもよいだろう。本書の第3章から第7章では、さまざまな診断に対する認知療法の治療プロトコルを簡単に説明している。これをそのまま手引きにしてもよいし、クライエントの人数や治療者の人数に応じてそれぞれ治療手つづきを工夫させてもよい。ただし、理想的なワークショップとは、治療原則の全体図を説明したうえで、その適用方法を臨床例を用いて説明し、参加者に治療法を練習する機会を与え、その中でぶつかった「障害」を解決したり、参加者の疑問に答えたりする場となることである。

　ワークショップは、概念化や治療の手法、特定の問題やクライエント・グループを扱う際に出会う困難について、どの本よりも詳しい説明を与えられる場である。ワークショップで治療プロトコルを説明する際に、ひな形として『練習帳』や本書を利用すれば、より進んだ内容や複雑な治療について話し合う時間的余裕が生まれる。また、ワークショップ終了後もプロトコルを説明したマニュアルとして『練習帳』や本書が手元にあれば、参加者もこれに従いやすい。

連続講座と集中訓練プログラム

　ワークショップと違って、定期的に行なわれる連続講座や集中訓練プログラムを受講すれば、数週間から数カ月かけて、認知療法のスキルを使う方法について学ぶことができる。たいていは指導者やスーパーバイザーが付いて、スキル獲得に関して参加者に助言を与える。ワークショップのところで述べた原則はすべてこれらの形式にもあてはまる。ただし、長時間にわたるこれらのプログラムのほうが、より丁寧に深く学ぶことができる。

●自分自身に認知療法を使って学習を促進する

　認知療法を学習するときは、自分自身の信念や気分を対象にスキルを練習することを勧める。参加者は授業を受けながら、治療スキルを向上させるだけでなく、自分自身の人生に認知療法を適用するのである。参加者には、訓練の一環として『練習帳』を使い、適当な個人的状況を選んで全部のワークシートを作成するよう求める。各自で課題をすることによって、

情動が高ぶっているときに認知療法を自習するというのがどのようなものかを身をもって学ぶことができる。また『練習帳』の内容にも詳しくなる。本書の第1章、第2章で説明したように、『練習帳』について詳しく知っているほど、クライエントに適切な課題を工夫して出すことができる。

認知療法特有の構造、その他の要素になじみにくいと言う治療者は多い。このような治療者は「構造はクライエントが情動を経験するのを妨げる」「構造はよい治療関係のじゃまになる」「構造は治療者側からのコントロールになる」などの信念をもっていることがある。認知療法の実践を妨げるような信念をもっている場合は、それを検証することが大切であるが、治療の構造に関する信念が妨げになっている場合は、とくに検証の必要がある。認知療法の構造が治療効果を上げることは証明されているからである（Shaw, 1988）。

構造に関する否定的な信念を検証するときには、『練習帳』に出てくるクライエントの例を手がかりにするとよい。たとえば治療構造はパート7でBさんが情動を経験するのを妨げているか。『練習帳』にある対話の中で治療者がコントロールしている点があるか。構造がクライエントをコントロールしている点があるか。『練習帳』の中に構造が治療関係を悪くしている例があるか。構造が治療関係を強めている例は見つからないか。これらの質問からわかるように、治療者自身の信念は『練習帳』で説明されている手法によって、思考記録表を使って検証することができる。思考記録表だけでなく、治療者の姿勢や治療手つづきの変更をどう思うかと積極的にクライエントの意見を求める行動実験を行なってもよい。

● スキルは1つずつ練習

『練習帳』と本書は、思考、感情、行動、身体的反応、人生における出来事を同定、評価する基本的なスキルを誘導による発見の手法に基づいて教える方法について詳しく説明しているが、治療者は『練習帳』の例をもとに、認知療法の原則の説明方法や、スキルの練習方法を工夫することができる。

治療者がスキルの教え方を学習する際には、一度にたくさんのスキルに手をつけないことである。たとえば経験の浅い参加者は、少数のクライエントを対象としたテーマ設定の練習や、自動思考の同定援助だけの練習を行なうのがよい。細分化したスキルのみを多くのクライエントを相手に練

習することによって、クライエントの症状や性格、文化的背景、学習スタイルなどに応じて治療の手法を変えられるようになる。そうして得られた結果はクラスで取り上げて、参加者全員が他の参加者の経験や洞察から何か得られるようにするとよい。個々の参加者が克服できないと考えた障害も、全員が協力すれば解決することがある。このような方法で各参加者は、標準的な治療方法をどうアレンジすればさまざまなクライエントに効果を上げられるかを学ぶことができる。

●**問題の概念化と治療計画**

集中訓練プログラムに参加すると、問題の概念化の形式を身につけ、それを治療計画と結びつける技術が磨かれる。本書にはさまざまな問題に対する治療プロトコルを記したが、たいていのクライエントは複雑に絡み合った複数の問題を抱えているものである。複雑な問題を概念化する方法を具体例を使って掲げている認知療法のテキストはいくつかあるが（Beck et al., 1990; Persons, 1989; Scott, Williams, & Beck, 1989）、臨床に応じて概念化を工夫できるようになるには、かなりの練習が必要である。

クライエントに対しては、『練習帳』のパート1で問題を理解し、問題相互のつながりを見出す方法を簡単に説明している。概念化はクライエントと協力して行なうべきものであり、『練習帳』の最初のほうに出てくるワークシート（ワークシート1-1「あなた自身の問題を確認してみよう」など）は問題の概念化に絶好の素材になるだろう。問題を認知的に完全に概念化するには、このワークシートに示されている5つの領域をクライエントの生活において詳細に理解する必要がある。すなわち思考（自動思考、仮定、スキーマ）、生活体験（生い立ち、現在の人間関係、仕事、興味）、行動（長所と短所）、情動（タイプ、頻度、持続時間、強度）、生理学的情報（健康状態、栄養状態、遺伝的脆弱性、生理学的症状、薬その他の化学物質に対する反応歴）の5つである。概念化とは、クライエントの生活の中に現れるこれら5つの側面を結びつけて筋の通った物語を編み上げることによって、現在の問題を解明し、解決方法を見つけ出す手がかりとすることである。

治療者とクライエントが筋の通った概念化を行なったあとは、『練習帳』と本書が治療計画を組み立てるのに必要な材料を提供する。理想的な治療計画は、クライエントの問題を解決するか問題を組み立て直すかして、クライエントのつらい状況を改善し、再発を避けるための原則や将来起こり

うる問題を解決するための原則をクライエントに教える。

　治療計画は、概念化のあり方、予定される治療期間、クライエントのスキルレベルや知識、クライエントがもっているその他の選択肢などに応じて変わってくる。たとえばあるクライエントが対人関係に苦痛を訴えているとして、概念化のあり方はさまざまである。クライエントのパートナーが過度に批判的である一方、クライエントの感受性が強すぎることが問題であると概念化された場合は、パートナーと合同のセッションをすることになるだろう。まず『練習帳』を利用して、双方に、どんな情動や自動思考や仮定が2人の間をぎくしゃくさせ、傷つけ、失望を生んでいるのかを同定してもらう。次に双方で行動実験を行い、両者のバランス関係が変わることで事態が改善されるかどうかを確かめてもらう。

　あるいは、クライエントとパートナーとの相性がよくないという概念化が行なわれたとする。このときは、パートナーとの関係解消についての思考や感情に焦点を絞って治療計画を立てることになるかもしれない。『練習帳』を使ってパートナーとの関係に関する思考を同定、検証し、関係を続けることが、もしくは終わらせることがクライエントにとって何を意味するのかを突き止め、さらに他の関係とどこが同じでどこが違うのかを見出してもらう。

　この問題については、ほかにもまだ幾通りもの概念化が可能だろう。しかし上の例だけでもわかるように、概念化がどのようなものであっても、クライエントが思考や情動的反応や行動を理解し探求するには助力が必要である。『練習帳』は、クライエントが治療の基本的な部分を学習するのを支援する。それゆえ『練習帳』は、どのような概念化に対しても治療計画の工夫に役立つのである。

スーパービジョン

　治療者とそのスーパーバイザーとの関係は、協力関係と誘導による発見の利用という点で、クライエントと治療者との関係に似ている。治療者は、スーパーバイザーの協力を得て、問題リストを作成し、目標を設定し、治療でぶつかった問題を理解するために概念化を行なう。『練習帳』はスー

パービジョンを受ける治療者が1人でも複数でも使え、治療プロセスへの理解を深めるのに役立ち、治療者がぶつかる障害を分析するための構造的手法を提供する。

●**協力関係と誘導による発見**

　認知療法のスーパービジョンを行なう場合は、治療者に好奇心を起こさせて概念化と問題解決を導くような質問をすることによって、治療の進め方のモデル化を行なう。スーパーバイザーと治療者は、互いに尊敬し合う対等の関係を保つこと。

　以下のカレン（治療者）とパット（スーパーバイザー）の対話は、スーパービジョン過程に『練習帳』を組み込む実例である。

カレン：ジャックの治療について話し合いたいのですが。他人に関する否定的な信念の検証のところでつまずいています。
パット：信念を1つか2つ見つけ出すところはすんでいますか。
カレン：はい。ジャックは、他人は四六時中批判的だという信念をもっています。
パット：その信念はどのレベルにありそうですか。
カレン：スキーマです。
パット：なるほど。ではこれまでにスキーマ変更の手法を使いましたか。
カレン：そこが問題で、自動思考と同じように思考記録表を使って検証しようとしているんですが……。
パット：ジャックの信念がスキーマなら、もっとふさわしい手法を思いつきませんか。
カレン：そうですね、スケールを使うほうがうまくいくかもしれません。
パット：ジャックに対してスケールを使えそうですか。
カレン：わかりません。私はスケールを使った経験が少ないものですから。
パット：今日のセッション時間を使って、スキーマに対してスケールを使う方法を確認しましょうか。
カレン：ぜひお願いします。私はジャックの役をしますので、スケールの使い方のお手本を見せてもらえますか。
パット：ええ、それがよさそうですね。このロールプレイでジャックがどんなふうに反応するクライエントさんか私にわかったら、今度は役割を

交代しましょう。そうすればあなたも、スケールを使ってジャックに信念を評価してもらう練習ができますからね。

カレン：わかりました。

パット：ではまず、スキーマに対してスケールを使うときの原則を確認しておきましょう。

（パットとカレンはスキーマの二分法的性質を思い起こし、スケールに書き込むことがらは治療者がもちだすのではなく、質問を利用してクライエント自身に出してもらうことの大切さを確認し、スキーマに一致しないことがらの意味をクライエントに考えてもらうにはどうしたらよいかを話し合った。次にジャック役のカレンに対して、治療者役のパットがスケールの使い方を示した。そのロールプレイについて少し話し合ったあと、今度はパットがジャックの役を、カレンが治療者の役を務めた。カレンがつまずくたびに問題を解決し、別の形の介入もできるように練習した。）

パット：ジャックとの次のセッションの準備の役に立ちましたか。

カレン：はい、とても。この信念に関してジャックにどう対応すればよいのかが、ずいぶんはっきりしました。

パット：それはよかった。ジャックにスケールの利用を説明する前に、『練習帳』のパート9のスケールに関する箇所に目を通して、内容を確認しておくとよいでしょう。

カレン：わかりました。

パット：もう1つ、話し合っておかなければならないことがあります。

カレン：何でしょうか。

パット：ジャックのスキーマ「他人は批判的だ」は、あなたとの治療関係にどのように影響していると思いますか。

カレン：おそらく、私から批判されているように感じていると思います。

パット：これまでの治療の中で、ジャックがそう感じているという証拠となることはありましたか。

カレン：たしかに、ジャックはセッションで傷つきますし、議論をふっかけてきます。ただ、新しい考え方を示すときはかなり慎重にしていますので、ジャックの反応が、私に批判されていると感じているせいだと考えたことはありませんでした。

パット：スキーマを特定するメリットの1つは、治療で現れてくるであろう対人関係の問題が予測できることです。あなたにそのつもりがなくても、ジャックはあなたに批判されていると感じる可能性が高いと予想し

たとしましょう。すると、次回のセッションの治療計画はどう変わりますか。

(パットとカレンは、治療者からの批判についてジャックに意見や感想を求める方法と、その情報をスケールに記入する方法について話し合った。またスケールを紹介してジャックの信念に対して使うには、『練習帳』をどう使えばよいかについても話し合った。)

パット：今日、話し合ったことを要約してもらえますか。

カレン：ジャックの信念を評価するのに思考記録表を選んだのはまずかったということをジャックの前で認めれば、彼の目に映る私の姿は、力のある批判的な他者ではなくなるでしょうし、協力関係を築き直す役にも立つかもしれません。それから一緒に『練習帳』のパート9を読んで、この信念がコアビリーフと思えるかどうかを話し合います。並んで座り文字どおり肩を並べて本を読むことで、力を合わせて問題を探るという姿勢が取れるはずです。ジャックの信念にスケールが使えるかどうかについて関心があるという態度を示し、試してみるにあたっては、専門家として指導的立場をとるのではなく、むしろジャックに手綱を取らせます。このようにすればジャックは、自分で発見したという経験ができるはずです。私がジャックの観念を必死に変えようとしている印象をもつこともなく、私に批判されているという考えも薄らぐでしょう。

パット：そのとおりです。ジャックとの問題を1つのまとまりとして概念化できましたね。ほかに何か問題が起きそうではありませんか。

カレン：いいえ。これでうまくいくように思います。

パット：やってみて、来週その結果を教えてくださいね。計画どおりに進まなければ、この概念化が事態にあてはまるかどうかをまた確かめてみましょう。あてはまらなければ、概念化を多少変更しなければならないかもしれません。

カレン：もしもこの概念化が実態に即しているようなら、どこかの時点でこれについてジャックと話し合おうと思います。

パット：そうですね、次のステップとしてはそれがよいでしょう。もしよければ次回に、ジャックとその話をするやり方について相談しましょう。

　パットは誘導による発見の手法を使って、クライエントのスキーマを検証する際にカレンがぶつかった困難の概念化を導いている。スキルの構築過程を要約した『練習帳』は、スーパーバイザーとのセッション後に参考

書として使うことができ、スーパービジョンの指導の内容を強化する。さらにこの例では、『練習帳』の使用がクライエント−治療者関係に与える影響についてや、協力関係を強め、クライエント自身による発見意識を育てるには『練習帳』をどのように使えばよいかまで話し合われている。

●包括的問題と目標設定

　特定のクライエントの特定の問題に関しては、治療者も容易にスーパービジョンの場で提起できる。だがスーパーバイザーとの話し合いの価値は、包括的な問題や長期的な目標に目を向けたときにも発揮される。包括的な問題パターンとしては次のようなものが考えられる。治療の構造を維持すること。クライエントの激しい感情に耐えること。特定の診断に対して新たな治療計画を工夫すること。人格障害をもつクライエントと協力関係を維持すること。治療を妨げる治療者自身のスキーマを同定すること、など。スーパーバイザーとの話し合いの目標としては、上記のような各問題に対処することもあげられるし、スーパービジョンの期間が長期にわたる場合は、特定の内容をもった学習目標を立てることもできる。たとえば、個々の認知的概念化や治療手法の学習、特定の治療スキルの向上、クライエント−治療者関係のスキーマおよびそれが治療関係に与える影響についての認識の深化などが考えられる。

　『練習帳』は、クライエントとの問題に対する治療者自身の情動的反応を同定したり、問題パターンの形成に寄与しているだろう治療者の信念を探り出したりする際にも利用できる。たとえば治療者があるクライエントとのセッションを時間どおり終えられないという問題を抱えているなら、それに関して思考記録表を作成するのもよい。『練習帳』のパート５からパート７のガイドラインを確認し、セッションの終了を妨げている情動的反応と信念を同定する。

　ある治療者は「（他の治療者と比べて）自分は無能だ」という信念をもっていることに気づいた。その治療者はセッションの終わりが近づくと、「他の治療者ならこのセッションでもっと多くのことが達成できただろう。あと10分セッションを続ければ、クライエントも費用に見合った効果が得られるに違いない」という自動思考を抱いていた。『練習帳』のパート６で説明されている手法を利用してこれらの信念を同定、検証したあと、この治療者はセッションを時間どおりに終えるという行動実験を行なうことに

した（『練習帳』パート8）。セッションが50分間のときの効果についてクライエントにフィードバックを求めたのである。

● スキーマに焦点を当てる

　熟練度が中～高程度の治療者は、スーパーバイザーとの話し合いでスキーマに焦点を当てるとよい。治療の問題状況を持続・悪化させている治療者のスキーマを同定するのである。『練習帳』のパート9ではスキーマを同定する方法と、コアビリーフを評価する手法をいくつか取り上げている（本書第7章、Padesky, 1994a）。治療者自身の自己、他者（クライエントなど）、世界に関するスキーマの同定は治療にも役立つ。

　治療者自身が気づいているように、治療で困難に直面すると、自分を無能と見なすスキーマが引き起こされることがある。このような場合は他者と世界に関するスキーマを同定することで状況を明らかにできると、多くの治療者が言う。たとえば、管理医療機関にクライエントの付加サービス申請を却下されるたびに、自分の無能さのせいだと考える治療者がいた。治療者はパート9のワークシートを使って、育てられ方に端を発する「他人は批判的で、自分に屈辱を与える」と「世の中は気まぐれなルールで動いている」というスキーマを自分の中に見出した。治療者は他者／世界に関するこのスキーマが、通常働くはずの問題解決スキルを妨害していることに気づくと、クライエントへのサービスが拒否されたときは、管理医療機関に電話をかけて理由を尋ねるようにした。電話の結果、治療者の経験は必ずしもスキーマにあてはまらないことがわかった。まさに気まぐれなルールで運用されていると思われるケースもあったし、電話の相手に非難されることもあったが、たいていの機関の代表者は訴えに丁寧に耳を傾け、治療者がクライエントについて詳しく説明すると、あらためて付加サービスが認められることもあったのである。

専門セラピスト以外による『練習帳』の利用

　セラピストでなくても、『練習帳』を使って仕事の効果を高められるケースは多い。たとえば医師が向精神薬を処方している患者に『練習帳』を

勧めることもできるし、企業のカウンセラーは、社員を直接治療することはできないにしても、『練習帳』で扱われているうつや不安など問題の徴候に気づくこともあるだろう。聖職者が、自分の手に余るような深刻な事態への助けを求められることもあれば、自助グループのリーダーが、グループでの話し合いや学習の仕組みを考えるのに『練習帳』の構造を役立てることもあるだろう。

● **医師と看護師**

医師の診察を受けている患者が、セラピストのもとへ足を運びたがらない例がある。また、何らかの理由でそれが難しいこともある。患者が、疲労感や食欲不振、気分の変動などを訴えて医師のもとを訪れることは多いが、身体的に問題がなければ、これらはうつや不安の徴候を示している。また患者が身体の不調に伴ううつや不安に悩むことも多い。このような患者に『練習帳』を勧めれば、医師は身体的な治療以上のことができる。

『練習帳』は、医師や看護師が認知療法の訓練を受けていなくても使っていけるような段階的な構成になっている。薬と合わせて『練習帳』を勧めることで、患者は新しい対処スキルを身につけ、薬の服用だけに頼るよりも再発率を下げることができる。医師や看護師は本書で説明した原則に従って患者を励まして『練習帳』を利用させ、その後の診察で学習の進み具合を確認するとよい。

看護師には、患者の入院中は病院での治療プログラムに従ってもらい、退院後は家で看護プログラムに従ってもらい、外来患者として治療プログラムに参加してもらう務めがある。服薬指示に従っているかどうかをチェックするだけでなく、生活スタイルの変更（食事や運動）や自己介護の方法について相談に乗ることも多い。『練習帳』を使えば、患者を治療の指示に背かせている情動や信念を同定できる。たとえば「気分が悪くなったときだけこの薬を飲めばいい」「疲れているときは運動してはいけない」「どっちみち死ぬんだから、きちんと食事をしようがしまいが関係ない」など、治療の妨げになる信念をもっている患者は多い。このような信念は『練習帳』のワークシートで見つけ出し、検証できる。

● **職場のカウンセラー**

従業員支援プログラム（EAP）は、膨大な数の労働者を診察し、治療し、

適当な機関を紹介する一大システムである。EAPの専門家が付加的サービスとしての短期療法を行なう際に『練習帳』を使えば、構造化された治療をもって効果を高めることができる。さらに、長期の治療が必要なクライエントを、同じく『練習帳』を利用している治療者のもとへ送ったなら、治療の一貫性が保たれ、効果的である。

　EAPのカウンセラーは集団に対して予防教育を行ない、集中的な治療を必要としない人に援助を提供する。その際本書第9章のガイドラインに従えば、『練習帳』を適当なテキストとして、あるいは参考書として利用し、ストレスや気分をコントロールする方法や、職場で葛藤を引き起こす信念を同定し、検証する方法を教えられる。また、相談者の職場環境が変わって、激しい情動的反応やその人の信念との衝突が予想される際には、変化した環境への対応を支えることもできる。

●宗教的カウンセラー

　多くの聖職者は多大な時間を割いて、人々の心の問題や対人関係の悩みについて相談に乗っている。精神的アドバイスに加えて『練習帳』を利用すれば、総合的な視野からきちんとした手順で、人間が抱える認知、情動、行動の各次元の問題に対処することができる。うつや不安に悩む人は、宗教の教えやテキストに関して特異な認識や解釈をしていることがよくある。うつや不安を直接治療することで、宗教的メッセージの誤解も解けていくことが多い。

●自助グループ

　自助グループやサポートグループも、『練習帳』を使うことで、メンバーの目標達成を支援できる。オーバーイーターズ・アノニマス、アルコホーリクス・アノニマス（AA）、ラショナル・リカバリー、SMARTリカバリー、TERRAPなどさまざまな団体があるが、『練習帳』をもとに新しいツールを工夫し、それを使ってメンバーの生活の向上を図っていける。また、正式なマニュアルとしてではなく議論や学習の素材として扱ってもよいだろう。

トラブルシューティング

●後ろ向きな学習者

　新しい治療法を学んだり、他人から指導を受けたりするのをいやがる治療者や学生がいる。スーパーバイザーが問題を指摘してもそれを無視したり、けんか腰になったりする治療者もいる。このような状況に陥ったときは、スーパーバイザーは、もてるスキルをすべて駆使して相手との協力関係を築き、それを維持しなければならない。実際、このような状況で他の治療者をスーパーバイズするときには、批判的になるのをやめて協力的な姿勢を維持するのが最良の道である。

　学習者がスーパービジョンをいやがる場合は、本書第7章で説明した、困難な治療状況において協力関係を維持するための原則に従って、学習者とともに関心をもって問題を探るという姿勢を崩さないことである。問題の状況における学習者の情動的反応や信念を中立的な立場から問えば、学習者も自分が抱えている問題についてもっと素直に話してくれるかもしれない。『練習帳』の構造化されたワークシートを利用すれば、治療中やスーパーバイザーと話している最中の思考や情動を同定できる。

　スーパービジョンによって引き起こされる情動や信念を確認できれば、スーパービジョンをいやがる理由も特定できるだろう。たとえばその治療者は、自分には経験があり、今さらスーパービジョンや訓練の必要はないと考えているのかもしれない。また組織として新しいプログラムを導入すると（これまでの集団療法のやり方を認知療法に変えるなど）、経験を積んだ治療者は治療の独立を侵害されると憤りを感じるかもしれない。スーパービジョンや『練習帳』の訓練を受けることに対する情動的反応や認知的反応を同定しておけば、スーパービジョンをする側もされる側も、これらの問題を評価、解決しやすくなる。

●スーパーバイザーの知識の限界

　スーパーバイザーと学習者の経験にほとんど差のないことがある。スーパーバイザーになりたての治療者や、認知療法を始めたばかりのスーパー

バイザーは自分の経験に自信がもてず、他人をスーパーバイズすることに抵抗を感じることが少なくない。そのような場合は、自分の経験には限界があることを学習者に正直に伝え、力を合わせて治療の手法や過程を探るという協力的スーパービジョン関係を築くとよい。学習者と一緒に関連文献を読み、臨床実験を行ない、議論をし、必要があれば、こだわらずに経験を積んだ治療者に相談することで、治療法をともに探求するのである。

　まずはスーパーバイザーも学習者も、本書で紹介している認知療法の主要テキストを読んで、その内容をよく理解することが大切である。たとえばうつのクライエントの治療には、第4章で勧めたベックらの著書（Beck, Rush, Shaw, & Emery, 1979）で詳説されている治療プロトコルに従い、パニック障害のクライエントの治療には、第5章で触れたクラーク（Clark, 1989）のプロトコルに従ってほしい。経験の浅いスーパーバイザーと学習者が個々のクライエントに対する治療計画を立てるには、勉強が必要である。幸いほとんどの治療モデルは、『練習帳』で示されているスキルをクライエントに教えることから成り立っているため、スーパーバイザーも学習者も、中心的な治療手つづきをすぐに立てられるようになるはずである。

　スーパーバイザーの経験が浅い場合や、治療者が認知療法の学習を始めたばかりのときは、セッションの録音テープやビデオが役に立つ。テープは少しずつ区切って再生し、さまざまなレベルの議論に利用する。たとえば、セッションがクライエントにとってどれぐらい役に立っているか、セッションの構造はどうか、明確な治療計画のもとに行なわれているか、協力関係が築かれているか、クライエントの中心的問題に焦点が合っているか、などを確認する。セッションのテープを、ベックらの著書（Beck, Rush, Shaw, & Emery, 1979）に付されている「認知療法士の能力チェックリスト（Competency Checklist for Cognitive Therapists）」に従って評価することもできる。このチェックリストには、認知療法によるセッションの主なプロセスと、内容的目標が要約されている。スーパービジョンをする側にとってもされる側にとっても、学習者の長所や弱点、スーパーバイザーの助けが必要な部分を見つけ出すのに有用なツールである。

● スーパービジョンを受けにくい場所で治療を行なっている場合

　地理的にかなり離れた場所で治療を行なっているために、他の治療者のスーパービジョンや訓練を受けられない治療者もいる。あるいは治療者が

属している集団や地域で、自分以外に認知療法を行なっている治療者がいないというケースもあるだろう。孤立した状態で治療を行なっていて、もっと訓練を受ける必要があると考えている治療者は多いのだが、訓練の機会はなかなかないようである。このような治療者にとって『練習帳』と本書が手引きになってくれればと考えている。本書と『練習帳』に記した数多くのトラブルシューティングは、治療の中で日常的に出会う問題とその対処法を取り上げている。クライエントの側で陥りやすい障害については、『練習帳』で数多く取り上げて、その解決方法を提案している。

　孤立した状況にある治療者は、電話や手紙でスーパーバイザーの助言を仰ぐこともできる。世界各地にある認知療法のためのトレーニングセンターは、そのほとんどが長距離電話によるスーパービジョン制度を設けている。各地のトレーニングセンターの連絡先については、本書執筆者のパデスキーに問い合わせていただければよい。学習を続けるために、専門書を読み、ワークショップのビデオを見、ときにはワークショップや会議に足を運んでほしい。

　また自己スーパービジョンも効果的である。自分のセッションの様子を録音して、あとで内容を確認するとよい。先に触れた「能力チェックリスト」を使えば、自分にとってさらに学習の必要な領域を確認できる。また、本書中の対話の例を、介入のモデルと見なすこともできる。主要スキルを上達させることの大切さをクライエントに強調するモデルとしては、『練習帳』自体も利用できる。

　一度に改善するスキルの領域は１つか２つに絞るのがよいだろう。たとえばある月は、クライエントの自動思考の同定を援助するスキルの向上に努める。またある月は、カップル療法への理解を深める。当初の目標が達成されたら、次の目標を設定する。本書（第３章）で述べた目標設定の方法は、自己スーパービジョンを行なう際の目標の設定や優先順位のつけ方の参考にもなる。

　最後に、完全主義に陥ることのないようにとアドバイスしておきたい。自分で自分をスーパーバイズするときは要求が非常に高くなりがちである。ほとんどの治療者は心から治療スキルを向上させたいと願っているのだからこれは当然だが、自己スーパービジョンの際にもやはり、自分に対して協力的姿勢で興味をもって臨むことが大切である。自己スーパービジョンの理想は、自分を批判し決めつけるのではなく、事態を客観的に見て

問題解決を優先することである。そしてもちろん訓練の過程で治療者（つまり自分）がいっこうに進歩しないように思えてやる気を失ったり、苛立ったりしたときは、『練習帳』の練習を利用して思考を評価し、学習計画を変更するとよい。クライエントの場合と同じように、治療者の感じる苛立ちや困難もまた、貴重な学習の糧となるのである。

◆◆◆うつと不安の認知療法練習帳ガイドブック 文献一覧◆◆◆
Clinician's Guide to MIND OVER MOOD

●各 章 文 献

第1章 Beck, A.T. (1976). *Cognitive therapy and the emotional disorders*. New York: International Universities Press.
Beck, A.T. (1991). Cognitive therapy: A 30-year retrospective. *American Psychologist, 46*(4), 368-375.
Beck, J.S. (1995). *Cognitive therapy: Basics and beyond*. New York: Guilford Press.
Meichenbaum, D., & Turk, D. (1987). *Facilitating treatment adherence: A practitioner's guidebook*. New York: Plenum.
Pantalon, M.V., Lubetkin, B.S., & Fishman, S.T. (1995). Use and effectiveness of self-help books in the practice of cognitive and behavioral therapy. *Cognitive and Behavioral Practice, 2*(1), 213-228.
Persons, J. (1989). *Cognitive therapy in practice: A case formulation approach*. New York: W.W.Norton.
Teasdale, J., & Barnard, C. (1992). *Affect, cognition and change*. London: Lawrence Erlbaum Associates.
Wright, J.H., & Davis D. (1994). The therapeutic relationship in cognitive-behavioral therapy: Patient perceptions and therapist responses. *Cognitive and Behavioral Practice, 1*(1), 25-45.

第2章 Beall, A.E., & Sternberg, R.J. (1993). *The psychology of gender*. New York: Guilford Press.
Comas-Diaz, L., & Greene, B. (Eds.). (1994). *Women of color: Integrating ethnic and gender identities in psychotherapy*. New York: Guilford Press.
Davis, D., & Padesky, C. (1989). Enhancing cognitive therapy with women. In A. Freeman, K.M. Simon, L.E. Beutler, & H. Arkowitz (Eds.). *Comprehensive handbook of cognitive therapy* (pp.535-557). New York: Plenum Press.
Garnets, L., Hancock, K.A., Cochran, S.D., Goodchilds, J., & Peplau, L.A. (1991). Issues in psychotherapy with lesbians and gay men: A survey of psychologists. *American Psychologist, 46*(9), 964-972.
Greenberger, D., & Padesky, C.A. (1998). *El control de tu estado de ánimo: Manual de tratamiento de terapia congnitiva para usuarios* [J. Cid, Trans., *Clinician's guide to mind over mood*]. NewYork: Guilford Press. (Original work publishied 1995)
Hays, P.A. (1995) Multicultural applications of cognitive-behavior therapy. *Professional Psychology: Research and Practice, 25*(3), 309-315.
McGoldrick, M., Pearce, J.K., & Giordano, J. (1982). *Ethnicity and family therapy*. New York: Guilford Press.
Persons, J.B. (Ed.). (1993,October). Understanding diversity [Special issue]. *The Behavior Therapist, 16*(9).
Ponte, J.A., Rivers, R.Y., & Wohl, J. (1995). *Psychological interventions in cultural diversity*. Boston: Allyn Bacon.
Ridley, C. (1995). *Overcoming unintentional racism in counseling and therapy*. Thousand Oaks, CA: Sage Publications.
Sue, D. (1991). *Counseling the culturally different: Therapy and practice*. New York:

Wiley.

第3章 Persons, J. (1989). *Cognitive therapy in practice: A case formulation approach.* New York: W.W.Norton.

第4章 Beck, A.T., Rush, A.J., Shaw, B.F., & Emery, G. (1979). *Cognitive therapy of depression.* New York: Guilford Press.
Blackburn, I.M., & Davidson, K. (1990). *Cognitive therapy of depression and anxiety.* Oxford: Blackwell.
Freeman, A., & Reinecke, M. (1993). *Cognitive therapy of suicidal behavior.* New York: Springer.
Freemouw, W., de Perczel, M., & Ellis, T. (1990). Suicide Risk: *Assessment and response guidelines.* New York: Pergammon Press.
Gilbert, P. (1994). *Depression: The evolution of powerlessness.* London: LEA.
Scott, J. (1992). Chronic depression: Can cognitive therapy succeed when other treatments fail? *Behavioral & Cognitive Psychotherapy, 20,* 25-36.
Williams, J.M.G. (1992). *The psychological treatment of depression: A general guide to the theory and practice of cognitive behavior therapy.* London: Routledge.

第5章 Barlow, D.H. (1998). *Anxiety and its disorders: The nature and treatment of anxiety and panic.* New York: Guilford Press.
Beck, A.T., Emery, G., & Greenberg, R.L. (1985). *Anxiety disorders and phobias: A cognitive perspective.* New York: Basic Books.
Hawton, K., Salkovskis, P.M., Kirk, J., & Clark, D.M. (Eds.). (1989).*Cognitive behaviour therapy for psychiatric problems: A practical guide.* New York: Oxford University Press.
Kennerley, H. (1995). *Managing anxiety: A training manual* (2nd ed.). New York: Oxford University Press.
Meichenbaum, D. (1994). *A clinical handbook/practical therapist manual for assessing and treating adults with post-traumatic stress disorder (PTSD).* Waterloo, Ontario: Institute Press.
Resick, P.A., & Schnicke, M.K. (1993). *Cognitive processing therapy for rape victims: A treatment manual.* Newbury Park, CA: Sage Publications.
Steketee, G.S. (1993). *Treatment of obsessive compulsive disorder.* New York: Guilford Press.

第6章 Baucom, D., & Epstein, N. (1990). *Cognitive-behavioral marital therapy.* New York: Brunner / Mazel.
Beck, A.T. (1988). *Love is never enough.* New York: Harper & Row.
Beck, A.T., Wright, F.D., Newman, C.F., & Liese, B.S. (1993). *Cognitive therapy of substance abuse.* New York: Guilford Press.
Dattilio, F.M., & Padesky, C.A. (1990). *Cognitive therapy with couples.* Sarasota, FL: Professional Resource Exchange.
Epstein, N., Schlesinger, S., & Dryden W. (1988). *Cognitive-behavioral therapy with families.* New York: Brunner / Mazel.
Freeman, A., & Dattilio, F.M. (Eds.). (1992). *Comprehensive casebook of cognitive therapy.* New York: Plenum Press.
Freeman, A., Simon, K.M., Beutler, L.E. & Arkowitz, H. (Eds.). (1989).

Comprehensive handbook of cognitive therapy. New York: Plenum Press.
Garner, D.M., & Garfinkel, P.E. (Eds.). (1985). *Handbook of psychotherapy for anorexia nervosa and bulimia.* New York: Guilford Press.
Golden, W.L., Gersh, W.D., & Robbins, D.M. (1992). *Psychological treatment of cancer patients: A cognitive-behavioral approach.* Boston: Allyn and Bacon.
Kingdon, D.G., & Turkington, D. (1994). *Cognitive-behaivioral therapy of schizophrenia.* New York: Guilford Press.
Scott, J., Williams, J.M.G., & Beck, A.T. (Eds.). (1989). *Cognitive therapy in clinical practice: An illustrative casebook.* New York: Routledge.

第7章 Beck, A.T., Freeman, A., Pretzer, J., Davis, D.D., Fleming, B., Ottaviani, R., Beck, J., Simon, K., Padesky, C., Meyer, J., & Trexler, L. (1990). *Cognitive therapy of personality disorders.* New York: Guilford Press.
Freeman, A., Pretzer, J., Fleming, B., & Simon, K. (1990). *Clinical applications of cognitive therapy.* New York: Plenum Press.
Layden, M.A., Newman, C.F., Freeman, A., & Morse, S.B. (1993). *Cognitive therapy of borderline personality disorder.* Boston: Allyn and Bacon.
Linehan, M.M. (1993). *Cognitive-behavioral treatment of borderline personality disorder.* New York: Guilford Press.
Padesky, C.A. (1994). Schema change processes in cognitive therapy. *Clinical Psychology and Psychotherapy, 1*(5), 267-278.

第8章 Dattilio, F.M., & Freeman, A. (Eds.). (1994). *Cognitive-behavioral strategies in crisis intervention.* New York: Guilford Press.

第9章 Freeman, A., Schrodt, G.R., Gilson, M., & Ludgate, J.W. (1993). Group cognitive therapy with inpatients. In J.H. Wright, M.E. Thase, A.T. Beck. & J.W. Ludgate (Eds.), *Cognitive therapy with inpatients: Developing a cognitive milieu* (pp.121-153). New York: Guilford Press.
Hollon, S.D., & Evans, M. (1983). Cognitive therapy for depression in a group format. In A. Freeman (Ed.), *Cognitive therapy with couples and groups* (pp.11-14). New York: Plenum Press.
Hollon, S.D., & Shaw, B.F. (1979). Group cognitive therapy for depressed patients. In A.T. Beck, A.J. Rush, B.F. Shaw, & G. Emery, *Cognitive therapy for depression* (pp.328-353). New York: Guilford Press.

第10章 Kingdon, D.G., & Turkington, D. (1994). *Cognitive-behavioral therapy of schizophrenia.* New York: Guilford Press.
Wright, J.H., Thase, M.E., Beck, A.T., & Ludgate, J.W. (Eds.). (1993). *Cognitive therapy with inpatients: Developing a cognitive milieu.* New York: Guilford Press.

第11章 Padesky, C. (in press). Developing cognitive therapist competency: Teaching and supervision models. In P. Salkovskis (Ed.), *Frontiers in cognitive therapy.* New York: Guilford Press.

● 総 合 文 献

Alcoholics Anonymous. (1976). *Alcoholics Anonymous: The story of how many thousands of men and women have recovered from alcoholism* (3rd ed.). New York: Alcoholics Anonymous World Services,Inc.

Allen, J.R. (1973). Psychosocial tasks of the Plains Indians of western Oklahoma. *American Journal of Orthopsychiatry, 43,* 368-375.

American Psychiatric Association. (1994). *Diagnostic and statistical manual of mental disorders* (4th ed.). Washington, DC: Author.

Arntz, A., & Dreessen, L. (1990). Do personality disorders influence the results of cognitive-behavioral therapies? *International Cognitive Therapy Newsletter, 6,* 3-6.

Barlow, D.H. (1988). *Anxiety and its disorders.* New York: Guilford Press.

Baucom, D., & Epstein, N. (1990). *Cognitive-behavioral marital therapy.* New York: Brunner / Mazel. Inc.

Beall, A.E., & Sternberg, R.J. (1993). *The psychology of gender.* New York: Guilford Press.

Beck, A.T. (1967). *Depression: Clinical, experimental, and theoretical aspects.* New York: Hoeber. (Republished as *Depression: Causes and treatment.* Philadelphia: University of Pennsylvania Press, 1972).

Beck, A.T. (1988). *Love is never enough.* New York: Harper & Row.

Beck, A.T., Emery, G., & Greenberg, R.L. (1985). *Anxiety disorders and phobias: A cognitive perspective.* New York: Basic Books.

Beck, A.T., Freeman, A., Pretzer, J., Davis, D.D., Fleming, B., Ottaviani, R., Beck, J., Simon, K., Padesky, C., Meyer, J.,& Trexler, L. (1990). *Cognitive therapy of personality disorders.* New York: Guilford Press.

Beck, A.T., Rush, A.J., Shaw, B.F., & Emery, G. (1979). *Cognitive therapy of depression.* New York: Guilford Press.

Beck, A.T., Weissman, A., & Kovacs, M. (1976). Alcoholism, hopelessness and suicidal behavior. *Journal of Studies on Alcohol, 37.* 66-77.

Beck, A.T., Weissman, A., Lester, D., & Trexler, L. (1974). The measurement of pessimism: The Hopelessness Scale. *Journal of Consulting and Clinical Psychology, 42,* 861-865.

Beck, A.T., Wright, F.D., Newman, C.F., Liese, B.S. (1993). *Cognitive therapy of substance abuse.* New York: Guilford Press.

Blackburn, I.M. (1989). Severely depressed in-patients. In J. Scott, J.M.G. Williams, & A.T. Beck (Eds.). *Cognitive therapy in clinical practice: An illustrative casebook* (pp. 1-24). New York: Routledge.

Blackburn, I., Eunson, K.M., & Bishop, S. (1986). A two-year naturalistic follow-up of depressed patients treated with cognitive therapy, pharmacotherapy and a combination of both. *Journal of Affective Disorders, 10,* 67-75.

Bowers, W.A. (1990). Treatment of depressed inpatients. Cognitive therapy plus medication, relaxation plus medication, and medication alone. *British Journal of Psychiatry, 156,* 73-78.

Bradshaw, C.K. (1994). Asian and Asian-American women: Historical and political considerations in psychotherapy. In L. Comas-Diaz, & B. Greene (Eds.). *Women of color: Integrating ethnic and gender identities in psychotherapy* (pp. 72-113). New York: Guilford Press.

Butler, G., Fennell, M., Robson, P., & Gelder, M. (1991). A comparison of behavior therapy and cognitive behavior therapy in the treatment of generalized anxiety disorder. *Journal of Consulting and Clinical Psychology. 59,* 167-175.

Clark, D.M. (1989). Anxiety states: Panic and generalized anxiety In K. Hawton, P.M. Salkovskis, J. Kirk, & D.M. Clark (Eds.). *Cognitive behaviour therapy for psychiatric problems: A practical guide* (pp. 52-96). New York: Oxford University Press.

Clark, D.M., Salkovskis, P.M., Hackmann, A., Middleton, H., Anastasiades, P., & Gelder, M.

(1994). A comparison of cognitive therapy, applied relaxation and imipramine in the treatment of panic disorder. *British Journal of Psychiatry, 164,* 759-769.

Cochran, S.D. (1986). Compliance with lithium regimens in the outpatient treatment of bipolar disorder. *Journal of Compliance Health Care, 1,* 151-169.

Comas-Diaz, L. (1981). Effects of cognitive and behavioral group treatment on the depressive symptomatology of Puerto Rican women. *Journal of Consulting and Clinical Psychology, 49*(5), 627-632.

Dattilio, F., & Padesky, C. (1990). *Cognitive therapy with couples.* Sarasota, FL: Professional Resource Exchange, Inc.

Davis, D., & Padesky, C. (1989). Enhancing cognitive therapy with women. In A. Freeman, K.M. Simon, L.E. Beutler, & H. Arkowitz (Eds.). *Comprehensive handbook of cognitive therapy* (pp. 535-557). New York: Plenum Press.

DeRubeis, R., & Feeling, M. (1990). Determinants of change in cognitive therapy of depression. *Cognitive Therapy and Research, 14,* 469-482.

DeVos, G. (1980). In D.K. Reynolds (Ed.). *The quiet therapies: Japanese pathways to personal growth.* Honolulu: University of Hawaii Press.

Dobson, K.S. (1989). A meta-analysis of the efficacy of cognitive therapy for depression. *Journal of Consulting and Clinical Psychology, 57,* 414-419.

Dreessen, L., Arntz, A., Luttels, L., & Sallaerts, S. (1994). Personality disorders do not influence the results of cognitive behavior therapies for anxiety disorders. *Comprehensive Psychiatry, 35,* 265-274.

Dreessen, L., Hoekstra, R., & Arntz, A. (1995, July). The influence of personality disorders on cognitive behavioral therapy for obsessive compulsive disorder. In C. van Velsen & L. Dreessen (Chairs). *Impact of personality disorders on cognitive-behavioural treatment of Axis I disorders.* Symposium conducted at the meeting of the World Congress of Behavioral and Cognitive Therapies, Copenhagen, Denmark.

Emanuels-Zuurveen, L., & Emmelkamp, P.M.G. (1995, July). The influence of personality disorders on the treatment outcome of depressive disorders. In
C. van Velsen & L. Dreessen (Chairs), *Impact of personality disorders on cognitive-behavioural treatment of Axis I disorders.* Symposium conducted at the meeting of the World Congress of Behavioral and Cognitive Therapies, Copenhagen, Denmark.

Evans, M.D., Hollon, S.D., DeRubeis, R. J., Piasecki, J.M., Grove, W.M., & Tuason, V.B. (1992). Differential relapse following cognitive therapy and pharmacotherapy for depression. *Archives of General Psychiatry, 49,* 802-808.

Fairburn, C.G. (1985). Cognitive-behavioral treatment for bulimia. In D.M. Garner & P.E. Garfinkel (Eds.). *Handbook of psychotherapy for anorexia nervosa and bulimia* (pp. 160-191). New York: Guilford Press.

Foy, D.W. (Ed.). (1992). *Treating PTSD: Cognitive-behavioral strategies.* New York: Guilford Press.

Freeman, A., Simon, K., Beutler, L., & Arkowitz, H. (Eds.). (1989). *Comprehensive casebook of cognitive therapy.* New York: Plenum Press.

Fremouw, W.J., dePerczel, M., & Ellis, T.E. (1990). *Suicide risk: Assessment and response guidelines.* New York: Pergamon Press.

Garner, D.M., & Bemis, K.M. (1982). A cognitive-behavioral approach to anorexia nervosa. *Cognitive Therapy and Research, 6,* 123-150.

Garner, D.M., & Bemis, K.M. (1985). Cognitive therapy for anorexia nervosa. In D.M. Garner & P.E. Garfinkel (Eds.). *Handbook of psychotherapy for anorexia nervosa and bulimia* (pp. 107-146). New York: Guilford Press.

Garner, D.M., & Garfinkel, P.E. (Eds.). (1985). *Handbook of psychotherapy for anorexia nervosa and bulimia.* New York: Guilford Press.

Greenberger, D., & Padesky, C.A. (1990). *Cognitive therapy: An individualized workbook.* Unpublished workbook, Center for Cognitive Therapy, Newport Beach, CA.

Greenberger, D., & Padesky, C.A. (1995). *Mind over mood: A cognitive therapy treatment manual for clients.* New York: Guilford Press.

Greene, B. (1994). African American women. In L. Comas-Diaz & B. Greene (Eds.). *Women of color: Integrating ethnic and gender identities in psychotherapy* (pp. 10-29). New York: Guilford Press.

Hatch, M.L., & Paradis, C. (1993, October). Panic disorder with agoraphobia: A focus on group treatment with African Americans. *the Behavior Therapist, 16*(9), 240-241.

Hawton, K., Salkovskis, P.M., Kirk, J., & Clark, D.M. (Eds.). (1989). *Cognitive behaviour therapy for psychiatric problems: A practical guide.* New York: Oxford University Press.

Hollon, S.D., Shelton, R.C., & Davis, D.D. (1993). Cognitive therapy for depression: Conceptual issues and clinical efficacy. *Journal of Consulting and Clinical Psychology, 2,* 270-275.

Hollon, S.D., & Najavits, L. (1988). Review of empirical studies of cognitive therapy. In A.J. Frances & R.E. Hales (Eds.). *American Psychiatric Press Review of Psychiatry* (Vol. 7, pp. 643-666). Washington D.C.: American Psychiatric Press.

Hollon, S.D., Shelton, R.C., & Loosen, P.T. (1991). Cognitive therapy and pharmacology for depression. *Journal of Clinical Psychology, 59,* 88-99.

Iwamasu, G.Y. (1993, October). Asian Americans and cognitive behavioral therapy. *the Behavior Therapist,* 16(9), 233-235.

Jarrett, R.B., & Nelson, R.O. (1987). Mechanisms of change in cognitive therapy of depression. *Behavior Therapy, 18*(3), 227-241.

Jayakar, K. (1994). Women of the Indian subcontinent. In L. Comas-Diaz, & B. Greene (Eds.). *Women of color: Integrating ethnic and gender identities in psychotherapy* (pp. 161-181). New York: Guilford Press.

Kingdon, D.G., & Turkington, D. (1994). *Cognitive-behavioral therapy of schizophrenia.* New York: Guilford Press.

Meichenbaum, D. (1994). *A clinical handbook/practical therapist manual for assessing and treating adults with post-traumatic stress disorder (PTSD).* Waterloo, Ontario: Institute Press.

Miller, I.W., Norman, W.H., & Keitner, G.I. (1989). Cognitive-behavioral treatment of depressed inpatients: Six- and twelve-month follow-ups. *American Journal of Psychiatry, 146,* 1274-1279.

Miranda, J., & Dwyer, E.V. (1993). Cognitive behavioral therapy for disadvantaged medical patients. *The Behavior Therapist, 16*(9), 226-228.

Mitchell, J.T. (1983). When disaster strikes: The critical incident stress debriefing process. *Journal of Emergency Medical Services. 8,* 36-39.

Neimeyer, R., & Feixas, G. (1990). The role of homework and skill acquisition in the outcome of group cognitive therapy for depression. *Behavior Therapy, 21,* 282-292.

Organista, K.C., Dwyer, E.V., & Azocar, F. (1993). Cognitive behavioral therapy with Latino outpatients. *The Behavior Therapist, 16*(9), 229-233.

Padesky, C.A. (1988). Personality disorders: Cognitive therapy into the 90's. In C. Perris & M. Eisemann (Eds.), *Cognitive psychotherapy: An update.Proceedings of the 2nd International Conference on Cognitive Psychotherapy* (pp. 115-119). Umea, Sweden: DOPUU Press.

Padesky, C.A. (1989). Attaining and maintaining positive lesbian self-identity: A cognitive therapy approach. *Women & Therapy. 8,* 145-1S6.

Padesky, C.A. (1993a, September). *Socratic questioning: Changing minds or guiding discovery?* Keynote address presented at the meeting of the European Congress of Behavioural and Cognitive Therapies, London.

Padesky, C.A. (1993b). Schema as self-prejudice. *International Cognitive Therapy Newsletter, 5/6.* 16-17.

Padesky, C. A. (1993c). Staff and patient education. In J.H. Wright, M.E. Thase, A.T. Beck, & J.W. Ludgate (Eds.), *Cognitive therapy with inpatients: Developing a cognitive milieu* (pp. 393-413). New York: Guilford Press.

Padesky, C.A. (1994a). Schema change processes in cognitive therapy: *Clinical Psychology and Psychotherapy, 1*(5), 267-278.

Padesky, C.A. (Speaker). (1994b). *Posttraumatic stress disorder.* (Cassette recording). Newport Beach, CA: Center for Cognitive Therapy

Persons, J. (1989). *Cognitive therapy in practice: A case formulation approach.* New York: W.W. Norton & Company.

Resick, P.A., & Schnicke, M.K. (1993). *Cognitive processing therapy for rape victims: A treatment manual.* Newbury Park, CA: Sage Publications.

Rush, A.J. (1988). Cognitive approaches to adherence. In A.J. Frances, & R.E. Hales (Eds.), *American Psychiatric Press review of psychiatry* (Vol. 7, pp. 627-642). Washington, DC: American Psychiatric Press.

Saigh, P.A. (Ed.). (1992). *Posttraumatic stress disorder: Behavioral assessment and treatment.* Elmsford, NY: Maxwell Press.

Salkovskis, P.M. (1988). Intrusive thoughts and obsessional disorders, In D. Glasgow & N. Eisenberg (Eds.), *Current Issues in Clinical Psychology* (Vol. 4, pp. 96-110). London: Gower.

Salkovskis, P.M. (1989). Obsessions and compulsions. In J. Scott, J.M.G. Williams. & A.T. Beck (Eds.), *Cognitive therapy in clinical practice: An illustrative casebook* (pp. 50-77). London: Routledge.

Salkovskis, P.M., & Clark, D.M. (1991). Cognitive therapy for panic attacks. *Journal of Cognitive Psychotherapy, 5,* 215-226.

Salkovskis, P.M., & Kirk, J. (1989). Obsessional disorders. In K. Hawton, P.M. Salkovskis, J. Kirk, & D.M. Clark (Eds.). *Cognitive behaviour therapy for psychiatric problems: A practical guide* (pp. 129-168). New York: Oxford University Press.

Scheidman, E. (1985). *Definition of suicide.* New York: John Wiley and Sons.

Scott, J. (1992). Chronic depression: Can cognitive therapy succeed when other treatments fail? *Behavioral Psychotherapy, 20,* 25-36.

Scott, J., Byers, S., & Turkington, D. (1993). The chronic patient. In J. H. Wright, M.E. Thase, A.T. Beck, & J.W. Ludgate (Eds.), *Cognitive therapy with inpatients: Developing a cognitive milieu* (pp. 357-390). New York: Guilford Press.

Scott, J., Williams, J.M.G., & Beck, A.T. (Eds.). (1989). *Cognitive therapy in clinical practice: An illustrative casebook.* New York: Routledge.

Shaw, B.F. (1988,February). *Cognitive theory of depression: Where are we and where are we going?* Paper presented at the meeting of Contemporary Psychological Approaches to Depression: Treatment, Research, and Theory, San Diego, CA.

Shea, M.T., Elkin, I., Imber, S.D., Sotsky, S.M., Watkins, J.T., Collins, J.F., Pilkonis, P.A., Leber, W.R., Krupnick, J., Dolan, R.T., & Parloff, M.B.(1990). Course of depressive symptoms over follow-up. *Archives of General Psychiatry, 49,* 782-787.

Sokol, L., Beck, A.T., Greenberg, R,L., Wright, F.D., & Berchick, R.J. (1989). Cognitive therapy of panic disorder: A non-pharmacological alternative. *Journal of Nervous and Mental Disease, 177,* 711-716.

Steketee, G.S., & White, K. (1990). *When once is not enough: Help for obsessive compulsives.*

Oakland, CA: New Harbinger Press.

Steketee, G.S. (1993). *Treatment of obsessive compulsive disorder.* New York: Guilford Press.

Sue, D. (1981). *Counseling the culturally different: Therapy and practice.* New York: Wiley.

Sue, S., & Zane, N. (1987). The role of culture and cultural technique in psychotherapy: A critique and reformulation. *American Psychologist, 42,* 37-45 .

Teasdale, J.D., & Fennel, M.J.V. (1982). Immediate effects on depression of cognitive therapy interventions. *Cognitive Therapy and Research. 3,* 343-352.

Thase, M.E. (1994, February). After the fall: Perspectives on cognitive be-havioral treatment of depression in the "post-collaborative" era. *the Behavioral Therapist, 2,* 48-51.

Thase, M.E., Bowler, K., & Harden, T. (1991). Cognitive behavior therapy of endogenous depression: Part 2: Preliminary findings in 16 unmedicated inpatients. *Behavior Therapy, 22,* 469-477.

Thase, M.E., & Kupfer, D.J. (1987). Characteristics of treatment resistant depression. In J. Zohar & R.H. Belmaker (Eds.), *Treating resistant depression* (pp. 23-45). New York: PMA Publishing.

van Velzen, C.J.M., & Emmelkamp, P.M.G. (1995, July). The influence of personality disorders on treatment outcome of social phobia. In C. van Velsen & L. Dreessen (Chairs), *Impact of personality disorders on cognitive-behavioural treatment of Axis I disorders.* Symposium conducted at the meeting of the World Congress of Behavioral and Cognitive Therapies. Copenhagen, Denmark.

Weishaar, M.E., & Beck, A.T. (1992). Hopelessness and suicide. *International Review of Psychiatry, 4,* 177-184.

Woody, G.E., McLellan, A.T., Luborsky, L., O'Brien, C.P., Blaine, J., Fox, S., Herman, I., & Beck, A.T. (1984). Severity of psychiatric symptoms as a predictor of benefits from psychotherapy: The Veterans Administration-Penn Study. *American Journal of Psychiatry, 141,* 1172-1177.

Wright, J.H., Thase, M.E., Beck, A.T., & Ludgate, J.W. (Eds.). (1993). *Cognitive therapy with inpatients: Developing a cognitive milieu.* New York: Guilford Press.

Wright, J.H., Thase, M.E., & Sensky, T. (1993). Cognitive and biological therapies: A combined approach. In J.H. Wright, M.E. Thase, A.T. Beck, & J.W. Ludgate (Eds.), *Cognitive therapy with inpatients: Developing a cognitive milieu* (pp. 193-218). New York: Guilford Press.

Wright, J.H., & Davis, D. (1994). The therapeutic relationship in cognitive-behavioral therapy: Patient perceptions and therapist responses. *Cognitive and Behavioral Practice, 1,* 25-45.

監訳者あとがき

　本書は、パデスキーとグリーンバーガーによる Clinician's Guide to Mind over Mood の日本語訳で、すでに発売されている、同じ著者による患者（クライエント）向けの著書『うつと不安の認知療法練習帳』（創元社、2001年）を専門家が活用する際の手引き書として書かれたものである。
　２人の著者は世界的に知られた認知療法家で、とくにパデスキーは国際認知療法学会の役員でもあり、この２冊の本も、認知療法の実用書および解説書として米国で高く評価されている。
　認知療法が、精神医学的治療として薬物療法と並んで有用なアプローチであることはすでに広く知られているところである。アメリカ精神医学会が作成しているうつ病性障害の治療ガイドラインも、軽度から中等度のうつ病に対しては認知療法などの精神療法を積極的に行なうべきであるとしている。うつ病の精神療法として、認知療法以外では対人関係療法と行動療法が推奨されているが、これらの治療法は種々の研究からうつ病に対する治療効果が認められている。
　医学分野では最近、ＥＢＭ（Evidence Based Medicine: 根拠に基づく医学）が推奨され、種々の治療技法の効果や副作用に関するエビデンス（根拠）に基づいて医療を行なうようになっている。患者さんが抱えている心身の苦しみを和らげようとする場合、治療効果が確認され副作用が少ない方法をまず使うのはごく当然のことである。しかし、これまではどちらかというと治療を担当する個々の医師の裁量に任されるところがあった。これでは、患者さんが受ける治療に大きなばらつきが出てきてしまうからである。ところが、最近まで、精神療法（心理療法）に関してはこうしたエビデンスが明らかにされてこなかった。
　エビデンスとしていちばん質が高いのは、いわゆるクジ引き試験と呼ばれるＲＣＴ（Randamized Conotroled Trial　無作為割り付け対照比較試験）であり、それをいくつか集めて解析したメタ解析である。これは薬物療法では比較的以前から行なわれていたが、最近は欧米を中心に精神療法に関してもこうした質の高い研究が行なわれるようになっている。それに目を通すと、うつ病性障害、パニック障害、社会不安障害、強迫性障害、境界性人格障

害、回避性人格障害、神経性大食症、アルコール依存、統合失調症など、多くの精神疾患で認知療法および認知行動療法の効果が実証されている。

　こうしたことから、わが国でも認知療法は治療効果のある精神療法として注目を集めているが、いざ実践となると認知療法を提供できる施設はきわめて限られている。研修を受ける機会が少ないことが大きな原因であり、日本認知療法学会（http://www.naruto-u.ac.jp/~kinoue/jact.html）でも年次総会などで研修を行なってはいるが、内容的にはまだまだ不十分であり、今後さらに充実させる必要がある。

　そうした状況で、患者さんが認知療法の自己実践をする際に使える『うつと不安の認知療法練習帳』に続いて、治療者が実践する際の手引きとして欧米で広く使われている『うつと不安の認知療法練習帳ガイドブック』を監訳者として刊行できたことは、わが国における今後の認知療法の発展に寄与するものと信じている。認知療法に collaborative empiricism という表現がある。患者さんと治療者が手を携えながら現実に目を向けて認知を適応的に修正していく認知療法の治療関係を表したものだが、そのガイド役として本書は最適である。

　もちろん、本書の訳出は訳者の岩坂彰氏、下訳者の西村美由起さんの尽力に負うところが大きい。また、わかりやすくなるようにレイアウトを工夫してくださった濱崎実幸氏と編集の渡辺明美氏にもずいぶん助けられた。心から感謝している。もちろん不十分な点は多々あると思うが、それは監訳者の責任と考えている。どんどん指摘していただいて、よりよい形で版を重ねられることを願っている。

2002年7月

大野　裕

付　録

▶▶▶ワークシート10-1　うつ評価表

下にあげたそれぞれの症状について、先週どの程度だったか、いちばん近いものに○をつけてください。

		まったくなかった	ときどきあった	何度もあった	ずっとそうだった
(1)	悲しい気分、落ち込んだ気分	0	1	2	3
(2)	罪悪感	0	1	2	3
(3)	いらだたしい気分	0	1	2	3
(4)	いつもしている活動に興味や楽しみがあまり湧かない	0	1	2	3
(5)	人と会いたくない	0	1	2	3
(6)	いつもより何かをするのがつらい	0	1	2	3
(7)	自分には価値がないと思う	0	1	2	3
(8)	悪い問題にばかり目が向く	0	1	2	3
(9)	なかなか決断ができない	0	1	2	3
(10)	自殺を考える	0	1	2	3
(11)	くり返し死ぬことを考える	0	1	2	3
(12)	自殺する計画を長時間考えている	0	1	2	3
(13)	自己評価が低い	0	1	2	3
(14)	未来に絶望する	0	1	2	3
(15)	自己批判的な思考	0	1	2	3
(16)	疲労感、倦怠感	0	1	2	3
(17)	大幅な体重減、食欲減退（ダイエットによるものは除く）	0	1	2	3
(18)	睡眠の変化——不眠、そのほか何らかの睡眠異常	0	1	2	3
(19)	性欲減退	0	1	2	3

点数（○をつけた数字の合計）　　□

From Mind Over Mood by Dennis Greenberger and Christine A. Padesky. © 1995 The Guilford Press.

▶▶▶うつ評価表　症状別点数記録

「うつ評価表」(『練習帳』176頁)の各症状に対する回答点数を1週間分記録する。さらに合計点数と日付を「うつ点数グラフ」(『練習帳』177頁)に転記する。

(1)								
(2)								
(3)								
(4)								
(5)								
(6)								
(7)								
(8)								
(9)								
(10)								
(11)								
(12)								
(13)								
(14)								
(15)								
(16)								
(17)								
(18)								
(19)								
合計								
日付								

From Mind Over Mood by Dennis Greenberger and Christine A. Padesky. © 1995 The Guilford Press.

▶▶▶ワークシート11-1　不安評価表

下にあげたそれぞれの症状について、先週どの程度だったか、いちばん近いものに○をつけてください。

		まったくなかった	ときどきあった	何度もあった	ずっとそうだった
(1)	神経質になる	0	1	2	3
(2)	いろいろなことが心配になる	0	1	2	3
(3)	体がぴくついたり、ぶるぶる震えたりする	0	1	2	3
(4)	筋肉がこわばって痛む	0	1	2	3
(5)	落ち着かない	0	1	2	3
(6)	疲れやすい	0	1	2	3
(7)	呼吸が浅い	0	1	2	3
(8)	心臓の鼓動が速い	0	1	2	3
(9)	暑くないのに汗をかく	0	1	2	3
(10)	口が渇く	0	1	2	3
(11)	めまいがしたり、頭がふらついたりする	0	1	2	3
(12)	吐き気や下痢。胃の調子が悪い	0	1	2	3
(13)	ひんぱんに尿意をもよおす	0	1	2	3
(14)	頬が紅潮したり、悪寒がしたりする	0	1	2	3
(15)	ものを飲み込むときに喉が詰まる感じがする	0	1	2	3
(16)	興奮してむずむずする	0	1	2	3
(17)	ものに驚きやすい	0	1	2	3
(18)	ひとつのことに集中しにくい	0	1	2	3
(19)	なかなか眠れなかったり、すぐに目が覚めたりする	0	1	2	3
(20)	いらつく	0	1	2	3
(21)	不安になりそうな場所を避ける	0	1	2	3
(22)	危険なことをよく考える	0	1	2	3
(23)	自分にはものごとに対処する力がないと思う	0	1	2	3
(24)	何か恐ろしいことが起こるとよく考える	0	1	2	3

点数（○をつけた数字の合計）　☐

From Mind Over Mood by Dennis Greenberger and Christine A. Padesky. © 1995 The Guilford Press.

▶▶▶ 不安評価表　症状別点数記録

「不安評価表」(『練習帳』201頁)の各症状に対する回答点数を1週間分記録する。さらに合計点数と日付を「不安点数グラフ」(『練習帳』202頁)に転記する。

(1)								
(2)								
(3)								
(4)								
(5)								
(6)								
(7)								
(8)								
(9)								
(10)								
(11)								
(12)								
(13)								
(14)								
(15)								
(16)								
(17)								
(18)								
(19)								
(20)								
(21)								
(22)								
(23)								
(24)								
合計								
日付								

From Mind Over Mood by Dennis Greenberger and Christine A. Padesky. © 1995 The Guilford Press.

MEMO

MEMO

MEMO

MEMO

MEMO

●著者紹介

クリスティーン・A・パデスキー（Christine A. Padesky,PhD）
臨床心理学者。カリフォルニア州ニューポート・ビーチの認知療法センター所長。カリフォルニア大学アーヴァイン校医学部臨床助教授。共著書が4冊ある。認知療法の革新的指導者、臨床治療者として国際的に知られる。

デニス・グリーンバーガー（Dennis Greenberger,PhD）
臨床心理学者。カリフォルニア州サンタ・アナの不安うつ治療センター所長。カリフォルニア大学アーヴァイン校医学部臨床助教授。入院患者向け認知療法プログラムの創始者、前責任者。認知療法のトレーニング・ワークショップを主宰。

●監訳者紹介

大野　裕（おおの　ゆたか）
1950年生まれ。慶應義塾大学医学部卒業。85〜88年、コーネル大学医学部留学。88年、ペンシルベニア大学医学部留学。精神医学専攻。独立行政法人国立精神・神経医療研究センター、認知行動療法センター長。日本認知療法学会理事長。医学博士。著書に、『こころが晴れるノート──うつと不安の認知療法自習帳』（創元社）、『「うつ」を治す』（PHP新書）、『不安症を治す──対人不安・パフォーマンス恐怖にもう悩まない』（幻冬舎新書）、『うつ・不安に効く7つのステップ──ケータイ式認知療法（大和書房）』ほか。認知療法活用サイト『うつ・不安ネット（モバイル・ウェブともhttp://cbtjp.net）』を監修。

●訳者紹介

岩坂　彰（いわさか　あきら）
1958年生まれ。京都大学文学部哲学科卒業。編集者を経て翻訳者に。訳書に『怒りのセルフコントロール』『心の痛みのセルフコントロール』『うつと不安の認知療法練習帳』（いずれも創元社）「うつ」と「躁」の教科書』『心は実験できるか』（いずれも紀伊國屋書店）『確信する脳』（河出書房新社）、共訳書に『がん性格』『アーロン・T・ベック』（創元社）『境界性パーソナリティ障害の弁証法的行動療法』（誠信書房）などがある。

うつと不安の認知療法練習帳
ガイドブック

2002年 9月20日　第1版第1刷発行
2011年 5月20日　第1版第8刷発行

著　者　　クリスティーン・A・パデスキー
　　　　　デニス・グリーンバーガー
監訳者　　大野　裕
訳　者　　岩坂　彰
発行者　　矢部敬一
発行所　　株式会社　創元社
　　　　　本社　大阪市中央区淡路町4-3-6
　　　　　電話06-6231-9010代　ファクス06-6233-3111
　　　　　URL http://www.sogensha.co.jp
　　　　　東京支店　東京都新宿区神楽坂4-3　煉瓦塔ビル
　　　　　電話03-3269-1051代
印　刷　　株式会社　太洋社

©2002, Printed in Japan　ISBN978-4-422-11279-4

JCOPY〈(社)出版者著作権管理機構　委託出版物〉
本書の無断複写は著作権法上での例外を除き禁じられています。複写される場合は、そのつど事前に、(社)出版者著作権管理機構（電話 03-3513-6969, FAX 03-3513-6979、e-mail:info@jcopy.or.jp）の許諾を得てください。

うつと不安の認知療法練習帳

デニス・グリーンバーガー／クリスティーン・A・パデスキー〔著〕
大野 裕〔監訳〕 岩坂 彰〔訳〕

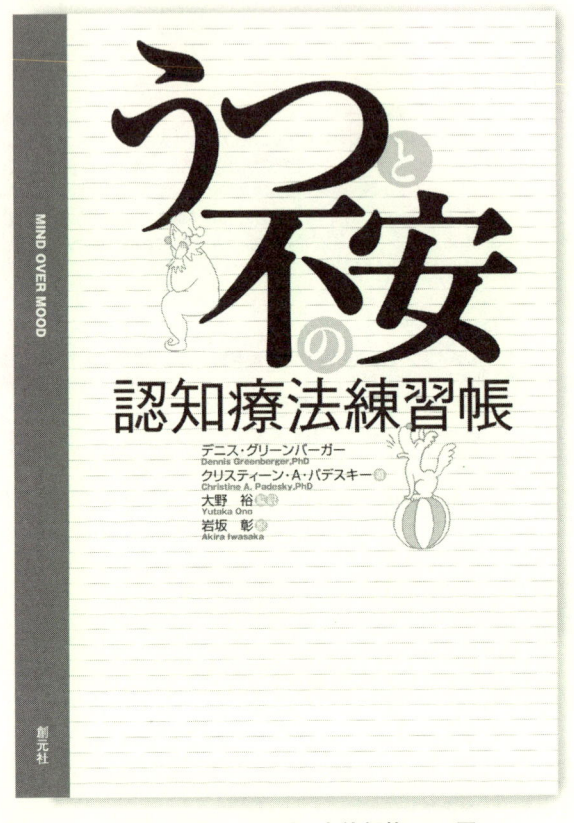

A5判、並製、272頁、本体価格1800円

いまアメリカの心理療法の分野で大きな勢力をもち、
日本でも急速に広まりつつある認知療法を、
心理的な症状を抱える一般の読者が、自分で使えるように工夫された練習帳。
うつ、不安をはじめ、
パニック障害、恐怖症、怒り、人間関係、薬物・アルコール依存、摂食障害、
そのほかさまざまなストレス障害に苦しむクライエントに
ぜひお勧めいただきたい一冊。

＊価格には消費税は含まれておりません。